Werner Haas

Das Hellinger-Virus

Werner Haas

Das Hellinger-Virus

Zu Risiken und Nebenwirkungen von Aufstellungen

Asanger Verlag • Kröning

Der Autor

Werner Haas, Dipl.-Psych., Klinischer Psychologe und Supervisor, Systemischer Therapeut und Familientherapeut, leitet seit über 25 Jahren eine Psychologische Beratungsstelle.
Weitere Werke des Autors:
Partnerschaft mit Kindern (rororo 8759, 1990, vergriffen)
Der alltägliche Erziehungskampf (rororo 19329, 1992, vergriffen)
Eltern setzt Euch durch! Keine unnötigen Machtkämpfe mehr (Herder, 2001)

Umschlaggestaltung:
liveo grafikdesign, Angelika Krikava, info@liveo.de, www.liveo.de

Druck und Bindung:
xPrint s.r.o., Czech Republic

Bibliographische Informationen Der Deutschen Nationalbibliothek:
Die Deutsche Bibliothek verzeichnet diese Publikation in der Deutschen Nationalbibliographie; detaillierte bibliographische Daten sind im Internet über http://dnb.d-nb.de abrufbar.

2. korrigierte und erweitere Auflage 2009

ISBN 978-3-89334-538-0

Inhalt

Vorwort zur 2. Auflage

Gern entspreche ich der Bitte des Verlages, ein kurzes Vorwort für die zweite Auflage des vorliegenden Buches zu schreiben. Tatsächlich ist das Thema immer noch hochaktuell, und es besteht weiterhin Bedarf an kritischer Reflexion.

Was hat sich seit Erscheinen der Erstauflage Ende 2004 getan? Die vielen Reaktionen – interessante Briefe, Gespräche, Erfahrungsberichte – von Lesern, Klienten, Fachkollegen und Rezensenten auf meine kritische und zugegebenermaßen teilweise polemische Analyse haben mich in meiner Einschätzung bestärkt. Unabhängig davon haben sich in den letzten Jahren auch anderweitig warnende Stimmen erhoben. Sogar mancher einstige Weggefährte Hellingers hat sich von ihm distanziert. Ob aus Einsicht oder, wie es Arnold Retzer in seiner Rezension dieses Buches in Psychologie Heute (Mai 2005) formulierte, „um die eigene Haut zu retten und noch Restverkaufsmöglichkeiten des Kultes zu nutzen", bleibt offen.

Bereits vor Erscheinen der ersten Auflage dieses Buches haben sich die beiden großen Dachverbände Deutschlands für Systemische Therapie von Hellinger abgegrenzt, wenn auch in einigen Punkten halbherzig. So wirft man in der so genannten *Potsdamer Erklärung* Hellinger u. a. zurecht vor, er verwende mystifizierende und selbst immunisierende Beschreibungen, gebe dogmatische Deutungen vor und praktiziere demütigende Unterwerfungsrituale. Schon zögerlicher äußert man Besorgnis wegen bestimmter Formen seines Welt- und Menschenbildes. In seltsamem Widerspruch dazu aber steht die konsternierende Behauptung, Hellingers Verdienst bleibe es, „dazu beigetragen zu haben, die Aufstellungsarbeit zu verdichten. Vor allem was die mögliche Auflösung von Verstrickungsdynamiken anbetrifft, hat er neue und innovative Vorgehensweisen entwickelt."

Abgesehen von der *Inhaltslosigkeit* dieses Kompliments: Welche Logik ist hier am Werk? Es ist etwa so, als würde man einem Chirurgen für sein innovatives Lebenswerk danken, obwohl man ihm gleichzeitig mangelhafte anatomische Kenntnisse bescheinigen muss, dass er ungestüm an seinen Patienten herumschnippelt, sie rüde anherrscht und dummes Zeug daherfaselt.

Der Schock, auf Hellinger reingefallen zu sein, sitzt offenbar so tief, dass manche es sich noch gar nicht voll eingestehen können. Krampfhaft versuchen sie, ein gutes Haar an ihm zu finden, um das *Versagen einer ganzen Zunft* nicht offenbar werden zu lassen. Das (unbeabsichtigte!) Verdienst Hellingers besteht m. E. einzig darin, gezeigt zu haben, wie anfällig die Therapeutenszene für esoterisch-pseudowissenschaftliche Konzepte und okkultistische Praktiken ist.

Aber der Spuk ist nicht zu Ende. Da steht zum einen das Heer von (oft selbsternannten) Therapeuten, die sich ungeniert auf den Meister berufen. Viele davon sind in der hellingerphilen *Deutschen Gesellschaft für Systemaufstellungen* (DGfS) oder der internationalen Variante (ISCA, früher IAG) organisiert. Andererseits, und das ist die größere Gefahr: „Hellinger" ist häufig auch drin, obwohl es nicht drauf steht! Denn viele ideologische und praktische Anleihen aus Hellingers Schatz gelangen unetikettiert in Umlauf, werden neu verpackt, mit mehr oder weniger seriösen Komponenten versehen, weitergereicht und wieder zu neuen, immer innovativeren Paketen geschnürt.

Das Ausmaß der „toxischen" Angebote dieser Art ist nicht abzuschätzen, und es ist gut möglich, dass therapiewillige Verbraucher noch zu Opfern werden, wenn wir Hellinger (fast) schon vergessen haben. Dieses Buch möge helfen, nicht nur den blanken therapeutischen Unsinn zu erkennen, sondern auch die toxischen Hilfspakete zu identifizieren.

Ein Grund für den Siegeszug der Aufstellungsarbeit ist das „Aufstellungsphänomen", wie es von den Anhängern mystifizierend genannt wird: Die Reaktionen der Rollenspieler („Stellvertreter") sind oft heftig, beeindruckend und scheinbar erstaunlich stimmig. Es kursiert das hartnäckige Gerücht, dieses Phänomen sei bisher nicht wissenschaftlich erklärbar.

Dass dieser Glaube nur auf einem erschreckenden Mangel an psychologischem Wissen sowie praktischer Menschenkenntnis wachsen konnte und was es damit auf sich hat, beleuchtet ein der neuen Auflage hinzugefügtes Kapitel.

März 2009 Werner Haas

Einleitung

Ein magisches Wort geht um: Familienstellen. Und dabei fing alles so unverdorben an. In den 50er und 60er Jahren fanden erstmals system- und kommunikationstheoretische Überlegungen explizit Eingang in die psychotherapeutische Arbeit. Probleme des Einzelnen begriff man als Problem seines Systems, d. h. vornehmlich der Familie, und dort sollte nun auch die Lösung gesucht werden. Die Familientherapie war geboren, obgleich man zunächst noch von Kommunikationstherapie sprach. Pionierarbeiten auf diesem Terrain leistete die so genannte Palo-Alto-Gruppe. Virginia Satir, eine Mitarbeiterin des dortigen Instituts, gilt für viele als Grande Dame der klassischen Familientherapie.

In den 80er Jahren kam es dann zu einer Akzentverschiebung unter dem Einfluss der „Mailänder Gruppe", die den Namen „systemische Therapie" einführte. Gemäß dem hohen theoretischen Stellenwert, den man „systemischen" Zusammenhängen einräumte, suchte man in der klassischen wie systemischen Familientherapie ergänzend zu sprachlichen Techniken auch nach figural-anschaulichen Ausdrucksmitteln, um familiäre Beziehungsgeflechte räumlich darzustellen bzw. diese am räumlichen Modell zu bearbeiten. Dies konnte sich in einer Skizze konkretisieren, z. B. als „Genogramm", oder indem man Personen (ursprünglich reale Familienmitglieder) „aufstellte". Dieser methodische Ansatz wurde insbesondere durch die Arbeiten Satirs als *Familienrekonstruktion* bekannt. Eine daraus abgeleitete Technik war das Stellen von *Familienskulpturen*.

Das neue Paradigma, die Anwendung von Kybernetik und Systemtheorie auf Theorie und Praxis der Psychotherapie, bekam viel Zulauf und die oben genannten Methoden fanden Eingang in das Standardrepertoire familientherapeutischer Arbeit. Trotz dieses modischen Aspekts und einiger wissenschaftstheoretischer Ungereimtheiten bemühten sich die Vertreter dieser Richtung stets um einen rationalen Diskurs und um wissenschaftliche Anbindung. So weit, so gut.

Mit Hellinger und nach Hellinger mutierte plötzlich das visuelle Darstellungsmedium der Aufstellung von Familienkonstellationen zu einem kultisch inszenierten Selbstzweck, während es in der seriösen Familientherapie als hinterfragbare Einzeltechnik in einem psychotherapeutischen Gesamtkonzept galt. Und siehe da, nun avanciert das „Familienstellen" zu einer von Hellingerianern gepachteten Methode der Aufdeckung und Lösung für alles und alle. Aufgestellt wird inzwischen neben den obligatorischen Familien samt

Uropas und abgetriebenen Kindern geradezu alles, was nicht mehr niet- und nagelfest ist: Organisationen, Körperteile, Völker, Gott und, bei Hellingers Hang zum Morbiden nicht verwunderlich, der Tod höchstpersönlich. Diese inflationäre Entwicklung ist, wie noch zu zeigen sein wird, keineswegs eine Fehlentwicklung der zugrunde liegenden Okkult-Philosophie hellingerscher Prägung, sondern deren konsequente Entfaltung. Obwohl Hellinger gern mit dem Begriff „systemisch" operiert, ähnelt seine Aufstellungspraxis eher einem Mysterienspektakel, und sein Denken zeigt, wie wir noch sehen werden, größere Nähe zum Gespensterglauben als zu Kybernetik oder Systemtheorie.

Wie Hellinger selbst, der weder über ein einschlägiges Grundlagenstudium noch über eine anerkannte Psychotherapieausbildung verfügt, kommt hier jeder, der sich berufen, nicht aber unbedingt durch fachliche Qualifikation legitimiert fühlt, auf seine Kosten. Daher die Verflechtung mit der Esoterikszene, wie beispielsweise eine Surf-Partie durchs Internet offenbart, wo sich Reiki-Meister, Geistheiler, Reinkarnationstherapeuten und selbst ernannte Schamanen der Methode des Familienstellens bemächtigen, wo sich das Heer der Kartenlesenden und Sterndeutenden bis hin zum weitgereisten Tantralehrer, aber auch provinziellen Wünschelrutengänger dem Trend anschließen. Darüber hinaus liebäugeln Anthroposophen, die Bagwan/Osho-Bewegung und beispielsweise die Mun-Sekte mit dem Ideengut Hellingers (vgl. Goldner, 2003a, S. 89-100).

Wie das esoterische Angebot überhaupt, sind die eifrigen Familienaufsteller heimisch in entrückten New-Age-Zentren, jedoch ebenso in biederen Familienbildungsstätten. Pseudo, Psi und Para dienen als geistige und kommerzielle Infrastruktur und erfahren durch die Aufstellungshysterie einen neuen Aufschwung. Auf dem Markt sind Bücher, CDs und Videos, die Auflagen gehen in die Hunderttausende. Voyeuristische Fernsehshows, aber auch seriös gemeinte Rundfunksendungen bieten Hellinger und Adepten ein Forum. Was die neue Okkultwelle jedoch vom üblichen esoterischen Selbstbedienungsladen unterscheidet: Im Mittelpunkt steht nicht mehr die überstrapazierte, gescheiterte Suche nach sich selbst, sondern nach den Wurzeln; das Heilungsversprechen der Wiederherstellung zerbrochener Beziehungen, der Versöhnung mit der persönlichen Geschichte, mit Familie und Sippe. Der herkömmliche alternative Ego-Trip ist nicht mehr in, angesagt sind narzisstische Regression und die Wiederentdeckung angeblich vorgegebener, unverrückbarer *Ordnungen*.

Die Familientherapie hellingerscher Provenienz ist aufgrund ihres weltanschaulichen Kontextes und dessen praktischer Implikationen etwas grundsätzlich anderes als bisher bekannte Formen von Familientherapie. Oberflächlich betrachtet kommt sie analog zu Satirs Familienrekonstruktion als Sonderform der Mehrgenerationen-Familientherapie daher, unter Anhängern spricht man sogar von „Weiterentwicklung". In Wirklichkeit ist sie ein brutaler Rücksturz in vorwissenschaftliche Denkmuster. Die dazugehörige Okkult-Technik des Familienstellens kann zwar aus fachlicher Sicht als ein durchsichtiger, fauler Zauber enttarnt werden, die Wirkung auf den unter psychischem Druck stehenden Hilfesuchenden kann nichtsdestoweniger ausgesprochen destruktiv sein. Hellingers Familientherapie ist weder „systemisch" noch eine im positiven Sinne therapeutische Methode. Und selbst das Wort „Familie" bezeichnet bei ihm ein so obskures Konstrukt, dass es mit dem nichts gemeinsam hat, was ein Sozialwissenschaftler darunter versteht oder ein Familienvater, der einfach nur mit beiden Beinen auf der Erde steht. Eine andere beliebte Charakterisierung von Hellingers Arbeit ist die, dass er „phänomenologische" Psychotherapie mache. Diese hochtrabende Vokabel sagt nichts aus, will aber alles rechtfertigen und vernebelt bestens die Substanzlosigkeit und Absurdität seiner Thesen. Dazu später mehr.

Wüßte ich nicht, dass Hellingers Lehren und Praktiken Gefallen, ja Begeisterung und Verehrung finden, hätte ich einen kurzen Blick darauf geworfen und sie links liegen lassen, abgehandelt unter der Rubrik: eine weitere Spinnerei auf dem Lebenshilfemarkt. Denn Hellinger ist nicht halb so interessant wie das *Phänomen, dass viele ihn faszinierend finden*. Spätestens hier gilt es aufzuhorchen. Was sind die Gründe für diese Faszination? Was sind die Folgen? Sowohl für die Menschen, die auf dem Psychomarkt Hilfe suchend an diesen Meister aus Deutschland oder seine inzwischen international praktizierenden Gesellen geraten, als auch für den Ruf der Familientherapie. Schließlich gerät der Ruf der heilenden Zunft insgesamt ins Zwielicht, zumal neben eingefleischten Hellingerianern zunehmend auch therapeutische Trittbrettfahrer ein Stück von dem Kuchen abhaben wollen. Es winken wirtschaftliche Gewinne, Guru-Status und Entlastung von wissenschaftlichen Standards sowie berufsethischen Ansprüchen. Angesichts des intellektuellen Klimas postmoderner Beliebigkeit – von der ausgerechnet Fundamentalisten aller Couleur am meisten profitieren – ist die Angst trittbrettfahrender Opportunisten, sich der Lächerlichkeit preiszugeben, eher gering.

Ziel dieses Buches ist es, Hellingers Denken und die daraus resultierenden Heil-Praktiken zu beleuchten. Dazu lassen wir gern Herrn Hellinger selbst, gelegentlich auch seine Jünger, zu Wort kommen: Was ist seine Botschaft? Was beseelt sein Agieren, worauf zielt es? Und wir sehen ihm auf die Finger: Was tut er da genau? Was sind die unverrückbaren Konstanten, was die Tricks,

Taktiken und Strategien des Meisters? Welches System steckt hinter offenbar wichtigen, wiederkehrenden Details? Dabei soll nichts aus dem Zusammenhang gerissen werden – wie die Verfechter dieses Ansatzes den Kritikern gern unterstellen –, sondern das in den Mittelpunkt unserer Aufmerksamkeit rükken, was diesen Psycho-Kult im innersten zusammenhält.

Jeder hat das Recht, Unsinn zu predigen und willige Mitspieler zu obskuren Spielchen einzuladen. Jeder hat aber auch das Recht, Humbug als solchen zu benennen. Zur Pflicht wird es gar, wenn dieser Humbug die Gesundheit argloser Psychokonsumenten bedroht. Außerdem hat sich Hellinger als angeblicher Fachmann eines Anwendungsgebietes der Psychologie (Psychotherapie) ins Licht der Öffentlichkeit gestellt und lässt sich dort feiern. Damit setzt er sich öffentlicher, fachlicher Kritik aus. An erster Stelle ist hier das Berufsethos der Psychologen herausgefordert. Bei der aggressiven therapeutischen Liturgie und Verkündigung der Hellingerszene darf mit einer deutlichen Stellungnahme nicht gegeizt werden. Diese soll fundiert und rational nachvollziehbar sein, was polemische Akzente nicht ausschließt, so lange der berechtigte Spott die notwendigen Argumente nicht ersetzt. Hellinger wird's überleben, denn, so betet er sich vor: „Oft bricht, wer einen Einwand macht, aus einer Kathedrale einen Stein und findet ihn dann nicht besonders" (1997, S. 34).

Freilich geht es nicht nur um Hellinger. Hellingers Lehre müsste nicht ernst genommen werden, wenn ihn *andere* nicht ernst nähmen. Dadurch erst tritt der Ernstfall ein. Er hat es geschafft, eine weitere, beachtliche Lawine des praktizierenden Irrationalismus auf dem alternativen Psychomarkt loszutreten. Allein im deutschsprachigen Raum tummeln sich mehr als 2000 Nachahmer (Lakotta, 2003, S. 21). Manche von ihnen sagen, sie sähen Hellinger durchaus kritisch, aber seine Methoden seien nun mal, wenn auch seltsam, sehr „wirksam". Auch ein Elefant im Porzellanladen ist auf seine Weise wirksam. Bei aller Behutsamkeit, die sich ein Therapeut auferlegen mag: Wenn er Aufstellungen *nach Hellinger* anbietet, wirbt er schon einmal für dessen närrisches Welt- und Menschenbild. Dazu gehören die patriarchale Schöpfungsordnung, seine Okkult-Theorie zur Entstehung von Krankheiten, die hellseherischen Kräfte des Therapeuten im Verbund mit den medialen Fähigkeiten seiner laienschauspielerischen Helfer sowie die magische Wirkung von Ritualen und formelhaften Sätzen auf die Wirklichkeit. Jeder Therapeut, Supervisor, Coach, Berater oder Heilpraktiker, der auch nur eines dieser obskuren Elemente in sein Repertoire aufnimmt, macht sich bestenfalls lächerlich, im schlimmeren Fall fördert er die Verbreitung eines *destruktiven Kultes*.

Das Gros der Hellingerjünger ist zwar der Eso-Szene zuzurechnen und die akademische Psychologie nimmt den Spuk – aus wissenschaftlicher Sicht zurecht – nicht ernst. Aus berufspolitischen wie aus Gründen der Psychohygiene darf man jedoch die Augen davor nicht verschließen. Hinzu kommt, dass sich trotz des pseudowissenschaftlichen und unverhohlen antiaufklärerischen Grundtenors vermehrt diplomierte und promovierte Kollegen dem Hokuspokus anschließen. Wenn aus Überzeugung, tragen sie ihre akademischen Grade zu Unrecht; wenn aus Geschäftssinn, dann darf man gratulieren – oder?

Kritiker haben Hellinger oft vorgeworfen, dass sich jeder auf ihn berufen könne und dass er nichts unternähme, um den nach seinem Ansatz Agierenden Standards aufzuerlegen. 1996 jedoch wurde die *Internationale Arbeitsgemeinschaft Systemische Lösungen nach Bert Hellinger (IAG)* gegründet, die gewissermaßen über die Reinheit der Lehre wachte. Inzwischen wurde dieser Verein abgelöst von den Nachfolgeorganisationen *Deutsche Gesellschaft für Systemaufstellungen (DGfS)* und *International Systemic Constellations Association (ISCA)*. Doch was ist damit gewonnen, dass die hellingersche Variante nun vereinsrechtlich geregelt ist? Entschärft das die Situation? Keineswegs. Denn erstens können die Nachahmer – in Hellingers Namen – tun oder lassen, was sie wollen, und zweitens müssen deren Qualitätsstandards nicht unbedingt noch schlechter sein als die der „etablierten" Vorreiter. Wenn sich der Bock zum Gärtner macht, ist das kein Beitrag zur Qualitätssicherung, sondern die Institutionalisierung des therapeutischen Unsinns schlechthin.

Aber ist denn alles negativ an Hellinger? Nein, er sagt auch schon mal was Treffendes. Wenn einer so viel redet (und schreibt bzw. schreiben lässt) wie er, ist das auf Dauer nicht zu vermeiden. Ich hoffe, dies an gegebener Stelle zu würdigen. Außerdem ist Hellinger für seinen Erfolg nicht allein verantwortlich. Wenn sich die hellingerkritische, eher seriöse Szene der systemischen Familientherapie ernsthaft oder kokettierend immer wieder auf den radikalen Konstruktivismus als geistige Grundlage beruft, spielt sie damit Wahrheitsaposteln und Wunderheilern auf drei Weisen in die Hände:

Erstens: Das (oft heuchlerische) konstruktivistische Credo, dass es so etwas wie „Wahrheit" nicht gebe und diese erst durch einen Aushandlungsprozess in einem bestimmten sozialen Kontext „konstruiert" würde, weckt das Bestreben nach verbindlicherer Erkenntnis. Dieses Bedürfnis ist zunächst nur gesund und könnte durch andere philosophische Konzepte (z. B. den kritischen Rationalismus) besser abgefangen werden. Schießt aber die Sehnsucht nach Wahrheitsgewissheit über, landen wir bei dogmatischen Besserwissern mit ihren Hau-ruck-Lösungen.

Zweitens: Da der Konstruktivismus aufgrund seines mangelnden Unterscheidungswillens zwischen falsch und richtig sehr „tolerant" ist gegenüber allen möglichen „Wirklichkeitskonstruktionen", können in diesem Milieu auch die Konstruktionen Herrn Hellingers, also sein Welt- und Menschenbild, seine Theorien über Entstehung und Heilung von Krankheiten, gut gedeihen.

Drittens: Aus konstruktivistischer Sicht bemisst sich die Güte eines psychotherapeutischen Konzepts nicht nach dessen Wahrheitsgehalt, sondern danach, wie gut es auf den Menschen „passt" (was auch immer das heißen mag). Wenn nun aber die Menschen Hellinger in Scharen hinterherlaufen, vor seinen Sentenzen in Ehrfurcht erstarren, seine Bücher, Audio- und Videokassetten en masse kaufen – wer wollte behaupten, dass der Erfolgsverwöhnte mit seinen Ideen und Methoden so sehr daneben läge? Der Konstruktivismus, der ausgezogen ist, Flexibilität im Handeln und erkenntnistheoretische Bescheidenheit zu predigen, wird in seiner radikalen Version paradoxerweise zum Steigbügelhalter für sein Gegenteil: für rigide Praxis und Dogmatismus.

Hellinger ist weder der Erfinder noch der würdigste Vertreter der Familientherapie. Auch hat er die Idee, familiäre Beziehungskonstellationen räumlich „aufzustellen", nicht für sich gepachtet. Diese ist so alt wie die Idee der Menschen, sich Skizzen in den Sand zu zeichnen. Neu sind die unwissenschaftlichen Behauptungen, mit der die hellingersche Methode mystifiziert wird, und neu ist die Hysterie, mit der diese Methode zelebriert wird. Aus psychologischer Sicht ist an den von Hellinger inspirierten Aufstellungen nichts Geheimnisvolles oder Unerklärliches, wie immer wieder behauptet wird. Im Gegenteil: Das Spektakel ist höchst durchsichtig, vorhersehbar und von öder Stereotypie. Jeder psychologische Laie, der den *Mut* hat, *sich seines eigenen Verstandes zu bedienen*, und über ein bisschen Lebenserfahrung verfügt, wehrt sich instinktiv gegen die Zumutung, in diesem Hokuspokus etwas anderes zu sehen als eine Kinderei von dilettierenden, psychologisierenden, halbgebildeten Clowns wider Willen. Leider kann dieser Spaß, wenn er ernst genommen wird, sehr gefährlich werden. Aber auch lukrativ. Sowohl für die bierernsten Hellingerianer als auch für augenzwinkernde Regisseure einer solchen Show. Genug der Vorrede. Lasst uns nun hinter die Kulissen blicken, in die Köpfe von Ideologen, die angeblich nur „schauen", auf die Finger von Psychotricksern und Verdunkelungskünstlern, die angeblich nur „ans Licht bringen".

I. Patriarchale Träume

Eltern: Jenseits von Gut und Böse

Hellingers Ordnungsvorstellungen über die Familie sind von einfachen Prinzipien durchwaltet. Wer vorher da war, ist kraft dieses Faktums als höherrangig einzustufen. Die Dynamik von Geben und Nehmen wird hauptsächlich aus der Perspektive der Weitergabe des Lebens betrachtet, das Individuum somit weitgehend reduziert auf seine Funktion als Gattungswesen. In dem Buch „Zweierlei Glück: Die systemische Psychotherapie Bert Hellingers", einem von Gunthard Weber herausgegebenen und von Hellinger approbierten Standardwerk über dessen Denken und Praxis, äußert dieser sich so (*):

> Die Eltern geben den Kindern, wenn sie ihnen das Leben geben, ... was sie selber sind. Sie geben sich mit dem Leben den Kindern so, wie sie sind ... Dementsprechend können die Kinder die Eltern nur nehmen, wie sie sind, wenn sie das Leben von den Eltern bekommen ... Die Eltern geben ihren Kindern, was sie selbst vorher von ihren Eltern genommen haben ... Zusätzlich zum Geben des Lebens sorgen die Eltern noch für die Kinder. Dadurch entsteht zwischen den Eltern und Kindern ein riesiges Gefälle von Nehmen und Geben, das die Kinder, selbst wenn sie es wollten, nicht ausgleichen können (in: Weber, 1998, S. 53).

Was steckt hinter den seltsamen Formulierungen, die Eltern gäben den Kindern, *was* sie sind, und sie gäben sich so, *wie* sie sind? Beim Weiterlesen erkennen wir den Sinn, den Hellinger daraus konstruieren will: Kinder sind per Definition Nehmende und Eltern Gebende. Die einen verpflichtet dies zutiefst, umfassend und unbefristet, die andern werden dadurch in den Zustand der Immunität und immerwährender Verehrungswürdigkeit versetzt.

Dass Eltern sich in der Regel aufgrund bestimmter *persönlicher* Motive für Nachkommenschaft entscheiden, scheint Hellinger nicht zu kümmern. Sei es der vage, aber legitime Wunsch, das eigene Leben zu bereichern, sich der interessanten Herausforderung der Erziehung zu stellen und eigene Werte weitergeben zu können, oder sei es der infantile Versuch, sich einen Hauch von „Unsterblichkeit" zu verleihen. Häufig genug wird aber auch ein Kind geboren, weil zwei Menschen in einem Moment sexueller Lust die Konsequenzen nicht bedacht haben. Bedenkt man all diese, in realen Familien leicht nach-

---

* Alle in Petit gesetzten Texte sind vollständige in genauen Worten wiedergegebene Zitate (aus den angegebenen Literaturstellen). (Anm. d. Verf.)

prüfbaren Gründe für die „Weitergabe des Lebens", kann, je nach Fall, mindestens ebenso gut ein „riesiges Gefälle von Geben und Nehmen" zugunsten der Kinder angenommen werden.

Für Hellinger indes wäre das reine Blasphemie, denn „zu den Ordnungen der Liebe zwischen Eltern und Kindern", so philosophiert er weiter, gehöre, „dass jeder, der nimmt, die Gabe, die er bekommen hat, und den Geber, von dem er genommen hat, ehrt" (ebd., S. 54). Dies korrespondiere mit einer „Rangfolge, die wie das Geben und Nehmen von oben nach unten verläuft, gemäß dem Früher und dem Später. Daher haben Eltern Vorrang vor den Kindern, und das erste Kind hat Vorrang vor dem zweiten" (ebd., S. 54).

Nichts gegen Achtung vor den Eltern, auch mit einem gewissen Vorschuss unabhängig von jedem Verdienst. Aber schulden wir nicht gerade Kindern, die von Natur aus hilflos den Eltern ausgeliefert sind, diesen Vorschuss, d. h. geliebt und geachtet zu werden, noch bevor sie ihren Eltern durch konkrete Taten zur Ehre gereichen? Und was heißt hier „Vorrang"? Natürlich lassen wir uns von einem 10-Jährigen nicht vorschreiben, wann wir zu Bett gehen sollen. Wie aber ist es zu bewerten, wenn dieser 10-Jährige sich dem Vater entgegenwirft, um ihn daran zu hindern, auf die Mutter einzuschlagen? Und was ist mit dem 60-jährigen „Kind", das es müde ist, sich für seine Eltern aufzuopfern, und nach weniger romantischen Lösungen für die Betreuung letzterer sucht? Und worin soll konkret der Vorrang bestehen, den ältere Geschwister vor jüngeren haben? Darin, dass man sie beim Essen zuerst bedient? Wenn's weiter nichts ist – bitte.

Doch wir ahnen, dass Hellingers altbackene, sprachlich irgendwie inhaltsleere, ideologisch aber bedeutungsschwangere Sätze eine andere Zielrichtung haben. Lassen wir ihn deutlicher werden:

> Wenn jemand einen Vater hat, dann hat er ihn so, wie er ist, und so, wie er ist, ist er auch genau der Richtige. Und wenn jemand eine Mutter hat, ... ist sie genau die Richtige. ... Denn Vater und Mutter wird man, wie gesagt, nicht durch moralische Eigenschaften, sondern durch einen gewissen Vollzug (ebd., S. 63).

Man ist geneigt hinzuzufügen: *Leider* kann man, und zwar allein „durch einen gewissen Vollzug", Vater und Mutter werden. Ohne Nachdenken, ohne verantwortliches Abwägen, ja sogar gegen die eigene Absicht, Eltern zu werden. Lauter Gründe für ein Kind, für alles Mögliche dankbar zu sein, nur nicht dafür, gezeugt worden zu sein. Dass Eltern so sind, wie sie sind, darf als trivial gelten. Dass es ein aussichtsloses Unterfangen ist, sie ändern zu wollen, wohl auch. Glücklich und weise jener, der über die Unzulänglichkeiten der Eltern und die möglicherweise durch sie zugefügten Verletzungen so erhaben ist, dass er sich nicht mehr über sie ärgern muss. Das wäre allerdings nicht das Verdienst der Eltern, sondern das des „Kindes", das eben seine Kind-Rolle abgelegt hätte, womit gleichzeitig die Rolle der Eltern an Bedeutung verlöre, was wiederum Hellinger nicht ins Konzept passen dürfte.

Doch zurück zu den „moralischen Eigenschaften", die Hellinger bei der Betrachtung der Elternschaft ausgeblendet sehen möchte. Richtig ist, dass man Kinder jenseits aller Moral zeugen oder auch nicht zeugen *kann*. Falsch ist aber schon, dass die Moral bei diesem Akt außen vor bleiben *müsse*. Falsch ist auch die von Hellinger suggerierte Botschaft, dass moralische Eigenschaften auf Seiten der Eltern nichts Wesentliches zum Leben eines Heranwachsenden Menschen beitragen könnten. Falsch ist es deswegen auch, die Eltern nicht über ihre kreatürliche Funktion als „Lebensspender" hinaus in Frage zu stellen. Das soll nicht heißen, dass man an den Eltern herummäkeln soll, vor allen Dingen nicht, um von seiner eigenen Verantwortung abzulenken. Aber ein Minimum an Realismus und Nüchternheit bei der Betrachtung der Elternschaft im Allgemeinen und bestimmter Eltern im Besonderen ist nur gesund. Manchen Eltern stünde es in der Tat gut zu Gesicht, anders zu sein oder anders zu werden als sie sind.

In Hellingers Ohren muss das freilich wie Majestätsbeleidigung klingen. Denn wer „sich diesem Vollzug stellt", also Kinder zeugt und gebärt, „ist eingebunden in eine große Ordnung, der er dient, unabhängig von seinen moralischen Qualitäten" (ebd., S. 63). Wer einmal solch Großes geleistet hat, ist fürderhin immun gegen jegliche Kritik der Nachkommen: „Was die Eltern am Anfang machen, zählt mehr, als was sie später machen. Das Wesentliche, das von den Eltern kommt, kommt durch die Zeugung und durch die Geburt" (ebd., S. 63).

Die Eltern „machen" zuerst das Kind. Damit wäre nach Hellinger jede Dummheit und Lieblosigkeit abgegolten, die später je begangen würde. Die „Ordnungen der Liebe" (vgl. gleichnamiger Buchtitel, 1995a) verlangen offenbar das, was man im Volksmund „Affenliebe" nennt: Eine bedingungslose Liebe, die auch dann aufrechterhalten wird, wenn alles gegen die Liebens-Würdigkeit spricht, eine Liebe, die sich nicht um Charakter, Persönlichkeit und Verhalten eines Menschen („moralische Eigenschaften") schert, sondern nur um seine durch *Zeit und Abstammung* festgelegte Position. Emotionale Nähe wird durch verwandtschaftliche Nähe ersetzt und den Rest erledigt die Zeit: Wer zuerst kommt, mahlt zuerst, und so wie er mahlt, ist es genau richtig. Deshalb:

> Das Elternsein ist unabhängig von der Moral und jenseits von Gut und Böse, und daher darf es damit auch nicht in Zusammenhang gebracht werden. Jede Beurteilung der Eltern ... ist anmaßend. Das Ergebnis nämlich, das Kind, stellt sich ja unabhängig vom Gutsein oder Bösesein der Eltern ein und begründet eine Bindung vor und jenseits jeder Moral (Hellinger, 1995b, S. 93).

Die Begründung für die Erhebung der Eltern in den Zustand seliger Immunität ist von seltsamer Logik. *Wie* Eltern sind, ist in dieser Art zu denken keine legitime Frage, wichtig sei nur, *dass* sie Eltern sind. In Hellingers Welt hat demnach blindes Gattungswachstum einen höheren Stellenwert als Menschlichkeit. Für ihn ist ein Kind nicht weiter interessant, denn als „Ergebnis"(!) des für ihn größten menschlichen „Vollzugs". Dass Kinder sich entwickeln, leiden, hoffen, verändern, über den engen Horizont der Familie hinauswachsen können und die Eltern dabei viel kaputt machen, aber auch Gutes tun können, solche „Ergebnisse", die erst die Lebensqualität ausmachen, will Hellinger erst gar nicht bedenken. Kinder haben ihr Leben von den Eltern bekommen und kraft dieses Faktums ist die Eltern-Kind-Beziehung ein für allemal festgelegt: Die Eltern haben alles gegeben und die Kinder (auch wenn sie selbst schon Opas sind) schulden ihnen dafür lebenslänglich Ehrerbietung.

Hellinger sieht diese Beziehung bewusst asymmetrisch: „Die Eltern brauchen die Kinder nicht anzuerkennen, aber umgekehrt" (in: Weber, 1998, S. 69). Ein Grunddogma, das die Beziehungen zwischen Eltern und Kindern regelt und weitreichende (anti-)therapeutische Folgen hat, ist darum: „Wenn man den Eltern Ehre erweist, kommt etwas tief in der Seele in Ordnung" (zit. nach Krüll, Nuber, 1995).

Was ist, wenn die Eltern nun partout nichts Nachahmenswertes aufbieten können und einer gar Angst hat, zu werden wie die Eltern? Dann ist diese Angst nach Hellinger „eine Schande, die er auf seine Eltern bringt" (in: Weber, 1998, S. 63). Gewiss, schmeichelhaft wäre das für die Eltern nicht. Doch das bedeutet noch lange nicht, dass die Angst nicht doch berechtigt wäre. Wenn sie aber berechtigt ist und vernünftig verarbeitet wird, bietet sich sogar die große Chance, einiges *besser* zu machen als die Eltern. Diesen Tabu brechenden Gedanken lässt die hellingersche Ideologie natürlich nicht zu. Sie fordert vielmehr das Glaubensbekenntnis: „Ja, ihr seid meine Eltern, und ich bin wie ihr, und ich will es sein. Ich stimme dem zu, dass ihr meine Eltern seid mit allen Folgen, die es für mich hat" (ebd., S. 63).

Zugegeben: Die bloße Faktizität verwandtschaftlicher Beziehungen ist weder durch Wünsche noch durch irgendwelche Maßnahmen veränderbar. Von daher bricht sich niemand einen Zacken aus der Krone, wenn er sagt, dass seine

Eltern seine Eltern sind. Eine Lüge würde an der Tatsache ohnehin nichts ändern. Aber allein die Faktizität der Elternschaft begründet weder ein Vorbild-Privileg auf der einen noch eine Nachahmungspflicht auf der anderen Seite. Wenn einer so sein will, wie seine Eltern, bitte, er mag gute Gründe haben. Als allgemeine Maxime wäre dies jedoch eine Katastrophe und als unterstellte unabänderliche Gesetzmäßigkeit grenzte es an Schizophrenie. Die Frage schließlich, ob wir dem Faktum „zustimmen", dass meine Eltern meine Eltern sind, ist nicht relevant. Oder hätte es einen Sinn zu sagen, ich stimme dem zu, dass mir ein Stein auf den Kopf gefallen ist? Es ist so, basta, ob es mir gefällt oder nicht. Dagegen hat es wohl einen Sinn zu sagen: Ich stimme dem *nicht* zu, dass du mir einen Stein an den Kopf geworfen hast, ich werde dich dafür zur Verantwortung ziehen.

Was nun die „Folgen" der Eltern-Kind-Beziehung angeht, gälte es doch scharf zu unterscheiden zwischen Folgen, die unabänderlich sind, und solchen, die es nicht sind. Wer Menschen dazu auffordert, elterlichen Bosheiten und Übergriffen bis hin zu Misshandlung und sexueller Ausbeutung *zuzustimmen,* ist kein Therapeut, sondern ein Antitherapeutikum! Doch Hellinger besteht darauf, „dass Vater sein und Vater werden nichts mit Moral zu tun hat" – man horche auf: auch Vater *sein* – , „dieser „Vorgang zieht seine Würde nicht aus einer moralischen Eigenschaft" (ebd., S. 58). Diese Auffassung hat schwerwiegende Folgen für die therapeutische Praxis, wie wir noch sehen werden.

Bei der bizarren Glorifizierung der Elternschaft ist hervorzuheben, dass die geforderte blinde Ehrerbietung nicht den konkreten Eltern als Personen gilt, sondern ihrer biologisch begründeten und metaphysisch überhöhten Eltern-*Rolle*. Wie sie diese Rolle in der lebendigen Beziehung zu den Nachkommen ausfüllen, ist uninteressant, da nur so blinde Ehrerbietung unterschiedslos aufrechterhalten werden kann. Mit anderen Worten: Hellingers Glorifizierung der Elternschaft beinhaltet paradoxerweise eine Missachtung der jeweiligen Eltern-*Persönlichkeiten* und ihrer konkreten Verdienste. Die Eltern-Kind-Beziehung wird dadurch schematisiert und entmenschlicht.

Fetisch Familie

> Die Familiensysteme sind von solcher Kraft und von solcher Bindungsstärke und haben so etwas Bewegendes für alle, wie immer sie sich dazu verhalten ... Die Familie gibt dem Einzelnen das Leben. Da kommt er her mit allen Möglichkeiten und Grenzen. Durch die Familie kommt er in ein bestimmtes Volk, in eine bestimmte Landschaft, und er wird in bestimmte Schicksale hineingezogen und muss sie tragen. Es gibt nichts Stärkeres als die Familie (Hellinger, ten Hövel, 1997, S. 98).

Wie immer, wenn jemand tiefsinnige Beiträge leisten will, ohne über die nötige intellektuelle Schärfe zu verfügen, ist an dem Gesagten etwas Wahres, aber auch etwas Unwahres. Das Richtige ist meist trivial und somit uninteressant, das Nichttriviale meist eine falsche Schlussfolgerung aus dem Richtigen. Dass Familiensysteme „Kraft" und „Bindungsstärke" haben, darf als solcher Allgemeinplatz gelten. Psychologisch relevant wird diese Charakterisierung erst, wenn wir die Frage untersuchen, wann, wo, zwischen welchen Personen und in welchem Ausmaß Kraft bzw. Bindungsstärke bestehen.

Solche Überlegungen sind freilich dem hellingerschen Denken fremd. Nach seiner Ideologie sind die in einem Familiensystem wirkenden Kräfte unabhängig vom Reifegrad und von der individuellen Eigenart einer Person. Hinzu kommt die Frage der Operationalisierung, d. h.: Worin glauben wir „Kraft" und „Bindungsstärke" zuverlässig erkennen zu können? Dass die Kräfte der Familiensysteme „etwas Bewegendes für alle" hätten, ist eine äußerst vage Behauptung. Selbst wenn man unterstellte, dass damit ein präzise beschreibbarer Sachverhalt gemeint sei, handelte es sich zunächst nur um eine Hypothese. Wird diese dann aber so dilettantisch geprüft und angeblich bestätigt wie in der Aufstellerszene, mutiert sie zu einem Dogma. Wird diese Hypothese nicht einmal dilettantisch geprüft, sondern für eine selbstverständliche Wahrheit gehalten, mag dies insoweit richtig sein, als wir alle irgendwann, in irgendeiner Form, mehr oder weniger, durch die Familie geprägt werden. In diesem Sinne jedoch ist die Aussage wiederum trivial und damit wenig relevant.

In Hellingers Augen ist die Kraft der Familiensysteme eine sehr mächtige, zeitunabhängige, universelle Konstante, noch dazu eine, die auf alle gleichermaßen wirkt, „wie immer sie sich dazu verhalten" (s. o.). Die Möglichkeiten und Grenzen für den Einzelnen sind nach dem Diktat dieses eifersüchtig wachenden Familiengeistes klar abgesteckt, werden zum „Schicksal" unter dem Zeichen von Familie, Sippe, und Volk. Dass viele Menschen so nicht funktionieren, sondern sich außerhalb dieses Rahmens bestens entfalten und dazu noch sauwohl fühlen können, will Hellinger nicht sehen. Auch will er keinen Unterschied machen zwischen den „Familiengesetzen" von Stammeskulturen und solchen moderner Gesellschaften. Der Einzelne sei „was immer er nach außen verkünden mag, seiner Familie im Tiefsten treu" (ebd., S. 102), freiwillig oder gesteuert von dem düsteren Sinn der Familienseele nach „Ausgleich" (vgl. in: Weber, 1998, S. 151). Das kann bizarre Blüten treiben:

> Weil die Bindung Vorrang hat vor allem, was danach vielleicht noch folgt, erleben wir die Bindungsschuld auch als die schwerste Schuld und ihre Folgen als die schlimmste Strafe. Und die Bindungsunschuld erleben wir als tiefstes Glück und als unserer Kindersehnsucht letztes Ziel. ... Aus Liebe ist ein Kind bereit, alles dranzugeben, selbst das eigene Leben und Glück, wenn es den Eltern und der Sippe dadurch besser geht. Das sind dann die Kinder, die für ihre Eltern oder Ahnen in die Bresche springen, vollbringen, was sie nicht geplant, sühnen, was sie nicht getan (indem sie z. B. ins Kloster gehen), tragen, was sie nicht verschuldet haben oder für erlebtes Unrecht anstelle ihrer Eltern Rache üben (ebd., S. 42-43).

Aha! Kinder lieben und opfern sich blind, ob sie wollen oder nicht, ob sie es wissen oder nicht. Die „Bindungsschuld" kann man nicht austricksen, sie fordert unbeugsam Treue ein. „Treue heißt Liebe. Und es bedeutet die Bereitschaft, das Schicksal der Familie mitzutragen" (Hellinger, ten Hövel, 1997, S. 125). Was nun, wenn Kinder sich weder blind noch sehend opfern? „Wenn sich ein Kind weigert, für die Eltern zu sorgen und sie zu pflegen, wenn sie alt sind", dann wäre das „Verrat an dieser Treue und Bindung. Aber man kann die Treue nicht brechen" (ebd., S. 125). Abgesehen davon, dass solche Treue wirklich anerkennenswert sein kann, ist es doch Faktum, dass diese Leistung – ob zu Recht oder zu Unrecht – oft nicht erbracht wird. Wenn Hellinger nun sagt, dass die Treue nicht gebrochen werden kann, meint er damit, dass der Treuebruch sich mit naturgesetzlicher Sicherheit rächt: „Nicht unbedingt bei dem, der sich so verhält, sondern vielleicht erst bei seinen Kindern. ... Die eigentlichen Täter kommen oft ungeschoren davon. Erst die Kinder oder Kindeskinder bezahlen die Zeche" (ebd., S. 125).

Was steckt hinter einer solchen Geisteshaltung? Zunächst ist nüchtern festzustellen, dass es sich bei dem postulierten Mechanismus um reine Glaubenssache handelt. Zum zweiten kann man darin weder eine pädagogisch fruchtbringende Art von Gerechtigkeit noch die Idee der Wiedergutmachung erkennen. Die Werte, die hier propagiert werden, sind nicht Liebe und Treue, sondern eine blinde Abart davon, und die phrasenhafte Anklage auf Hochverrat zeigt, dass weder moralisch-psychologische Erwägungen noch situative Besonderheiten als mildernde Umstände zugelassen werden.

Hellinger würde sagen, er könne ja nichts dafür, dass das so ist, er bringe es nur „ans Licht", wie er sich auszudrücken pflegt. Dagegen sage ich: Er kann sehr wohl etwas dafür, seine persönlichen Werte am Ende des 20. Jahrhunderts auf antiaufklärerische Vorurteile zu bauen und sie für ans Licht gebrachte Wahrheiten zu verkaufen. Er mag nun einwenden, man könne es an der Wirklichkeit überprüfen und beweisen. Der Witz ist: Seine „Theorie" ist so beschaffen, dass er sie, was auch immer geschieht oder ausbleibt, scheinbar bestätigt finden kann. Denn irgendwann und irgendwie werden, wenn nicht Kinder, dann Kindeskinder (und dann die Kindeskindeskinder? – Menschenskind!) von irgendwelchen Unglücken geschlagen, die man, wenn man will, mit dem „Verrat“ der Väter oder Vorväter in Verbindung bringen kann. Das ist natürlich eine typisch pseudowissenschaftliche Scheinbestätigung, wie sie auch bei der hier etwas abgewandelten Wetterregel zu erbringen wäre: Wenn der Hahn kräht auf dem Mist, ändert sich's Wetter – früher oder später.

Der hohe Stellenwert der Familie in Hellingers „Schöpfungsordnung“ duldet natürlich kein „leichtfertiges“ Überschreiten der traditionellen, biologisch fundierten und metaphysisch überhöhten Familiengrenzen. Ein „großes Unrecht“ ist es demnach, wenn man Eltern, „die in Not sind“, das Kind wegnimmt (ebd., S. 137). Auch wenn diese Not so geartet ist, dass daraus eine große Not und Gefahr für die Entwicklung, ja für das Leben des Kindes folgen würde. Es ist ein Verstoß gegen Hellingers Ordnung, wenn ein Kind, das „in einem Entwicklungsland in großer Armut aufwächst“, von fremden Menschen aufgenommen wird. Denn dann werde diesem „seine Familie und sein Schicksal nicht mehr zugemutet. Doch das gehört zu seiner Größe“ (ebd., S. 137).

Hier werden individuelle Entwicklungsmöglichkeiten auf dem Altar eines obskuren Familien- und Sippenkultes geopfert, indem die biologische Vorgeschichte zu einem alles überstrahlenden Wert hochstilisiert wird, ohne Rücksicht auf die Grausamkeit eines Schicksals. Absehbare leidvolle Schicksale sind nach Hellinger offenbar kein Grund zu versuchen, sie zu vermeiden. Warum? Weil „Schicksal“ in seinem Weltbild etwas ist, zu dem der Mensch unabhängig von seinem Wollen und Handeln berufen ist, eine Art höherer Wille. Aber selbst wenn man das akzeptieren wollte – woher weiß denn der Prediger des Unausweichlichen, welches Schicksal wem beschieden ist? Er weiß es eben. Und wer dagegen anläuft, dem geht es schlecht. Die „Seele der Adoptiveltern“ rächt sich nämlich gegen „leichtfertige“ Adoptionen, da sie diese „als Schuld wahrnimmt“. In der Folge sterbe manchmal z. B. ein eigenes Kind oder es werde eines per Abtreibung „geopfert“. Sehr häufig gingen auch die Ehen von Adoptiveltern deswegen auseinander: „Dann wird ein Partner für das Kind geopfert“ (ebd., S. 137). Adoption werde demnach *„entweder mit einem Partner bezahlt oder es wird mit einem eigenen Kind bezahlt. …* Das ist die Sühne“ (Hellinger, 1995a, S. 341).

Hellinger hat eine vorgefasste Meinung zu diesem Thema und setzt sein Vorurteil in Gesprächen ohne Rücksicht auf den Kontext und die Spezifität des Falles prompt um. Hier z. B. eine Frau mit Brustkrebs, die ihre Familie aufstellen will:

> H.: Bist du verheiratet?
>
> Heidi: Ich bin verheiratet und habe zwei Kinder. Der älteste, ein Sohn, ist von einem anderen Mann ... Mit diesem Mann war ich aber nicht verheiratet. Mein jetziger Mann hat dieses Kind adoptiert.
>
> H.: Schrecklich (ebd., S.464).

Hellinger reagiert hier wie ein Automat, das heißt, ohne Kenntnis und Abwägung psychologischer Gegebenheiten. Er weiß buchstäblich nichts über die Hintergründe der Adoption (und will nichts wissen), aber er hat schon ein Urteil parat und es wird wie auf Knopfdruck (Schlüsselreiz: „adoptiert") geliefert: *Schrecklich*.

Der Teilnehmer eines anderen Kurses, ein Pfarrer, der mit seiner Frau, vier leiblichen und einem adoptierten Kind zusammenlebt, will mit Hellinger seine Arbeit reflektieren. Er wird, noch bevor er sein Problem dargelegt hat, von jenem angeherrscht:

> H.: Du musst die Adoption rückgängig machen.
>
> Karl: Die Adoption rückgängig machen?
>
> H.: Musst du.
>
> Karl: Das kann ich mir gar nicht vorstellen.
>
> H.: Du hast kein Recht dazu. Die Adoption ist ein gefährliches Geschäft, und wer das macht, ohne zwingenden Grund, der bezahlt teuer dafür, entweder mit einem eigenen Kind oder mit seinem Partner. Die opfert er dann zum Ausgleich (ebd., S. 25).

Im weiteren Dialog wird bekannt, dass die leibliche Mutter das Kind im Alter von 4 Monaten bei den jetzigen Adoptiveltern in Pflege gegeben hat, um mit Freunden zusammenzuleben. Zur Mutter bestehe auch nach der Adoption eine Beziehung, der Vater, ein Türke, habe die Beziehung zum Kind aufgegeben. Dieser sei wieder verheiratet und habe neue Kinder. Darauf Hellinger:

> H.: Wieso kann das Kind nicht zu seinem Vater? Hast du Angst, dass er Mohammedaner wird? – Müsste er werden!
>
> Karl: Könnte er auch werden.
>
> H.: Dort ist sein bester Platz. Ist es ein Junge?
>
> Karl: Ja.
>
> H.: Dann muss er zum Vater, das ist ganz klar (ebd., S. 25).

Warum ist das so klar? In Hellingers Ideologie gibt es nichts Stärkeres als die Bindung zwischen Vater und Sohn, dafür sorgt schon die mächtige Familienseele. Wenn diese Bindung in den praktischen Lebensverhältnissen nicht gebührend zum Ausdruck kommt, sind die Adoptiveltern schnell als Sündenböcke überführt. Hellinger kommt es nicht in den Sinn, dem leiblichen Vater die Verantwortung für seine verpatzte Beziehung zum Kind zuzuschreiben. Statt dessen unterstellt er lieber den Adoptiveltern ein Komplott in Allianz mit der leiblichen Mutter. Warum diese Geringschätzung für Adoptiveltern? Antwort: Die haben das Kind schließlich nicht gemacht, ihm das Leben nicht gegeben. Alles andere ist zweitrangig, wie wir uns schon belehren lassen mussten. Eine Familienseele will durch Blutsverwandtschaft genährt werden.

Adoptiveltern dürfen „nicht sagen ‚Mein Sohn' oder ‚Meine Tochter'" (in: Weber, 1997, S. 75), andernfalls vergehen sie sich gegen Hellingers Ordnung. Auf die Frage eines Kursteilnehmers, was zu tun sei, wenn Adoptierte so heißen wollten wie die Adoptiveltern, entgegnet der Anwalt der Familienseele: „Ich würde mich durch solche Wünsche nicht irre machen lassen." Auf gleicher Linie liegt das Verbot für Stiefeltern, das Stiefkind zu adoptieren: „Nein, das ist schlimm, weil es dann seinen Vater oder seine Mutter verleugnen muss. Ich rate grundsätzlich davon ab" (ebd., S. 75). Was Hellinger da so sicher verkündet, ist weder logisch zwingend, noch durch die Praxis bestätigt. Das Kind muss in diesem Fall eben *nicht* Vater und Mutter verleugnen. Es *kann*! Aber auch dann, wenn es den Namen beibehalten muss.

So glorreich in Hellingers Ideologie Elternschaft erscheint, so mangelhaft muss eine Beziehung zwischen Mann und Frau bleiben, wenn Kinder ausbleiben. Eine Partnerschaft, die nicht auf Zeugung und Aufzucht von Kindern angelegt ist, hat einen schwerwiegenden Makel. Denn wenn der Geschlechtsakt „beeinträchtigt wird, zum Beispiel weil der Mann oder die Frau sich schon vor der Beziehung sterilisieren ließen, entsteht auch keine Bindung, selbst wenn die Partner es wollten" (ebd., S. 116). Umgekehrt scheint der Geschlechtsakt als potentieller Zeugungsakt – von Hellinger gern mit der hochtrabenden Vokabel ‚Vollzug' belegt – eine Art magische Kraft zu haben, und zwar jenseits aller Sympathie und moralischen Qualität. So entstehe z. B. durch die Erfahrung eines sexuellen Missbrauchs „eine Bindung vom Mädchen zum Täter. Es kann später keinen neuen Partner haben, ohne dass es diesen ersten würdigt" (ebd., S. 96).

Lieber Leser, Sie haben richtig gelesen: Der Missbraucher muss gewürdigt werden. Damit ist gewährleistet, dass, im Falle des Inzests, der Vater immer seine gebührende Portion Würdigung abbekommt oder, im Falle einer „exogenen" Vergewaltigung, das männliche Geschlecht Absolution erhält; zwei Ziele, die Hellinger mit zwanghafter Penetranz verfolgt. Das ist eine Psychologie der Ignoranz und eine Moral der Perversion, aber stimmig mit dem ebenso absonderlichen Gesamtkonzept.

Wohlgemerkt, Hellinger unterstellt zwischen Opfer und Täter mehr als nur eine „Ver-Bindung" im Sinne einer Prägung durch die Destruktivität eines Ereignisses mit intensiven (negativen) Gefühlen – er sieht darin einen tieferen Sinn und eine Legitimation durch den Akt selbst, auch wenn es ein Gewaltakt war. Deshalb gilt es auch, den Täter zu würdigen.

Geschlechter-Rolle rückwärts

Von weit geringerer Würde hingegen als die oben bagatellisierte sexuelle Gewalt scheinen freiwillige Sexualakte unter Liebenden zu sein, wenn dabei die Zeugungs- oder Empfängnisfähigkeit ausgeschlossen ist. So schärft Hellinger einer unfreiwillig kinderlos gebliebenen Kursteilnehmerin ein: „Wenn einer der Partner keine Kinder bekommen kann, hat er kein Recht, den anderen festzuhalten." Die Beteuerung, dass sie ihrem Mann für das Tolerieren ihres Makels dankbar sei, findet Hellinger nicht ausreichend. Die Leistung des Mannes müsse eigens und explizit gewürdigt werden, außerdem habe sie, die Ehefrau, „weniger Rechte dadurch als er. Das ist halt so" (Hellinger 1995a, S. 334). Das ist halt so, weil sie nicht nur den Mann um seine Nachkommenschaft geprellt, sondern auch noch ihre eigene Bestimmung verfehlt hat. Denn „eine Frau findet ihre Erfüllung und erreicht ihre Größe und ihr größtmögliches spezifisches Gewicht durch viele Kinder. ... Nichts anderes reicht da ran" (in: Weber, 1998, S. 133).

Die Frau hat ihr Heil gefälligst in der Mutterschaft zu suchen. Für den Mann gelte dies im Hinblick auf die Vaterschaft allerdings „nicht in gleichem Maße" (ebd., , S. 133). Klar, für ihn hätte man ja noch eine andere Verwendung, in seinem Beruf beispielsweise. Was nun, wenn Frauen die Berufstätigkeit der heilbringenden Mutterrolle vorziehen? Hellinger:

> Wenn ich mir vorstelle, dass eine Sekretärin sich im Büro am Computer mehr Erfüllung erhofft als mit den Kindern zu Hause, dann stimmt für mich irgend etwas nicht mehr. ... Dann fangen die Frauen an, was als fraulich und weiblich galt, zu verteufeln und abzuwerten und das, was sie ließen, zu verachten und herabzusetzen: Kinder werden abgewertet, der Herd wird abgewertet, die Männer werden abgewertet (ebd., S. 133).

Bei dieser Vorstellung läuft es Hellinger kalt über den Rücken, werden dadurch doch die von ihm verkündeten „Ordnungen der Liebe" mit Füßen getreten! Darum sein Appell an die Männer, wie er es in einem therapeutischen Brief formulierte: „Gehe davon aus, dass Dir die Führung zukommt" (Hellinger,

1995b, S. 27). Einer Frau, die auf Partnersuche war, gab er den Rat: „Wie du einen Mann finden kannst? Achte die Männer, und einer wird Dich finden" (ebd., S. 16). Die Frau bleibt in passiver, respektvoller Erwartung, bis einer kommt, der sie nimmt. Und sie muss ihn dann so nehmen, wie er ist. Dass auch der Mann die Frau achtet, scheint wohl nicht so wichtig zu sein. Kann die Frau sonst noch etwas tun, damit die Ehe gelingt? Sie kann, so Hellinger, und zwar genau das, was der Mann lassen soll:

> Die Beziehung zwischen Mann und Frau gelingt, wenn die Frau dem Mann folgt. Das heißt, sie folgt ihm in seine Familie, an seinen Ort, in seinen Kreis, in seine Sprache, in seine Kultur, und sie stimmt zu, dass auch die Kinder ihm dorthin folgen. ... Wenn der Mann zum Beispiel einheiratet, dann folgt er der Frau. Das führt zu keiner erfüllten Beziehung und geht schief, weil der Mann sich dort nicht entfalten kann (in: Weber, 1998, S. 110).

Die Verteidiger Hellingers pflegen hier anzumerken, dass man dem Meister mit einem solch einseitigen, angeblich aus dem Zusammenhang gerissenen Zitat unrecht tue, denn er sagt ja auch: „Der Mann muss dem Weiblichen dienen" (ebd., S. 111). Hier ist aber peinlich genau auf die Wortwahl zu achten. Während Hellinger von der Frau als konkreter Person spricht, die dem jeweiligen konkreten Mann folgen soll, ist dieser nur aufgerufen, dem „Weiblichen" (was auch immer das heißen mag) zu dienen – nicht dem *Weib*! Der Dienst am Weiblichen, so kann man sich ausrechnen, besteht nach Hellingers Auffassung eher darin, die Frau zu schwängern und sie auf ihre Rolle einzuschwören, als ihren persönlichen Bedürfnissen entgegenzukommen. Die bekannte Rangfolge unter den Geschlechtern bleibt dadurch unangetastet. Denn, so in einem Interview : „Das Weibliche ist mehr als die Frau. Wenn der Mann dem Weiblichen dient, ist es mehr als würde er der eigenen Frau dienen, es reicht über sie hoch hinaus – der Mann sieht die Frau in einem größeren Zusammenhang" (zit. nach Barth, 2003). Ja, im Zusammenhang hellingerscher Ordnung und Unterordnung.

Als ein Kursteilnehmer auf Worte der Bibel hinweist, wo stehe, dass der Mann Vater und Mutter verlassen und der Frau anhangen wird, was im Übrigen auch der westfälischen Tradition des Fragers entspreche, antwortet Hellinger: „Ich sage nur: Das arme Schwein" (1995a, S. 461). Die Schweine, sofern sie männlichen Geschlechts sind, scheinen es ihm angetan zu haben.

Die Geringschätzung des Mannes durch die Frau ist für Hellinger eine immer wiederkehrende Horrorvorstellung, ist sie doch verantwortlich für so viel Unglück und Krankheit. Natürlich weist er den Vorwurf, einen patriarchalen

Standpunkt zu vertreten, weit von sich. Er könne schließlich nichts dafür, dass „am meisten für Harmonie und für das Gedeihen aller innerhalb einer Familie" gesorgt sei, wenn der Mann an erster Stelle stehe. Dies zeige sich immer wieder in den Familienaufstellungen: Der Mann fühle sich dann „in die Pflicht genommen, und die Frau fühlt sich entlastet und unterstützt" (Hellinger, ten Hövel, S. 176). In Aufstellungen wohlgemerkt, die eben nicht mit Familien, sondern mit sogenannten Stellvertretern, d. h. mit schau- und spiellustigen fremden Teilnehmern gemacht werden, die in Hellingers Veranstaltungen kommen und dem Meister sicher nicht ungern einen Gefallen erweisen. Sträuben sie sich, werden sie entweder so lange bearbeitet bis sie dem Druck erliegen oder sie werden aussortiert und durch willfährigere Werkzeuge ersetzt.

Ist Hellinger so naiv oder tut er nur so? Was sollte er aus einer objektiv nichtssagenden, aber subjektiv vieldeutigen Aufstellungsszenerie, die unter seiner Regie zustande gekommen ist, anderes herauslesen als das, was er vor dem Hintergrund seines eigenen, eigenartigen Weltbildes hineinmanipuliert und hineinprojiziert hat? Er scheint daran zu glauben: Die Aufstellung ist für ihn ein Organon der Wahrheit. Deshalb ist die von ihm in den Familienaufstellungen wahrgenommene Vorrangstellung des Mannes primär keine Folge des historisch gewachsenen patriarchalen Lebens oder der Sozialisation. Da stecke mehr dahinter, es wirke darin „die Seele", und diese richte sich nicht nach gesellschaftspolitischen Forderungen (ebd., S. 180). Die Vorrangstellung wird damit zu einer Art metaphysischen Naturkonstanten aufgebläht. Platt gesagt: Sie ist gottgewollt. Auf jeden Fall aber von Hellinger gewollt. Er kennt die „Seele" der Frauen besser als diese selbst.

Dass die (Unter-)Ordnungen der Liebe zwischen den Geschlechtern im Argen liegen, betrübt Hellinger zutiefst. Diesen Missstand sieht er weite Kreise ziehen: „Eines der Hauptprobleme in der Psychotherapie ist, dass viele Frauen so tun, als hätten die Männer und die Väter keine Rechte" (1995a, S. 345). Besonders schmerzlich für den Anwalt der Männer und Väter, „dass auch viele männliche Therapeuten kaum ein Herz für die Männer haben. Sie verlassen sich auf das, was Frauen sagen, wenn diese die Männer verteufeln" (ebd., S. 345). Das kann Hellinger nicht passieren. Er verteufelt die Frauen, wo er nur kann, freilich ohne dass er es wahrhaben will. So sagt er zu einer Frau, die abgetrieben hat: „Du musst es auf dich nehmen, denn bei der Abtreibung ist die Verantwortung nicht geteilt. Vor allem die Frau kann sie nicht teilen" (in: Weber, 1998, S. 140). Zu dieser Aussage kommt er, ohne sich für die Hintergründe, die beteiligten Personen, deren Geschichte und Beziehung untereinander zu interessieren. Das ist, wie so oft bei Hellinger, das Gegenteil von Psychologie.

Im Gegenzug wird der Mann vergöttlicht. So empfiehlt Hellinger einem Kursteilnehmer als Therapie gegen seine emotionalen Probleme „die tiefe Verneigung vor dem Vater". Und um ihm gleichsam die Hintergründe dieser Verehrung zu verdeutlichen, ergänzt der Priester-Therapeut: „Und sieh hinter ihm Gott" (1995a, S. 249). Damit ist die patriarchale Schöpfungsordnung wieder auf die Füße gestellt. Hellingers Nachforschungen in diesem Fall hatten zuvor angeblich ans Licht gebracht, dass die emotionalen Probleme des Mannes das Resultat einer Aufhetzungskampagne – wie sollte es anders sein – seiner Mutter (!) gegen den Vater gewesen sei (ebd., S. 249).

Die Vorrangstellung des Mannes korrespondiert mit der des Vaters. Wenn der im Hintergrund bleibt oder gar ganz in der Versenkung verschwindet, wittert Hellinger eine Verschwörung gegen die Herren der Schöpfung. Als eine Kursteilnehmerin berichtet, sie habe zusammen mit ihrem Mann ein Kind adoptiert, das die leibliche Mutter 5 Tage nach der Geburt zur Adoption freigegeben habe, dessen leiblicher Vater jedoch nicht aktenkundig geworden sei, kommentiert Hellinger spontan: „Merkwürdig! Männer gelten nichts in unserer Gesellschaft. Von wegen Patriarchat!" (ebd., S. 334). Interesse für die Hintergründe? Wieder Fehlanzeige. So schützt Hellinger seine Vorurteile. Er kommt nicht auf die Idee, dass dem leiblichen Vater seine Anonymität sehr genehm sein könnte, ja dass er vielleicht sogar Druck auf die Mutter ausgeübt hat, ihn aus dem Spiel zu lassen, weil diese Vaterschaft nicht in sein Lebenskonzept passte. Freilich ist auch das eine Hypothese, aber mindestens ebenso plausibel wie die Hellingers.

Was soll im Falle der Scheidung geschehen, wenn es um den Verbleib der Kinder geht? „Die Kinder müssen zu dem Elternteil, der in den Kindern den andern Elternteil am meisten achtet. Meist achtet der Vater die Mutter in den Kindern mehr als die Frau den Mann" (Hellinger, in: Weber 1998, S. 73). Aha: Ein Vater hat mehr Feingefühl, mehr Anstand, denkt mehr an das Kindeswohl als eine Mutter. – Welche wissenschaftliche Untersuchung hat denn das ergeben, bitte? Oder gibt es hier eine Art Konsens der praktisch tätigen Experten? Nichts von alledem. Für Hellinger ist es eben so, „wieso, weiß ich nicht, aber man kann es sehen" (1995a, S. 48), doziert er an anderer Stelle. Dagegen gibt es, so glaubt er, keinen Einwand: Er kann es ja „sehen". Und jeder Therapeut, Psychologe oder Richter, der guten Willens ist, sollte es dann wohl auch so sehen. Dem Leser bleibt überlassen zu urteilen, ob diese wundersame Hell- und Weitsichtigkeit Hellingers nicht ein Produkt seiner sexistisch-paranoid verzerrten Wahrnehmung ist. Der folgende Abschnitt könnte dabei hilfreich sein.

Hellingers Ideologie am Beispiel des Inzests

„Inzest", so Hellinger, „ist nur möglich, wenn beide Eltern verbündet sind" (in: Weber, 1998, S. 89). Dieser Satz widerspricht der bei Laien und Fachleuten gleichermaßen bekannten Tatsache, dass auch die verrücktesten Taten von einzelnen Individuen (hier: Vater oder Mutter) ausgeheckt und ausgeführt werden können. Sogar gegen den erklärten Widerstand des anderen Elternteils, je nach dem, wie brutal oder geschickt der Täter bzw. die Täterin vorgeht.

Wie kommt Hellinger zu seiner seltsamen Behauptung? Entgegen klinischen wie polizeilichen Statistiken, die weitaus häufiger Männer denn Frauen als Inzesttäter ausweisen, hat sich Hellinger, der selbst ernannte Verteidiger der Ehre der Männer, eine abenteuerliche Theorie zurechtgelegt. Er will im Inzest keine persönlich zu verantwortende Tat sehen, sondern ein „systemisches" Geschehen, in dem es letztlich weder Täter noch Opfer noch unschuldig beteiligte Dritte gebe, sondern nur Statisten in einem von höherer Stelle inszenierten Drama, in dem verdächtigerweise die Mütter die unrühmlichste Rolle spielen. Vor allen Dingen sollen die, die nach allgemeinem Rechts- und Gerechtigkeitsempfinden als Hauptschuldige gelten, *ent-schuldigt* werden: „Den Tätern, seien es Väter, Großväter, Onkel oder Stiefväter, wurde etwas vorenthalten, oder es wird etwas nicht gewürdigt, und der Inzest ist dann ein Versuch, dieses Gefälle auszugleichen" (ebd., S. 89). Mit dieser *Ent*schuldigung für die Patriarchen forciert Hellinger gleichzeitig die *Be*schuldigung der Frauen:

> Kommt hinzu, dass es auch noch einen Mangel an Austausch und Ausgleich bei den Partnern gibt, zum Beispiel in der sexuellen Beziehung, entsteht in diesem System ein *unwiderstehliches* Bedürfnis nach Ausgleich, das sich wie eine Triebkraft durchsetzt und der *naheliegende* [meine Hervorhebungen!] Ausgleich ist, dass die Tochter sich anbietet oder die Frau dem Mann die Tochter überlässt oder anbietet (ebd., S. 90).

Man dürfe dies nicht vordergründig als Triebbefriedigung betrachten in dem Sinne, dass sich der Vater an der Tochter vergehe. Hellinger hat nämlich höhere Kunde darüber, dass das alles einen tieferen Sinn habe. „Nur die Deutung, die jedem seine Würde lässt, stimmt", denn „wenn so etwas geschieht, sind alle in einem tiefen Einverständnis, die Frau, die Tochter und der Mann, um einen Ausgleich von Nehmen und Geben herzustellen" (ebd. S. 91). Na, dann stünde ja alles zum Besten – oder?

Wie war das mit der Würde? Wird hier nicht die der Mutter und Tochter geopfert, um die des männlichen Täters auf Teufel komm raus zu retten? Wie kommt Hellinger dazu, den Körper des Kindes zur Manövriermasse in einem obskuren Spiel des „Ausgleichs“ zu machen, das alles noch mehr verbiegt und schräger macht, als es jemals war? Wer aber diese kranke Logik einmal akzeptiert hat, wundert sich auch nicht mehr über des Meisters Lösungsvorschläge: „Die Lösung für das Kind ist, dass das Kind der Mutter sagt: ‚Mama, für dich tue ich es gerne‘, und dem Vater: ‚Papa, für die Mama tue ich es gerne‘“ (ebd., S. 91). Beachte: Das Kind sagt nicht zum *Vater*, für dich tue ich es gerne – was schon reichlich pervers wäre –, sondern zur Mutter. Warum? Weil Hellinger die Mutter als die „graue Eminenz des Inzests“ dingfest gemacht zu haben glaubt (1995a, S. 281).

Was nach dieser (anti-)therapeutischen Philosophie einem Kind zugemutet werden soll, ist verrückt und grausam zugleich. Hellinger nennt das eine „Mutprobe“ für das Kind und konzediert – keineswegs großzügig, sondern schadenfroh – : „Das Leiden ist leichter“ (in: Weber, 1998, S. 91). Mit anderen Worten: Wenn ein (inzwischen meist erwachsenes) Kind unter dem Missbrauch leidet, heißt das, dass es lieber trotzig an dem gleichsam selbst fabrizierten Leiden festhält als die obige „Mutprobe“ zu absolvieren, die im Herunterbeten einer unterwürfigen Zauberformel besteht. Hellingers Erklärung, warum sich ein betroffenes Mädchen gegen eine solche Behandlung eventuell wehrt: Das hängt nämlich „damit zusammen, dass es sich jetzt auf eine demütige Position zurückziehen muss. Damit gibt sie die Rivalität mit der Mutter auf, wer die bessere Frau für den Vater ist“ (ebd., S. 93).

Hier folgt eine perverse Unterstellung auf die andere. Unnötig zu sagen, dass weder nach dem Alter des Kindes gefragt wird noch nach den tatsächlichen psychologischen Gegebenheiten. Warum auch? Universale Wahrheiten, insonderheit solche, die von Hellinger entdeckt worden sind, gelten für alle und jede Situation. Schließlich ist mit seinen „Lösungen“ gewährleistet, dass dem Kind geholfen wird, „zu seiner Würde zurückzufinden“ (ebd., S. 93).

Selten hat jemand zur Problematik des sexuellen Missbrauchs solch zynischen Unsinn propagiert und praktiziert. Wenn dieser Unsinn sich auch noch flächendeckend ausbreitet und weitere therapeutische Anwendungsgebiete infiziert, müssen wir uns damit befassen und die Anfälligkeit für diesen Befall erforschen. Viele Menschen, Fachleute wie Laien, reagieren auf Hellingers Thesen spontan mit Unglauben: Das kann doch keiner ernsthaft behaupten, geschweige denn, danach handeln – das ist doch ein schlechter Scherz! Seine Anhänger wiederum beschwichtigen, so meine er das ja gar nicht und man dürfe seine Äußerungen nicht aus dem Gesamtzusammenhang reißen. Aber dieser vielbeschworene Gesamtzusammenhang macht den Skandal nicht kleiner, sondern größer. Darum erlaube ich mir, einige längere Passagen von Hellingers Ergüssen und familienstellerischen Regiearbeiten zu zitieren.

Unter anderem im Buch *Zweierlei Glück* (ebd.) wird geschildert, wie Hellinger zum Thema Inzest ausführlich Stellung nimmt. Dabei wird er von seinen Kursteilnehmern mit Einwänden konfrontiert. Rede und Gegenrede in Auszügen wie folgt:

> *Friedemann*: Du hast gesagt: Wenn sich die Frau in der Sexualität verweigert ... Das impliziert für mich eine Schuldzuschreibung. Ich denke, dass das eine gestörte Beziehung ist, an der beide beteiligt sind, und dass sich beide dem nicht stellen.
> *Bert Hellinger* (bestimmt): Nein, die Frau verweigert sich.
> *Friedemann*: Darf ich noch fragen, warum?
> *Bert Hellinger*: Spielt überhaupt keine Rolle. Die Wirkung ist die gleiche. Die Ursache spielt keine Rolle ..., aber es ist unfair, dann die Schuld beim Mann zu suchen.
> *Friedemann*: ... es ist unklug, die Schuld wie einen Schwarzen Peter herumzuschieben.
> *Bert Hellinger*: Ja, aber wer hat denn den Schlüssel, wenn sich etwas verändern soll? Den hat nur die Frau. Sie hat auch die Verantwortung, und nicht der Mann.
> *Vera*: Es könnte auch sein, dass der Mann sich verweigert, dass er sich nicht mehr durch die Frau ansprechen lässt und nur noch von der Tochter.
> *Bert Hellinger*: ... Was denkbar ist, ist öfters falsch. Beim Denkbaren kannst du „Ja" oder „Nein" sagen und hast dann keinen Hinweis, und es wird ein Problem geschaffen, das es in der Realität nicht gibt. Es ist also viel besser, wenn man ein reales Problem nimmt und an ihm abliest, was dort abläuft. Für mich hat die Frau in dieser Situation den Schlüssel und damit auch die Verantwortung.
> *Karl*: Du setzt häufig in einem zirkulären Geschehen die Frau an den Anfang. Was der Mann dazu beigetragen hat, dass die Frau sich so verhält, berücksichtigst du selten.
> *Bert Hellinger*: Das liegt in der Natur der Frau ... Männer fühlen sich in ihrer Position viel unsicherer als Frauen. Das hat etwas mit der biologischen Rolle der Frau zu tun ... Auch das Engagement und die Bindung ist viel tiefer ... Der Mann muss sich das außerhalb bitter erkaufen. Die armen Kerle werden dann Patriarchen genannt.
> *Karl*: ... In dieser Beschreibung ist nicht berücksichtigt, was der Mann tat, dass die Frau sich ihm entzieht.
> *Bert Hellinger*: Diese zusätzliche Überlegung bringt nichts hinsichtlich der Lösung für das Inzestopfer ... Das Übliche bei Inzest ist, dass die Tochter sagt: Der Scheißkerl, was der mir angetan hat, und viele andere denken auch so. Die Dynamik zeigt aber, dass die Mutter das Kind vorschiebt, um sich dem Mann entziehen

zu können. Wenn jetzt die Tochter sagt: „Mama für dich tue ich das gerne", kommt sie ein einen anderen dynamischen Zusammenhang und kann sich leichter vom Vater lösen, kann sich von dem Trauma lösen, und sie kann sich von der Mutter lösen.
Ruth: Mir sträubt sich immer noch alles dagegen, dass die Mutter den Kopf hinhalten soll.
Bert Hellinger: Das ist besonders so, wenn du dich dagegen wehrst, es anzuschauen.
Klaus: Aber das Bewusstsein des Mädchens wird sich doch mit aller Macht dagegen sträuben, weil es sich als Opfer erlebt.
Bert Hellinger: Die Opferrolle gibt ihr ja unerhörte Macht, bläht sie auf, und wenn sie den Satz jetzt sagt, dann hört das plötzlich alles auf. Dann ist sie wieder ein ganz einfaches Familienmitglied. Dieser Satz entmachtet sofort sowohl die Mutter wie auch die Tochter. Was Lösung bringt, wird aber oft abgewertet.
Klaus: Aber für das Mädchen, besonders, wenn es noch klein ist, ist es doch eine tiefe Wunde. Anders kann ich mir das gar nicht vorstellen.
Bert Hellinger: Das ist eine Dramatisierung.
Klaus: Aber was macht der Satz mit dem Vater? Der Vater verkommt dann ja zum Statisten. Er ist ja auch jemand, der etwas tut, der sich an seinem Kind vergeht. Was macht der, um das Gleichgewicht wieder herzustellen?
Bert Hellinger (lächelnd): Das bringt mich jetzt in Verlegenheit, darüber habe ich noch nicht nachgedacht. Der Mann ist nur Blitzableiter, er ist in der Dynamik verstrickt, weil die alle gegen ihn zusammenwirken. Er ist sozusagen *das arme Schwein* [meine Hervorhebung!] ...
Klaus: Gibt es da einen Unterschied, ob der gewalttätig war oder nicht?
Bert Hellinger: ... Wenn er gewalttätig war ... besteht oft eine große Wut auf seine Frau.
Angela: Ich habe es noch nicht verstanden. Was tut nun der Mann, um das Gleichgewicht wieder herzustellen? Heißt das, dass er geht?
Bert Hellinger: Das wäre die moralische Lösung ... Das ist aber eine schlimme Lösung, weil das keinen Frieden im System bringt (ebd., S. 91-94).

Das „arme Schwein" nun aus der Familie auszuschließen wäre natürlich ein Verstoß gegen „eine Grundordnung: Wer dazugehört, hat auch das Recht dazuzugehören, und zwar das gleiche Recht wie alle anderen. Das ist eine schöne Ordnung" (Hellinger, ten Hövel, 1997, S. 93).

Zwei der schlimmsten Taten, die auf Hellingers Tabu-Liste ganz oben rangieren, sind „z. B. eine Abtreibung, oder wenn jemand seinen Vater ins Gefängnis gebracht hat" (in: Weber, 1998, S. 96). Anders gesagt: Dass ein Vater seine Tochter mehrfach vergewaltigt und schwängert, kann aus Gründen der „schönen Ordnung" und der relativen Belanglosigkeit des Vorganges (eines „Vollzuges", der ja der Schöpfung dient) hingenommen werden. Zöge die

Tochter jedoch die Konsequenz abzutreiben und den Vater juristisch zur Verantwortung zu ziehen, hätte sie damit gleich zwei Todsünden begangen. Mit einem solchen Verhalten würde das missbrauchte Mädchen signalisieren, dass es „lieber stirbt als seinem Vater ... die Ehre zu geben" (ebd., S. 96). In Hellingers „Krankheitslehre" sind solche gegen die „Ordnungen der Liebe" verstoßende Taten oft die „Ursache" von tödlichen Krankheiten (vgl. Kap. II).

Zur Bagatellisierung des Inzests und zur Rechtfertigung der Täter wartet Hellinger mit der zusätzlichen These auf, dass dieses Erleben für „einige Kinder" durchaus „lustvoll" sei (ebd., 94). Das würde Hellinger so in den Kram passen. Dagegen ist nüchtern festzustellen, dass dieses „Erleben" für die meisten Kinder verwirrend, demütigend und traumatisierend ist. Selbst wenn sich in Einzelfällen auf der körperlichen Ebene eine lustvolle Komponente einstellen würde, wäre daraus für die Täter keine Absolution zu konstruieren. Entscheidend ist das *Gesamterleben* unter Einschluss der psychischen bzw. psychosozialen Komponente, aber auch, welche Folgen sich für die Entwicklung des Kindes daraus ergeben. Wir sind hier übrigens nicht auf wilde Spekulationen angewiesen, sondern wissenschaftlich fundierte Plausibilitätsüberlegungen, Forschungsergebnisse und klinische Erfahrungen belegen durchgehend das krankmachende Potential des sexuellen Missbrauchs. Zu dieser Erkenntnis in eklatantem Gegensatz stehen die durchsichtigen Ablenkungsmanöve Hellingers:

> Wenn ich es einmal etwas frivol und provokativ sage: Die Erfahrung als solche ist dabei ja *nur etwas vorgezogen* [meine Hervorhebung!].
>
> ...
>
> *Vera*: Mir macht es noch zwiespältige Gefühle, dass du meinst, dass es dem Mädchen auch Spaß bringen kann. Wir haben gerade vor einer Woche in der Klinik gemeinsam einen Film gesehen, in dem die Mädchen ganz anderes berichteten.
> *Bert Hellinger*: Aber Vera, du bekommst doch die Wahrheit nicht in einem Film (ebd., 94f).

Sondern von Onkel Bert ..., ist man geneigt hinzuzufügen. Der eigenartige Umgang mit der „Wahrheit", die Hellinger für sich gepachtet zu haben scheint, erlaubt es ihm, jede Informationsquelle zu diffamieren, seien es empirische Befunde, ein Film, eine logische Schlussfolgerung oder die Erlebnisse Betroffener, die die Dinge nicht mit hellingerschen Scheuklappen betrachten wollen. Akzeptieren sie dies jedoch, winkt ihnen angeblich die Versöhnung mit sich selbst und der Welt.

Sexuelle Gewalt: Höhere Gewalt?

In einem anderen Seminar Hellingers erzählte eine Frau in der Gruppe, dass sie nach einer Vergewaltigung einen Selbstmordversuch gemacht habe. Außerdem sei sie vom Vater ab dem elften Lebensjahr sexuell missbraucht worden. In der Familienaufstellung (beachte: nicht mit realen Familienmitgliedern, sondern mit sogenannten *Stellvertretern*) fragte Hellinger den Vater, wie es ihm gehe, wenn er so auf die Tochter und den anderen Mann (den Vergewaltiger) schaue. – Es gehe ihm besser. Dann, so Hellinger, habe er die Stellvertreter von Vater und Tochter eng aneinander gestellt und „der Vater hat von sich aus den Arm um seine Tochter gelegt, und sie hat sich innig an ihn geklammert, ganz fest. Das war eine unglaubliche Intensität von Liebe, die da zwischen Vater und Tochter hin und her floss" (Hellinger, ten Hövel, 1997, S. 139).

Auf Geheiß Hellingers sollte die Tochter dann zur Mutter sagen: „Ich mache es für dich und trage es für dich." Gemeint ist hier, den sexuellen Blitzableiter für die Mutter zu spielen, da ja Mütter den missbrauchenden Vätern etwas „vorenthalten" und die „grauen Eminenzen" des Inzests sind (s. o.). Der Vater habe bitterlich geweint. Nach so viel Rührung musste die Tochter zum Vater sagen: „Ich habe dich sehr geliebt und ich habe es gerne für dich getan" (ebd., S. 139). Um die Harmonie vollkommen zu machen, ließ Hellinger die Tochter zu „dem Mann, den sie der Nötigung bezichtigt hatte" (Hellinger wollte den Tatbestand der Vergewaltigung nicht anerkennen, vgl. ebd., S. 138) sagen: „Ich habe dich benutzt. Es tut mir leid" (ebd., S. 139f).

Bravo! Das ist die Umwertung aller Werte. Selbst wenn wir von moralischen Erwägungen absehen, bleibt aus professioneller Sicht: Es grenzt schon an *gefährlichen* Schwachsinn, wenn jemand glaubt, dass dieses makabre Schauspiel der Problematik auch nur annähernd gerecht würde. Was sich in einer Aufstellung abspielt, ist hauptsächlich das, was der Aufstellungsleiter („Therapeut") hineinmanipuliert und hineininterpretiert. Tränen, Umarmungen und vermeintliche Rührung stellen sich natürlich um so spektakulärer ein, je dreister und vorurteilsstärker jener auftritt. Solche „Effekte" eignen sich zwar gut auf dem Psycho-Jahrmarkt, haben aber mit dem gewünschten therapeutischen Effekt, den zu überprüfen sich ohnehin keiner bemüht, nichts zu tun. Was nützt uns ein Stellvertreter-Vater, der weint wie ein Schlosshund, wenn der reale Vater an diesem Spektakel überhaupt nicht beteiligt ist? Vom Nutzen der mentalen und emotionalen Vergewaltigung der Tochter gar nicht zu sprechen, die nun plötzlich entdecken soll, dass sie das alles gern für den Vater gemacht habe, und die sie sich bei ihrem Vergewaltiger dafür entschuldigen soll, ihn „benutzt" zu haben!

Wer meint, Hellinger würde wohl mehr Herz für Kinder zeigen, irrt. In Sachen Bagatellisierungseifer und Zynismus höre man sich folgende Zugabe des Meisters an, die sich intellektuell und moralisch auf dem bekannt erschreckend niedrigen Niveau bewegt:

> Ich habe oft noch eine kleine persönliche Intervention für Mädchen, die Opfer einer solchen Konstellation geworden sind. Denen erzähle ich eine Strophe aus Goethes Lied „Sah ein Knab ein Röslein stehn ...und der wilde Knabe brach's Röslein auf der Heiden; Röslein wehrte sich und stach, half ihm doch kein Weh und Ach, musst es eben leiden ..." Und dann verrate ich ihnen ein Geheimnis: Das Röslein duftet noch. – Bei all diesen Sachen *nur kein Drama* [meine Hervorhebung!] (in: Weber, 1998, S. 95-96).

Nach dieser poetischen Annäherung an ein besseres Verständnis der „Dynamik" des Missbrauchs vernehme man die prosaischere Variante: „Wenn ein Kind mit der Sexualität so früh in Berührung kommt, kommt es ganz früh, wenn auch auf eine bedrohliche Weise, mit der Wucht von Leben in Berührung" (Hellinger, ten Hövel, 1997, S. 153). Auf den Einwand, diese Wucht des Lebens könne eine zarte Kinderseele töten, wiegelt er ab, Sexualität könne auch sonst töten, z. B. wenn eine Mutter bei der Geburt stirbt.

Die Kritik an Hellinger soll uns freilich nicht zu dem Fehler verleiten, die Folgen des Inzests durch *unnötige* Dramatisierung zu verschärfen. Dies wäre dann der Fall, wenn dem Kind ein größeres Unglücksgefühl suggeriert würde, als es von sich aus hat. Etwa in der Art: Du armes Kind, man hat deine Seele getötet, wie schlecht muss es dir gehen! Andererseits, und das ist die Blindheit des hellingerschen Ansatzes, darf dem Kind auch nichts von dem Gefühl des Unrechts bzw. der Demütigung und nichts von einem etwaigen Bedürfnis nach Strafverfolgung wegsuggeriert werden – was keineswegs heißen muss, dass man therapeutisch dabei stehen bleiben muss.

Eine Wunde heilt nicht dadurch, dass man leugnet, wie tief sie ist, welche Behinderungen sie möglicherweise nach sich zieht und dass die Verantwortung des Täters durch pseudophilosophisches Geschwätz vernebelt wird. Das beste aus einem unglücklichen Ereignis machen setzt voraus, dass die Ausgangssituation klar erkannt und benannt wird. Auch wenn dadurch manche Eltern oder gar die Familie als Institution schlecht abschneiden. Gegen die Verherrlichung von Elternschaft auf dem Rücken der Kinder, insbesondere wenn sie die hier besprochenen Ausmaße annimmt, ist aus fachlicher und menschlicher Sicht klar Stellung zu beziehen.

Hellinger macht das Gegenteil. Die Seele missbrauchter Mädchen ist für ihn offenbar eine Fundgrube aufstellungsreifer Gefühle und verblüffender Weisheiten. Außerdem komme dabei Großes ans Licht:

> Viele Prostituierte sind missbrauchte Mädchen. Sie sagen dem Vater unbewusst: „Wenn jemand Schuld auf sich nehmen muss, dann nehme ich sie lieber auf mich." Wenn ich als Therapeut diese Seite ans Licht bringe, erkennt das Mädchen die Größe seiner Liebe, und was es dafür getan hat. Wenn das am Licht ist, kommt ein eigentümlicher Glanz auf die Gesichter (ebd., S. 153).

Hellingers Logik: Wenn Inzest die Opfer später zu solch großartigen Liebesbeweisen gegenüber den Vätern anspornt, können diese und der Akt doch nicht so schlecht gewesen sein. *Psychologische* Logik: Wenn (manche) missbrauchte Mädchen sich später prostituieren, tun sie dies, weil sie durch den Inzest in ihrer psychosexuellen Entwicklung schwerwiegend gestört worden sind. Die Störung kann sich verschiedenartig manifestieren. Hier einige mögliche Szenarien:

(a) Die Missbrauchten werden darauf konditioniert, Sex als eine erniedrigende, aber notwendige Überlebensstrategie zu betrachten, um andere Formen der Misshandlung zu vermeiden und/oder kleine Privilegien zu ergattern. Das kann zu sexueller Hörigkeit, psychischer Abhängigkeit oder Prostitution führen. (b) Sex wird so negativ besetzt, dass er in den dafür passenden Situationen nicht mehr gelebt werden kann. Das kann zu Partnerproblemen, Einsamkeit und Depression führen. (c) Die Betroffenen verhalten sich bewusst promiskuitiv, um damit den Eltern anklagend vor Augen zu führen, was mit dem Inzest angerichtet worden ist. Das kann zur Unfähigkeit führen, eine dauerhafte Bindung einzugehen, oder auch zur Prostitution. (d) Die Betroffene verhält sich bewusst promiskuitiv, um sich einbilden zu können, die Tat des Vaters sei nicht so schlimm, da sie ja mit jedem Mann schläft. Damit betriebe sie die Pseudorehabilitation des Vaters auf dem Rücken ihrer eigenen psychischen Gesundheit, so als würde sie sich den Arm abhacken, nur um nicht sehen zu müssen, dass man ihr die Hand zerquetscht hat.

Hellinger will diese Zusammenhänge nicht durchschauen, er findet es toll, wenn junge Frauen auf diese Weise (scheinbar) die Schuld auf sich nehmen, um den Vater reinzuwaschen. Auch wenn sie sich dabei selbst zerstören. Schließlich ist da ja dieser „eigentümliche Glanz" in ihren Augen.

Ein Seminarteilnehmer Hellingers konfrontiert ihn mit einer weit weniger patriarchatsverherrlichenden Praxis anderer Familientherapeuten:

> *Adrian*: Jay Haley und Cloe Madanes machen es so, dass sie die Täter auffordern, sich vor dem Opfer niederzuknien und sich zu verneigen. Das Opfer muss das dann aber nicht annehmen.
> *Bert Hellinger*: Ich würde es umgekehrt machen, dass das Opfer sich vor dem Täter verneigt. Wie du das schilderst, sind die Therapeuten auf der Seite des Opfers, und das ist, wie gesagt, die schlimmste Position für den Therapeuten.
> *Jens*: Gibt es einen übergeordneten Gesichtspunkt, weshalb gerade in dieser Zeit dieses Thema so in Erscheinung tritt?
> *Bert Hellinger*: Wenn du mich herausforderst ... Also in den Familienkonstellationen ist ja die Frau dem Mann böse, verweigert sich ihm und sucht gleichzeitig Rechtfertigungen, dem Mann böse zu sein. Sie findet einen Grund, wenn er den Inzest begeht. Das ist ein Triumph für die Frau. Diese Familienkonstellationen werden jetzt in die Öffentlichkeit verschoben. Da geht es dann nicht mehr um die Frau und den Mann, sondern um die Frauen und Männer ... (in: Weber, 1998, S. 98-99).

Die ihre Kinder missbrauchenden Männer, diese „armen Schweine", sind also Opfer des intriganten Weibes und eines dunklen Ausgleichsmechanismus, gegen die sie nichts ausrichten können. Darüber hinaus werden sie zum zweiten Mal Opfer, weil sie den Triumph der Frau und eventuelle Sanktionen einer moralisch empfindenden Gesellschaft erdulden müssen. Man muss kein Fachmann sein, um zu erkennen, dass Hellinger mit seiner Sicht der Dinge nicht nur kräftig daneben liegt, sondern sich die Zusammenhänge in einer perverstendenziösen Weise zurechtzimmert.

Die empirische Datenlage weist aus, dass Missbraucher keineswegs von quasi übernatürlichen, gespenstischen Mächten getrieben werden, sondern dass es handfeste psychologische und sozialpsychologische Bedingungsfaktoren gibt. So analysierten Herman und Hirschmann (zit. nach Brockhaus und Kohlshorn, 1993, S. 97) 60 Familien mit Inzestproblematik und fanden, dass Missbrauch und Missbrauchsintensität sehr hoch mit *traditionell patriarchaler Familienstruktur* korreliert waren. Je schwerwiegender der Missbrauch, desto machtloser auch die Position der Mütter. Demnach ist also nicht nur das missbrauchte Kind Opfer, sondern auch die Mutter, die von Hellinger oben als „Verbündete", an anderer Stelle als Strippenzieherin, als „heimliche Täterin", als „graue Eminenz des Inzests" diffamiert wird (Hellinger, 1995a, S. 281). Nicht „Ausgleich" geschieht hier, sondern zur bestehenden Schieflage (Vater herrscht wie ein Patriarch über die Familie) kommt noch eine weitere hinzu (Missbrauch).

Hellingers Lehre zielt explizit darauf ab, solch pathogene Strukturen zu verstärken. Dabei bleiben die Folgen nicht auf den familiären Bereich beschränkt. Brockhaus und Kohlshorn (1993, S. 97-98) berichten von Untersuchungen, nach denen Männer, die Vergewaltigungen begangen hatten, Familien mit traditionellem patriarchalen Muster entstammen. Auch folgende sozialpsychologischen Fakten wundern uns nicht: Personen mit traditioneller Geschlechtsrollenorientierung und Vorurteilen gegenüber Frauen („Mythenakzeptanz"), definieren sexuelle Gewalt gern so eng, dass diese per definitionem eigentlich gar nicht stattgefunden haben kann; parallel zu diesem sprachlichen Ent-Schuldigungstrick besteht die Tendenz, die Tat zu bagatellisieren, den Täter zu *ent*lasten und die Frau mit Schuld und Verantwortung zu *be*lasten (ebd., S. 101). Solche Einstellungen und Verarbeitungsstile sind nicht nur ein hypothetischer Risikofaktor für die Ausübung sexueller Gewalt, sondern machen sie tatsächlich wahrscheinlicher, wie verschiedene Untersuchungen zeigten. Je stereotyper nämlich die Einstellungen gegenüber Frauen, je größer das Ausmaß der Traditionalität, desto massiver die Übergriffe (ebd., S. 103). In der Aufstellerszene gehören Traditionalität und Mythenakzeptanz zum Programm.

Unter einem anderen, damit aber verwandten Aspekt illustrativ für die Haltung eines Missbrauchers ist der Bericht einer als Kind vom Vater missbrauchten Frau: „Er sagte zu mir, du musst mich tun lassen, was ich will, weil ich dich gemacht habe und du mir gehörst" (zit. nach ebd., S. 105). Die Anklänge an die „Philosophie" Hellingers sind auch hier unverkennbar. Wolf Büntig, ein Bruder Hellingers im Geiste, sagt uns über seinen Heiler-Kollegen:

> Ich glaube, dem ganzen hellingerschen Denken liegt eine Hierarchie der Wertigkeiten zugrunde. Ich selber formuliere das in der Missbrauchsdiskussion so: *Das Leben ist das höhere Gut gegenüber der Unversehrtheit* [meine Hervorhebung!]. Deshalb ist es vorrangig, die Eltern zu nehmen (wie sie sind; W. H.), und die Schuld, die sie an einem haben, ist nachrangig in dieser Hierarchie. Ebenso weiß ich von Hellinger, dass er die Erhaltung des substantiellen Lebens für vorrangig hält (zit. nach Offergeld, 1997, S. 24).

Woher kommt die sonderbare „Ordnung" in Hellingers Universum? „Das Sein wird durch die Zeit definiert und bekommt seinen Rang durch die Zeit. Es wird strukturiert durch die Zeit. Wer zuerst in einem System da war, hat Vorrang vor dem, der später kommt" (Hellinger, 1995a, S. 44). Dieses phantasielose, aber folgenschwere Dogma, nennt er „Ursprungsordnung". So bekommt plötzlich der sexuelle Missbrauch des Vaters am Kinde einen gewissen philosophischen Adel. Das Gefasel von „Sein und Zeit" lenkt hübsch ab von realen Menschen, konkreten Schicksalen und wirklich psychologisch relevanten Fragestellungen.

Sexus, Thanatos

„Der sexuelle Vollzug ist die Grundlage des gesamten Lebens. Er ist der größte menschliche Vollzug überhaupt. Er geschieht im Angesicht des Todes, denn die Sexualität ist notwendig, weil es den Tod gibt" (Hellinger, ten Hövel, 1997, S. 145). Nach einem solch hehren philosophischen Vorspiel fragen wir uns, welche – pardon – Schweinereien damit in den Niederungen des menschlichen Lebens gerechtfertigt werden sollen. Man höre: „Wenn es eine Vergewaltigung gab, dann ist die Sexualität dennoch etwas ganz Großes", denn sie kommt „vor der Liebe. Sie ist größer als die Liebe" (ebd., S. 146).

Als Begründung für die unausweichliche Größe auch der gewaltsamen(!) Sexualität führt Hellinger an, dass sie „ganz tiefe Wirkungen" hinterlasse und diese nicht mehr rückgängig zu machen seien. Richtig: Die Wirkungen sind sogar um so „tiefer" als die Brutalität des Täters groß war. Doch ist das ein Grund, vor einem solchen Ereignis in Ehrfurcht zu erstarren? Und warum sagt Hellinger so triumphierend, dass die Folgen nicht mehr rückgängig gemacht werden können? Klar, wir können die Vergangenheit nicht mehr korrigieren; eine Vergewaltigung, die geschehen ist, ist geschehen. Aber Hellinger will auf etwas anderes hinaus: Durch die Vergewaltigung entstehe eine „Bindung" (ebd., S. 147)!

Mir scheint das Wort „Bindung" in diesem Zusammenhang reichlich zynisch, weil damit der (für aufmerksame Leser übrigens allzu durchsichtige) Versuch gemacht wird, das Spiel mit Worten in den Dienst der Rechtfertigungsideologie des Herrn H. zu stellen. Wenn auch nicht zu leugnen ist, dass zwischen Opfer und Täter eine „intensive" Form der Interaktion stattfindet. Die Verletzung der vergewaltigten Frau mag in der Tat so traumatisierend sein, dass das Gefühl eines bleibenden Schadens unausweichlich ist. Auf der anderen Seite mag der Vergewaltiger so von der Intensität seiner Tat überwältigt sein, dass er vielleicht noch Jahrzehnte danach in Erinnerung daran schwelgt. Aber warum hier von „Bindung" sprechen? Die Antwort liegt in der oben ausgeführten Vergötzung des Sexualtriebes als einer weisen, im Dienste des Lebens stehenden Einrichtung, so dass eine etwas ungestüme Entfaltung dieser zutiefst guten Sache nun wirklich nicht negativ ins Gewicht fällt.

Die Vergötzung des Sexus geschieht bei Hellinger nicht im Sinne der postmodernen Spaßgeselschaft aufgrund des möglichen Lustgewinnes, sondern im Sinne einer ins Perverse gewendeten „Achtung vor der Schöpfung", insbesondere vor deren machtvollen Mechanismen der Reproduktion (vgl. Weber, 1998, S. 322). Die Sexualität ist nach Hellinger „wie Schicksal" (Hellinger, ten Hövel, 1997, S. 146) und dagegen lehnt man sich bekanntlich nicht auf, man nimmt es demütig hin. Es wurde ja von einer höheren Instanz geschickt. Denn „wo Schicksal wirkt und Demut heilt", so einer seiner Buchtitel, fügt sich letztlich alles wieder in die „Ordnungen der Liebe", so ein anderer Buchtitel. Große Worte, wie ich meine, die besser mit Schicksalsgläubigkeit, Demütigungskult und patriarchalem Ordnungswahn umschrieben wären.

In dieser Logik ist natürlich für Abtreibung kein Platz. Die Frau solle anerkennen, dass „etwas Großes" vorgegangen sei, „das ihr Leben verändert hat". Dem gelte es zuzustimmen, denn es „hat sich dadurch etwas gefügt" (ebd., S. 148). Schicksal wird bei Hellinger wie eine religiös zu verehrende Instanz mit vorgeschriebenen Lebensplänen aufgefasst und nicht wie eine (potenzielle) Abfolge von Ereignissen, die man nach Möglichkeit unter dem Gesichtspunkt der Rationalität und Humanität steuern sollte. Nein, passives, ehrfürchtiges Erdulden ist hier die Devise.

Man sollte nicht glauben, dass Hellinger Frauen so sehr den Kopf verdrehen kann, dass sie diese Kröte schlucken. Doch der Zustrom zu seinen Veranstaltungen zeigt, dass erschreckend viele Frauen auf ihn abfahren. Seine Suggestivkraft scheint bei manchen Vertreterinnen des weiblichen Geschlechts so durchschlagend zu sein, dass ihm die Teilnehmerin eines seiner Seminare – angeblich – folgende Verarbeitungsgeschichte einer Vergewaltigung anbot: Sie sei als junges Mädchen vergewaltigt worden und habe sich nun bei einer Familienaufstellung Hellingers daran erinnert. In der Nacht danach sei ihr dann „plötzlich aufgegangen, wie tief sie diesen Mann (den Vergewaltiger; W. H.) liebt und wie sie sich über diese Liebe jetzt von ihm lösen kann" (ebd., S. 149). Brav!

Der Meister hat gewiss mit Befriedigung zur Kenntnis genommen, dass seine Litanei nachgebetet wurde, handelt es sich doch bei sexueller Gewalt um ein „Naturereignis", auf dessen tiefere Schicksalhaftigkeit er nicht müde wird hinzuweisen. Schließlich muss man den sexuellen Gewalttäter verstehen, oft sei es jemand, „der Angst hat vor der Frau" (ebd., S. 150). Wir fühlen uns hier an „das arme Schwein" (s. o.) erinnert. „Aber in der Tiefe hat diese Angst zu tun mit der Ahnung der Nähe zum Tod". Mit der Ahnung, „dass an etwas Tiefes gerührt wird". Und eine Zeile weiter: „Wagner bringt das wunderschön im Siegfried zum Ausdruck" (ebd., S. 150). Nach diesem Höhenflug, der so uns so tief blicken lässt, und nach dem krönenden kunsthistorischen Abstecher sind wir sprachlos.

Wer den Mut hat anzumerken, dass Vergewaltigung von Frauen immer wieder als vernichtend erlebt würde, bekommt zur Antwort: „Auch die Sexualität, die aus Liebe geschieht, kann vernichtend sein, z. B. wenn die Frau bei der Geburt stirbt. In der Hinsicht ist da kein Unterschied" (ebd., S. 152). In der Tat: Eine bei oder nach einer Vergewaltigung zu Tode gekommene Frau ist nicht weniger tot als die Frau, die bei der Geburt gestorben ist. Das Schlimme ist: Mehr scheint Hellinger dabei nicht zu interessieren. Denn, so philosophiert er an anderer Stelle, „es geht nicht um die Motivation, sondern um das Ergebnis" (in: Weber, 1998, S 158). *Ergebnis?* Er will sagen, es geht um das *Hinnehmen* des vorgeblich schicksalhaften „Ergebnisses", wodurch der verursachende unmoralische Akt in den Genuss der höheren Weihen seinsmäßiger Berechtigung kommt.

Eine absurde Lehre mit unverkennbar sado-masochistischem Einschlag. Und sie ist gefährlich, denn sie bagatellisiert, rechtfertigt und ermutigt zu weiterem Unrecht.

II. Hellingers Okkult-Ätiologie

Klopfgeister und Sippengewissen

Um den ganzen Aufstellungszauber theoretisch zu rechtfertigen, braucht Hellinger einige Grundannahmen, die er zu einer Ätiologie (Lehre der Krankheitsursachen) der ganz besonderen Art ausbaut. Eine dieser Grundannahmen: Verstorbene Mitglieder der Familie im weiteren Sinne wirken in das physische wie psychische Wohl und Wehe der Heutigen hinein. Besonders angetan haben es ihm die „Ausgeschlossenen und Gefürchteten", die hartnäckig und nötigenfalls in unheilvoller Weise ihre Rehabilitation betreiben: „Wenn man sich Geistergeschichten anhört, sind Geister Wesen, denen man die Zugehörigkeit verweigert hat. Sie klopfen an, bis sie ihren Platz bekommen. Wenn sie den haben, geben sie Frieden", das sei auch in den Familienaufstellungen zu sehen (Hellinger, ten Hövel, 1997, S. 76). Hellingers Respekt vor dem Ahnen- und Totenkult geht so weit, dass er die Tradition, Tote über einige Tage im Haus aufzubahren, als halbherzig kritisiert: „Das reicht nicht. Bei den Zulus ist es so: Der Tote wird begraben und nach einem Jahr wird er durch einen Ritus in das Haus zurückgeholt" (ebd., S. 76f). In Thailand gebe es ähnliche Riten.

Was Hellinger als das Wirken der Toten beschreibt, versteht er nicht als Metapher für bekannte psychologische Mechanismen *lebender* Personen (wie z. B. schlechtes Gewissen, Nachahmungs- oder Vermeidungsverhalten), auch nicht als Metapher für eventuelle genetische Dispositionen. Die Toten werden hier gleichsam als handelnde Subjekte in eine spiritistisch erweiterte Vulgärpsychologie eingeführt. Gegen deren Wirken ist dann niemand gefeit, unabhängig von unseren individuellen Einstellungen und Gefühlen. Das hat Konsequenzen für Hellingers Heilpraktiken:

> Als Psychotherapeut bringe ich die Toten wieder ins Spiel, damit sie aufgenommen werden – z. B. in der Familienaufstellung. Bei uns werden so viele krank oder gestört, weil einige aus dem System ausgestoßen sind. Oft sind das Verstorbene. Wenn man die wieder hereinholt, sind die anderen wieder frei. Die Thailänder machen das in einem Ritus, wir machen es mit Psychotherapie (ebd., S. 77).

Wir? Nun, Hellinger meint wohl den exklusiven Club der Aufstellungsmystiker, die die Toten tanzen lassen noch bevor die Lahmen gehen. Mit wissenschaftlich begründeter Psychotherapie hat das freilich wenig zu tun. Dass auch seriöse Therapeuten sich vorbehalten, Tote in symbolischer Form in einen psychotherapeutischen Prozess einzubringen, hat einen fundamental anderen Hintergrund und darf nicht mit dem Treiben der Hellinger-Szene verwechselt werden.

Nach Hellinger sind nämlich „weit über 50% aller Probleme, die in der Psychotherapie gebracht werden, keine eigenen Probleme in dem Sinne, dass sie auf eigenes Erleben zurückgehen, sondern es ist die Wiederholung eines fremden Schicksals" (in: Weber, 1998, S. 242). Das ist eine starke und folgenreiche Behauptung, allerdings auch eine, welche die Vertreter und Nachbeter dieses Konzeptes in einen krassen Gegensatz zur wissenschaftlich begründeten Psychotherapie manövriert.

Diese angebliche Wiederbelebung eines fremden Schicksals geschehe unter dem Druck des „Sippen- oder Gruppengewissens" (ebd., S. 150), das sich der „Ausgeklammerten, der Verkannten, Vergessenen, nicht Gewürdigten und der Toten" annimmt (ebd., S. 152). Wie geht das vonstatten? Das Sippengewissen wähle sich einen unschuldigen Nachgeborenen aus, der unbewusst das Schicksal des nicht Gewürdigten erleide, als Preis und Sühne sozusagen für das erlittene Unrecht des Ahnen (ebd., S. 152). Nach Hellinger ist diese *„Identifizierung"* eine Art „systemischer Wiederholungszwang, der Früheres noch einmal inszeniert und wiederholt, aber nicht löst, ein nachträglicher Versuch, einer ausgeklammerten Person noch einmal zu ihrem Recht zu verhelfen" (ebd., 153).

Das ist nun reichlich bizarr. Dieses Sippengewissen ist anscheinend gewissenlos genug, um sich einen „Unschuldigen" auszusuchen, denn es vertritt zwar „die Rechte der ausgeklammerten Früheren", aber es „kümmert sich um die Rechte des Späteren nicht. Für den Ersten ist es gerecht, für den anderen ungerecht" (ebd., S. 152). Nach diesem Schema entstünden viele tragische Situationen. Hellinger gibt damit selbst zu, dass das vorgebliche Sippengewissen zu wenig Konstruktivem fähig ist, aber er will es dennoch als real existierende Instanz gewürdigt und gefürchtet wissen. Zu eigentlich psychologischem Denken unfähig, erkennt er nicht, dass das „Sippengewissen" nur dann und dort sein Unwesen treiben kann, wo konkrete lebende Menschen so empfinden, handeln und urteilen, *als ob* es ein Sippengewissen gäbe. Die dem vermeintlichen Sippengewissen zugeschriebenen Wirkungen hängen dann jeweils von den kulturellen Normen und vor allen Dingen vom kognitiv-emotionalen Entwicklungsstand des Individuums ab. Oder auch von den Interpretationen des Beobachters, und zwar um so mehr, als dieser in dieses Konzept vernarrt ist.

Horrorfilmreif Hellingers Annahmen über die Winkelzüge des Gruppengewissens: In einem Brief, den eine Klientin an Hellinger schickt, erzählt sie von einem früheren Partner, mit dem sie eine gemeinsame Tochter hat. Dieser Mann hat später eine andere Frau geheiratet und aus dieser Ehe seien weitere Töchter hervorgegangen. Die jetzige Ehefrau dieses Mannes und ihre Töchter seien nun bei einem Unfall ums Leben gekommen. „Systemisch gesehen", so spekuliert Hellinger pseudowissenschaftlich, kann „der Unfalltod ... Sühne und Ausgleich sein", und zwar für das Unrecht, das der Tochter der ersten Frau dadurch angetan wurde, dass sie der neuen Familie verheimlicht wurde (1995b, S. 100).

Mit dem Sippengewissen ist nicht zu spaßen, so die etwas wirre Botschaft des Meisters, ist doch der „systemische Unfalltod" eine grausame Rache (an Unschuldigen!) für die vergleichsweise gelinde Verfehlung des Vaters. Doch nicht von Gerechtigkeit zu predigen ist Hellingers Anliegen, sondern die Wirkungsweise der dunklen Mächte ans Licht zu bringen. Im obigen Beispiel hat der Vater durch Verschweigen seiner Tochter aus der ersten Beziehung gegenüber seiner späteren Familie gegen das Dogma der Zugehörigkeit und Schicksalsgemeinschaft verstoßen. Der Mechanismus von Schuld, Fluch und Sühne wird dadurch in Gang gesetzt. Dass Kinder für die vermeintlichen Sünden ihrer Vorfahren büßen müssen, erinnert uns verdächtig an die Erbsündenlehre, die der ehemalige katholische Ordenspriester als zweckentfremdete Anleihe in seine neue Existenz als Oberpriester-Therapeut hinübergemogelt hat.

Die von Hellinger postulierten Gesetzmäßigkeiten, welche angeblich die Welt der Familien, Seelen und Sippenseelen beherrschen und damit Wohl und Wehe individueller Existenzen bestimmen, muten äußerst archaisch und grausam an, aber auch gegensätzlich in der Wirkung. So mag einer unbewusst im Dienst des Sippengewissens Leid auf sich nehmen müssen, um einem Ahnen indirekt Ehre zu erweisen. Gleichzeitig, obwohl er „in Dienst genommen" wird von etwas „Höherem", versündigt er sich gegen ein anderes Prinzip, nämlich gegen das der *Seniorität*: In Gruppen herrscht eine Rangordnung derart, dass „das Frühere Vorrang vor dem Späteren hat", konkret, der Großvater beispielsweise sei dem Enkel vorgeordnet, dieser jenem nachgeordnet (Hellinger, 1996, S. 88). Mischt sich nun ein Späterer

> in die Angelegenheit eines Früheren ein, und auch wenn er ihn aus Liebe retten will, ist das gleichzeitig eine Anmaßung. Ein Nachgeordneter kann etwas nicht nachträglich für einen Vorgeordneten in Ordnung bringen. Das kann nicht gelingen, denn sonst gibt es unter dem Druck des blinden Ausgleichsinns des Bösen kein Ende (in: Weber, 1998, S 153).

Zuerst treibt also das Sippengewissen einen Nachgeordneten dazu, für das Unrecht an einem ihm möglicherweise unbekannten Ahnen zu leiden, und nach getaner Sühne befindet jener sich plötzlich gerade deswegen im Stand der Schuld, denn er hat sich – dazu noch unfreiwillig – in die Angelegenheiten eines Vorgeordneten „eingemischt". Dies sei eine „Anmaßung", die das „Gruppengewissen" damit rächt, dass der Spätere „blind sein Scheitern und sein Untergehen inszeniert", und der sei dann, trotz seines Untergangs, auch noch erleichtert, „einem Vorgeordneten endlich die Ehre" erwiesen zu haben (Hellinger, 1996, S. 88). Dennoch bewirkt der solchermaßen erleichterte Unglückliche laut Hellinger nichts Gutes, er nehme vielmehr durch seinen – zugegebenermaßen sinnlosen – Sühneakt dem „Vorgeordneten ... und dem Schlimmen seine Würde und Kraft" (in: Weber, 1998, S. 65), der Nachgeordnete stiehlt dem Vorgeordneten gewissermaßen sein Kreuz.

Noch einmal mit anderen Worten: Dafür, dass ein unschuldiger Nachkomme vom Gruppengewissen dazu gezwungen wird, für das an einem älteren aus der Sippe begangene Unrecht zu sühnen, wird Ersterer der Anmaßung der Einmischung schuldig, wofür er wiederum vom gleichen Gruppengewissen mit einer Strafe belegt wird, die den Kreislauf des Unrechts allerdings nicht mildert oder gar beendet, sondern von neuem anfacht.

Eine Sippenseele, die sich so chaotisch, widersprüchlich und ungerecht benimmt, wäre, wenn es sie denn gäbe, ein verrücktes, primitives, bösartiges Ding. Hellinger fürchtet ja selbst, dass es „unter dem Druck des blinden Ausgleichssinnes des Bösen kein Ende" gibt (s. o.). Aber er glaubt sicher zu wissen und in den Aufstellungen zu sehen, dass es zunächst einmal so ist. Den Vorwurf eines wahnhaften Sadismus wird er sich nicht gefallen lassen; er wird vielmehr auf die von ihm mit dogmatischer Sicherheit postulierten unbestechlichen Gesetze der Sippenseele verweisen, die er angeblich nur „ans Licht" bringt. Durch diesen Prozess der Aufdeckung aber kann, wenn wir den Worten des Meisters (oder seiner Jünger) demütig lauschen, Heil und Heilung kommen. Vorausgesetzt freilich, das Schicksal hat nicht etwas anderes vor. Dann muss sich der Therapeut diesem in vorauseilendem Gehorsam beugen, indem er den Klienten unter das vorgebliche Schicksal beugt. Denn zu Hellingers heiligen „Ordnungen gehört auch, dass man jedem sein Schicksal zumuten muss" (Hellinger, ten Hövel, 1997, S 95).

Ist sich Hellinger der Arroganz bewusst, die er beim Jonglieren mit den „Schicksalen" anderer an den Tag legt? Doch was bedeutet es nun, die „Ordnung" zu respektieren und jemandem sein Schicksal zuzumuten?

> Wenn z. B. in einer Familie der Vater oder die Mutter sterben wollen, weil ihre Geschwister umgekommen sind, dann gibt es bei ihren Kindern den Drang, den Eltern in den Weg zu treten und an ihrer Stelle zu sterben. Doch das ist ein Verstoß gegen die Ordnung. Die Kinder maßen sich etwas an, was ihnen nicht zusteht (ebd., S 95).

Aha. Dass Vater und Mutter ihren Geschwistern in den Tod nachfolgen, scheint nun mal deren Schicksal zu sein. Insofern entspricht ihr Todesdrang der „Ordnung". Dass deren Kinder sich anstelle der Eltern opfern wollen, entspricht zwar auch Hellingers archaischem Konzept von Familiensolidarität, verstößt aber gleichzeitig gegen das Prinzip der Seniorität, und das hat, trotz der heroischen Aufopferungsbereitschaft der Kinder, Folgen: „Obwohl man sie deswegen nicht schuldig sprechen kann – sie tun es ja aus Liebe –, hat es schlimme Folgen für alle" (ebd., S 95). Wir sehen: Selbst wenn wir die schon für sich absurden Grundannahmen Hellingers akzeptierten, müssten wir uns dann noch mit den absurden Folgerungen herumschlagen.

Schuld und Sühne

Das patriarchalische Weltbild, die postulierte übermächtige Bindung insbesondere der „Nachgeordneten" an die Eltern bzw. Sippe unter dem Diktat des sog. Gruppengewissens, die seltsame Verwobenheit der Schicksale und der allgegenwärtige Mechanismus von Schuld, Fluch und Sühne liefern Hellinger die Erklärung für eine breite Palette von Störungen, Krankheiten, aber auch für Unfälle, Suizid und andere Schicksalsschläge.

Einer Kursteilnehmerin, die über starke *Kopfschmerzen* klagt, eröffnet Hellinger, dass diese durch „angestaute Liebe" hervorgerufen würden (in: Weber, 1998, S. 293). In diesem Fall stellte sich angeblich heraus, dass (wieder einmal!) dem Mann die gebührende Ehre verweigert wurde: Die Leidende hätte ihr Leiden durch eine Art Liebesboykott gegen ihren Partner selbst verschuldet!

Das Geheimnis der Genese der *Homosexualität* lüftet Hellinger spielend, und zwar ohne die Ergebnisse psychologischer und biologischer Forschung berücksichtigen zu müssen: Wenn das Sippengewissen eine Identifizierung inszeniert und dafür kein gleichgeschlechtlicher Repräsentant zur Verfügung steht, wird das „manchmal von einem Gegengeschlechtlichen übernommen: Und der kann dann homosexuell werden" (ebd., S. 158).

Partnerwechsel ist mitunter lebensgefährlich, aber nicht unbedingt für die getrennten Partner, sondern für Kinder aus nachfolgenden Verbindungen.

Hellinger weiß nämlich von einem *„ehernen Gesetz* [meine Hervorhebung!]“, welches besagt:

> immer wenn es eine Bindung zu einem früheren Partner gab ... und wenn die Partner später eine neue Beziehung eingehen und gemeinsam Kinder haben, dann werden die früheren Partner von diesen Kindern vertreten, und das Unrecht, das ihnen geschah, wird von diesen Kindern an den eigenen Eltern gerächt. ... Zu dieser Dynamik habe ich bisher noch *keine Ausnahme* gesehen (1995a, S. 470).

Dazu eine persönliche Anmerkung: Ich selbst habe in über zwanzig Jahren Arbeit mit Familien *keine Bestätigung* dieses so ehernen Gesetzes gesehen! Die Psychotherapieforschung übrigens auch nicht, was gewiss noch schwerer wiegt. Allerdings kann sich sowohl der psychologische Laie als auch der Fachmann leicht ausmalen, wie man mit hellingerschem Blick auf die Dinge solche Zusammenhänge konstruiert.

Wieder ohne sich um wissenschaftliche Fakten zu scheren, doziert Hellinger über die „Hauptdynamik“ der *Sucht* des Süchtigen,

> dass derjenige von seinem Vater nicht nehmen kann oder darf. Die Mutter vermittelt dem Kind: Nur, was von mir kommt, ist gut, und was vom Vater kommt und von seiner Familie, taugt nichts. Das darfst du nicht nehmen. Nimm nur von mir! Das Kind sagt dann: Wenn ich nur von dir nehmen darf, Mutter, dann räche ich mich und nehme so viel, dass es mir schadet. Sucht ist sozusagen die Rache und Sühne für das Nichtnehmen-Dürfen des Vaters (in: Weber, 1998, S. 294).

Abgesehen davon, dass diese Hypothese aus Sicht der empirischen Suchtforschung nicht ernst genommen werden kann, ist auch hier wieder die sexistische Komponente interessant. Hätte Hellinger das „Nichtnehmen-Dürfen“ der (und von der) Mutter als Ursache angeführt, wäre die Behauptung schon abenteuerlich genug. Aber nein: Einmal mehr brauchen wir eine Demonstration dafür, dass das Weib die Wurzel allen Übels ist. Diese bizarre Suchtentstehungstheorie taucht in Wort und Schrift an vielen Stellen auf. Einer skeptischen Kursteilnehmerin gegenüber, die nicht glauben wollte, dass Hellinger ernsthaft solch unprofessionellen Fiktionen anhängen kann, bekräftigt er: „Die *Sucht ist also die Rache des Kindes an seiner Mutter*, weil sie es hindert, vom Vater zu nehmen“. Und in seiner gewohnt oberlehrerhaften Art fügt er hinzu: "Ist das reingegangen bei dir?“ (1995a, S. 116).

Hellinger – Anwalt der Väter, auch beim Thema Sucht. Schlüssel zum Verständnis für Vieles, was den Okkult-Lehrer umtreibt. Auf die Frage eines Kursteilnehmers nach den Ursachen für „die massenhafte Zunahme von

Suchtproblemen in der ganzen westlichen Welt" offenbart er: „Die Männer sind im Rückzug. Sie werden immer mehr von den Frauen verachtet, und damit nehmen die Süchte zu". Aber die Frauen haben die Rechnung wohl ohne den Wirt gemacht, sie „können die Männer nicht einfach ausschalten" (ebd., 119)!

An anderer Stelle wiederum wird Drogensucht als eine „Form des Sterbenwollens, damit der Vater oder die Mutter nicht weggeht", beschrieben (Hellinger, ten Hövel, 1997, S. 73). Wie immer, liefert Hellinger dazu das passende Anekdötchen: Ein im Heim wohnendes Mädchen hatte sich vom Dach gestürzt. „Bei der Aufstellung wurde aber ganz klar, dass ihr Vater sterben wollte. Dieser Vater wiederum wollte seinem toten Vater nachfolgen. Dann sagte das Kind innerlich zu seinem Vater: ‚Lieber sterbe ich als du'" (ebd., S. 73). Eine Dramaturgie ganz nach Hellingers Geschmack. Wie das so „klar" werden konnte, nachdem das Mädchen schon tot war? Natürlich: Die Aufstellung, Bühne des Lebens und der Toten, hat es an Licht gebracht.

Eine andere Störung, die auf das Konto männerverachtender, eifersüchtiger, besitzergreifender Mütter geht, ist die *Bulimie*:

> Auch die Mütter bulimischer Töchter sagen zu diesen: „Nur was von mir kommt, ist gut; was vom Vater kommt, darfst du nicht nehmen." Dann nimmt die Patientin das Essen und spuckt es wieder aus. In dem Vorgang ist das Nehmen die Achtung der Mutter und das Spucken die Achtung des Vaters (Hellinger, in: Weber, 1998, S. 302).

Was nun, wenn Kinder sowohl Mutter als auch Vater achten und ihre Essgewohnheiten danach ausrichten? Nach obiger Logik wäre eine doppelte Fresssucht zu befürchten.

Und wie steht's mit der *Magersucht*? Fachleuten bleibt da wie bei Hellingers Auslassungen über die so genannte Fress- und Kotzsucht ebenfalls die Spucke weg:

> Die Dynamik hinter der Magersucht ist: „Lieber ich als du", im Sinne einer Rettung. Also zum Beispiel: lieber ich in Gefangenschaft als du; lieber will ich verschwinden, als dass du weggehen musst; lieber sterbe ich als du; lieber bin ich krank als du. Dahinter steht eine Liebe, ein Sich-Opfern, gepaart mit der Idee, dass der andere dann bleiben könne. ... Wenn zum Beispiel der Vater starb, als das Kind vier Jahr alt war, kann es mit vierzehn Jahren magersüchtig werden mit der Phantasie: „Lieber ich als du, Papa." (ebd., S. 295).

Ein guter Satz für die Magersüchtige sei dann: „Lieber Papa, auch wenn du gehst – ich bleibe" (ebd., S. 295). Und mit diesem läppischen Satz soll das Problem, das vorher schicksalsträchtig aufgebauscht wurde, wieder weggeschwätzt werden. Hier schwankt Hellinger hin und her zwischen apokalyptischer Schwarzmalerei und oberflächlicher Gesundbeterei. Ein infantiler Zug.

Eine erstaunliche Deutung eines Falles von *Hyperaktivität* liefert Hellinger einer Erzieherin, die sich mit dem Angebot selbstständig gemacht hatte, „systemische Einzelfallhilfe" zu leisten. Das Symptom des Kindes wird auf die multiple Sklerose des Vaters zurückführt und diese wiederum so nebenbei durch eine Lektion in Philosophie der Weltgeschichte aufgeklärt (2004c). Als die Erzieherin von dem Jungen zu erzählen beginnt, wird sie alsbald von Hellinger unterbrochen und nach Vater und Großvater väterlicherseits befragt. Dies sei das „Systemische" an seinem Ansatz, von dem Problemkind wolle er nicht viel wissen (ebd.). Der Vater, so die Erzieherin, habe multiple Sklerose, der Großvater sei bei der Waffen-SS gewesen. Dann werden „Vater" und „Großvater" (d. h. ihre Stellvertreter) aufgestellt: Der Vater steht unbeweglich da (was soll er sonst auch tun?). Hellinger messerscharf

> zur Gruppe: Es ist merkwürdig, ... der Junge ist hyperaktiv, und der Vater ist völlig unbeweglich.
> zur Erzieherin: ... Der Junge bewegt sich für seinen Vater. Macht das Sinn für dich?
> Erzieherin: Ja.
> Hellinger: Was würde passieren, wenn der Vater sich bewegt? ...
> Erzieherin: Ich nehme an, er würde zusammenbrechen.
> Hellinger: Nein, er würde ein Mörder. Die Unbeweglichkeit ist der Schutz gegen diese Impulse. Okay, jetzt wissen wir, wo die Unruh des Jungen herkommt. (ebd.)

Im weiteren Verlauf „zeigt sich" laut Hellinger, dass der Großvater Menschen umgebracht hatte, er und der Vater sich dieser Sache aber nicht stellen wollten. Durch ein paar Veränderungen an der Konstellation gelang es natürlich Hellinger, dass sowohl Vater als auch Großvater die am Boden liegenden Toten in ihren Blick nehmen konnten (d. h., sich der Sache stellten). Schließlich wurden Sohn und Vater angewiesen, dem Opa ihre Liebe zu bezeugen und am Ende lagen sie sich alle schluchzend in den Armen. Der Clou: Bewegungen wie der Nationalsozialismus seien „göttliche Bewegungen. Erst wenn man das anerkennt", gibt es eine Lösung, „die Täter sind nämlich die ärmsten Opfer" (ebd.). Die Unordnung im Familiensystem, so Hellinger, kam also daher, dass der Großvater vom Vater quasi als Aussätziger behandelt wurde. Die Rache: Multiple Sklerose und Hyperaktivität.

Ein anderes Thema, über das Hellinger gern deliriert, ist *Suizidalität*. Diese kann aus psychologisch-psychiatrischer Sicht problemlos im Erklärungsrahmen erlebter Traumata, starker chronischer Belastungen und/oder einer neurobiologischen Vulnerabilität verstanden werden. Im Gegensatz dazu sieht Hellinger Selbstmordgefährdung nicht als ein Problem, dessen Schlüssel in der persönlichen Geschichte (wenn auch im Kontext seiner sozialen Systeme) und den individuellen biologischen Voraussetzungen lägen, sondern in der Hand transpersonaler Mächte und im Strudel fremder, in Schuld und Sühne verstrickter Schicksale.

So berichtet er von einem selbstmordgefährdeten jungen Mann, der mal als Kind zu seinem Opa mütterlicherseits gesagt habe: „Wann stirbst du endlich und machst Platz?“ (in: Weber, 1998. S. 160). Hellinger deutete diesen Satz als „Irrläufer im System“, als einen Satz, der eine Bedeutung in einem anderen Zusammenhang zwischen anderen Personen gehabt haben müsse, aber nicht ausgesprochen werden durfte (ebd., S. 160). Das Kind war also gewissermaßen das unwissende Ventil für einen Prozess, der anderswo stattfand. Und in der Tat sei man fündig geworden:

> Der andere Opa, väterlicherseits, hatte vor vielen Jahren mit einer Sekretärin ein Verhältnis angefangen, und daraufhin war seine Frau an Tbc erkrankt. Hierher gehörte dieser Satz: „Wann stirbst du endlich und machst Platz?“ Der Wunsch ging in Erfüllung: Die Frau starb. Doch nun nahmen ahnungslose Nachgeborene die Schuld und Sühne unschuldig-schuldig in die Hand. Als erstes verhinderte ein Sohn, dass sein Vater aus dem Tod der Mutter Nutzen zog. Er brannte mit der Sekretärin durch. Und dann bot sich ein Enkel an, den unheilvollen Satz auf sich zu nehmen und seine Schuld gewissenhaft zu sühnen. Er war selbstmordgefährdet (ebd., S. 160).

Ein höchst bizarres, gekünsteltes Erklärungsmodell, fernab jeder psychologischen Relevanz: Der selbstmordgefährdete Enkel bezog also seine Lebensmüdigkeit aus der unbewussten Sehnsucht nach Sühne für das Unrecht, das der verstorbenen Oma angetan wurde. Nicht weil er das miterlebt hätte und dadurch traumatisiert worden wäre, sondern aufgrund der Rolle, die ihm der Regisseur dieses Familiendramas, das „Sippengewissen“, zugewiesen hat, ohne dass er davon Kenntnis gehabt hätte.

Hellingers *Sühne-Modell*, das für so viele ungewöhnliche Verhaltensäußerungen und Ereignisse als Erklärung herhalten soll, fasst er an anderer Stelle in folgende Worte:

> Wenn eine Tochter, weil sie die alten Eltern pflegt, auf eigenes Familienglück verzichtet und von den übrigen Geschwistern dafür belächelt und verachtet wird, dann ahmt später eine Nichte das Leben dieser Tante nach, und ohne dass sie den Zusammenhang erkennt und ohne dass sie sich dagegen wehren kann, erleidet sie

das gleiche Schicksal und verzichtet ihrerseits dienend auf Partnerschaft und Ehe (ebd., S. 152).

In die Kategorie Sühne dürfte auch der folgende Fall von Zwangsverhalten einzuordnen sein. In einer Supervision bei Hellinger brachte eine Therapeutin die Problematik einer Klientin mit *Waschzwang* zur Sprache. Für den Supervisor kein Problem: „Nach kurzem wurde klar: Eine Schwester des Vaters hatte sich, um die Familie über Wasser zu halten, in der Nachkriegszeit mit amerikanischen Soldaten eingelassen. Sie bekam Syphilis, wurde dann in der Familie abgewertet und starb" (ebd., S. 153). Klar für Hellinger. Für die Person und die individuelle Geschichte der Zwangsgestörten interessiert er sich absichtlich nicht. Er gräbt dort, wo seine Phantasie geheime Kräfte und Mächte wirken sieht, und findet dann genau das, was er hineinprojiziert. Er bestätigt Vorurteile in seinem Kopf und glaubt etwas in der Welt der anderen entdeckt zu haben.

Hellinger favorisiert das Sühnemodell auch dann, wenn psychosoziale Umstände vorliegen, die die Verhaltenstendenzen oder das Befinden von Betroffenen plausibel erklären könnten. So, als seien die Menschen in ihren Gefühlen und Gedanken ferngesteuert, nur scheinbar in dieser Welt ihre eigene Geschichte lebend. So z. B. der unglückliche Sohn, der angeblich nicht etwa am (miterlebten) Unglück der Eltern leidet, sondern leidet, weil er für das Unglück der Eltern *sühnt*: „Ein Ehepaar zeugt vorehelich einen Sohn, und es kommt zur Muss-Heirat. Die Eltern sind in der Ehe unglücklich. Jetzt nimmt der Sohn die Schuld auf sich und läßt sich leiden, um als Ausgleich für das Unglück der Eltern, das sie durch ihn haben, zu bezahlen" (ebd., S. 33). – Wie gesagt, es gibt naheliegendere Gründe für das wie auch immer geartete Leiden des Sohnes. Das schließt andererseits nicht aus, dass manche Menschen, in gewissen historischen und regionalen Nischen auch ganze Kulturen, der Illusion einer solchen Schuld-und-Sühne-Arithmethik erliegen können. Doch das wäre eher eine Kuriosität, ein Beispiel für gestörtes Denken und Empfinden als eine universale Erklärung für menschliche Probleme.

Hellinger sieht die Menschen als mehr oder weniger blinde Akteure auf der Bühne des Lebens, angetrieben von nicht minder blinden Mächten einer obskuren Ausgleichsinstanz, die am Ende nichts ausgleicht, sondern bestehende Ungleichgewichte noch verschärft. Auch wenn er die Tragik solcher Mechanismen einräumt (teils aber auch sadistisch beschwört), besteht er doch darauf, dass wir Menschen – unabhängig von unserem geistigen und zivilisatorischen Entwicklungsstand – nach diesen Mechanismen funktionieren müssen, ob wir wollen oder nicht, ob wir uns dessen bewusst sind oder nicht.

Wissenschaftlich betrachtet ist das nicht einmal eine falsche Hypothese, sondern eine Unterstellung von wahnhaftem Charakter, welche die skurrilsten Blüten treibt. So glaubt Hellinger an einen unwiderstehlichen Drang, der bewirke, dass Enkel den Tod von Großmüttern durch Suizid sühnen, wenn diese bei der Geburt eines Kindes gestorben sind. Denn, so Hellingers Logik weiter, Kinder der so gestorbenen Großmütter, würden den Druck der empfundenen Schuld (für den Tod ihrer Mutter) nie los und hätten deswegen „Mordphantasien". Diese Phantasien führten bei Jungen (warum nicht bei Mädchen?) in nachfolgenden Generationen dazu, in einer Art blinden Form des Ausgleichs dafür zu sühnen: „Oft bringen sich noch Enkel und Urenkel wegen des Todes einer solchen Frau um" oder andere „verzichten dann auf Partnerschaft und Kinder, indem sie z. B. Priester werden" (ebd., 134f). Scheinbare Bestätigungen für eine solche Theorie zu finden, ist eine dankbare Aufgabe, wenn man nur bereit ist, hinreichend unscharf zu denken. Bei den vielen Fällen von Selbsttötung wird man zwangsläufig in der Groß- oder Urgroßeltern-Generation zu einem gewissen Prozentsatz auf bei der Geburt verstorbene Großmütter stoßen. Die Zusatzhypothese von den „Mordphantasien" ist dafür gar nicht nötig.

Weniger tragisch als Tod bei der Geburt eines Kindes ist da ein Beckenbruch der Mutter anlässlich der Geburt. In einem von Hellinger berichteten Fall bewirkte dies angeblich soziale Probleme beim Sohn. Dieser nahm an einem Kurs teil und war schlecht in die Gruppe integriert, er „verhielt sich merkwürdig und zeigte wenig Einfühlungsvermögen. Heraus kam (bei der Aufstellung; W. H.), dass seine Mutter bei seiner Geburt einen Beckenbruch erlitten hatte" (ebd., S. 38). Diesen kabarettistisch anmutenden, an den Haaren herbeigezogenen Verursachungsmechanismus kommentiert Hellinger mit dem Hinweis, dass die Mutter zwar bereit gewesen sei, „den Preis dafür zu bezahlen, aber das Kind konnte das nicht annehmen, weil der Preis so hoch war" (ebd., S. 38). Also, die Mutter habe für die Weitergabe des Lebens den Preis des Beckenbruchs bezahlt, der Sohn aber habe dieses Opfer nicht annehmen wollen, was wiederum dessen „merkwürdiges" Verhalten und sein geringes Einfühlungsvermögen erkläre – Merkwürdig sind hier nur Hellingers „Erklärungen", die, wenn man sie ernst nehmen wollte, noch erklärungsbedürftiger sind als die zu erklärende Sache. Ein anderes Beispiel für Sühne:

> Schlimme Folgen hat es auch, wenn sich ein Partner leichtfertig trennt mit einer Begründung wie: „Ich mache jetzt etwas für mich zu meiner Selbstverwirklichung und was mit euch ist, das ist eure Sache". Oft stirbt dann ein Kind oder bringt sich um. Eine solche Trennung wird wie ein Verbrechen erlebt, für das einer sühnen muss (in: Weber, 1998, S. 144).

Hellinger fragt erst gar nicht danach, ob, bei wem und wieviel Leid eine solche Trennung verursacht, sondern sieht gleich eine düstere Mechanik von Schuld und Sühne in Gang gesetzt. Auf die Frage eines Teilnehmers, wer entscheide, wann eine Trennung leichtfertig sei, der Meister schlagfertig: „Darüber kann keiner entscheiden. Das wird erlebt. ..." (ebd., S. 144). Freilich kann dieser rhetorische Kunstgriff nicht darüber hinwegtäuschen, dass er nur einen Zirkelschluss beinhaltet; denn das, was „erlebt wird", ist ein Produkt der Überzeugungen und Suggestionen des Aufstellungsleiters. Diese Art von Zirkelschluss, ob bewusst oder unbewusst, ist eine typische Denkfigur der Aufsteller-Szene.

Der Drang nach Sühne dient unter anderem, wie Hellinger immer wieder betont, dem Bedürfnis des Familien- bzw. Sippensystems nach Rache. Der Motor wiederum der oft damit verbundenen Opferbereitschaft sei die Liebe. Denn: „Aus Liebe ist ein Kind bereit, alles dranzugeben, selbst das eigene Leben und Glück, wenn es den Eltern und der Sippe dadurch besser geht" (ebd., S. 42). Dieser abstrusen Opferlamm-Psychologie, die Hellinger über seine Klienten stülpt, ist auch folgende Geschichte entsprungen:

> Ein Vater hatte einst seinen Sohn, als dieser trotzig war, bestraft, und in der Nacht darauf hat sich der Sohn erhängt. Nun war der Vater schon alt, und noch immer trug er schwer an seiner Schuld. Dann im Gespräch mit einem Freund, erinnert er sich, dass dieses Kind nur wenige Tage vor dem Selbstmord, als seine Mutter am Tisch erzählte, dass sie wieder schwanger war, wie außer sich gerufen hatte: „Um Gottes willen, wir haben doch gar keinen Platz!" Und er begriff: Das Kind hat sich erhängt, um seinen Eltern ihre Sorge abzunehmen, es hat für das andere Platz gemacht (ebd., S. 43).

Hier wird nun allen Ernstes Suizid wegen Platzmangels postuliert. Jede andere x-beliebige Hypothese wäre nicht weniger plausibel. Hellinger hat eine ausgesprochen *un*psycholoische Art, menschliches Verhalten zu erklären. Anstatt Charaktereigenschaften, die Beziehungsgeschichte, konfliktträchtige Kommunikationsmuster oder die väterliche Pädagogik mit ihren Auswirkungen auf den Gemütszustand des Sohnes unter die Lupe zu nehmen, serviert uns Hellinger eine Erklärung, die gleich zwei seiner Dogmen bestätigen soll: (1) Vati ist immer der Beste, (2) das Kind hat nichts anderes im Sinn, als sich für irgendwelche Sippenmitglieder zu opfern. Diese Sicht der Dinge zeugt eher von wahnhaftem Wunschdenken als von der Erkenntnis psychologischer Gesetzmäßigkeiten.

Da wir gerade bei Suizid sind: Laut Hellinger gibt es Selbstmord auch als Sühne für die beleidigte Seele einer anderen Sippe. Klar, eine Adoption ist ein schwerwiegender Eingriff in die Familienseele anderer. Die Folge für die Adoptiveltern: Es „wird als Sühne etwas Gleichwertiges geopfert: entweder ein eigenes Kind oder die Beziehung zum Partner. Das ist dann ein Ausgleich für den Kindesraub. ... Manchmal bringt sich auch ein eigenes Kind um (ebd., S. 74f). Unnötig zu sagen, dass in der hellingerschen Ideologie der Tatbestand des Kindesraubes sehr schnell erfüllt ist – ganz im Gegensatz zum Kindesmissbrauch, der sich angeblich ja „anbietet", zu dem der arme Täter „unwiderstehlich" getrieben wird und der schließlich dem „Ausgleich" dient (s. o.).

Für abenteuerliche Theorien über Verursachungsmechanismen von Unglück, Krankheit und Tod ist Hellinger immer gut. Auch bei vergleichsweise läppischen Problemen schöpft er Rat aus den Untiefen seines Okkultwissens: Eine Kursteilnehmerin berichtet in einem Seminar von ihrem Gefühl, sie könne oder dürfe ihre vielen Kenntnisse und Erfahrungen nicht anwenden. Das Problem der Dame mag etwas an den Haaren herbeigezogen sein, um die Aufmerksamkeit des Gurus auf sich zu ziehen. Nichtsdestoweniger würdigt dieser ihre Problemlage mit einer Aufstellung. Dabei scheint für Eingeweihte ans Licht zu kommen, dass die Teilnehmerin (Carla)

> ... mit einem früheren Verlobten der Mutter identifiziert ist. ... In dieser Position, dieser Identifizierung, konnte sie keine Beziehung zu ihrem Vater haben, weil sie für ihn den Rivalen repräsentiert, und sie kann keine Bindung zu ihrer Mutter haben, weil sie für diese nicht die Tochter repräsentiert, sondern den ersten Mann, und sie kann keine ungetrübte Beziehung zur Weiblichkeit haben, weil sie gegengeschlechtlich identifiziert ist. ... (ebd., S. 159).

Abgesehen davon, dass der im pseudowissenschaftlichen Jargon Hellingers so gewählte Begriff der *Identifizierung* nicht mehr Kredit als der der *Besessenheit* verdient, wurde in keiner Weise aufgezeigt, wie Carlas Problem mit dem früheren Verlobten der Mutter zusammenhängt, um eben die Identifizierung gerade mit dieser Person herzuleiten (vorausgesetzt, man wollte „Erklärungen" dieser Art überhaupt akzeptieren). Schluckt man diese Erklärung, könnte man zwar erwarten, dass Carlas Beziehung zu ihrem Vater nicht ganz harmonisch ist. Dass die Beiden sich jedoch als „Rivalen" erleben, dürfte selbst im Erklärungssystem Hellingers Schwierigkeiten bereiten, da ja solche Identifizierungen angeblich unbewusst und unerkannt „unter dem Druck des blinden Ausgleichsinns" (ebd., S. 153) vonstatten gehen. Dass andererseits Carla eine schlechte Beziehung zur Mutter haben müsste, wäre auch bei Akzeptanz der „Besessenheitshypothese" logisch keineswegs zwingend, wie Hellinger zu suggerieren versucht. Die Mutter fand diesen früheren Partner schließlich mal sehr attraktiv, und wir wissen nicht, aus welchen Gründen die Beziehung beendet wurde und wie sich die Gefühle der Beteiligten danach entwickelt haben. Als Drittes gilt es zu bedenken, dass die Identifizierungshypothese außer der schlechten Beziehung zum Vater noch viele andere Probleme und Eigenheiten nach sich ziehen müsste, wollte man diesen Unsinn nur konsequent zu Ende denken: Carla müsste vielleicht eine Pollenblütenallergie haben (oder eben nicht), für ihr Leben gern in der Nase bohren oder die seltsame Angewohnheit, im Stehen zu urinieren (da „gegengeschlechtlich identifiziert").

Wir sehen, dass Hellingers okkultistisches Bedingungsmodell leicht ad absurdum zu führen ist. Es ist eher geeignet, ungewollte kabarettistische Einlagen zu produzieren als psychologisch sinnvolle Aussagen.

Tödliche Ordnungswidrigkeiten

Wissen hat bei Hellinger nichts mit strukturierter empirischer Erfahrung und Verstandestätigkeit zu tun. In den Zustand des Wissens gelange man durch passives Übermanntwerden von der Wahrheit (Ordnung). Nach den Quellen seines Wissens um „Ordnungen" und nach der Zuverlässigkeit seiner Wahrnehmung zu fragen, grenzte an Majestätsbeleidigung. Er fühlt sich erleuchtet, ohne sich um diese Ehre ausdrücklich bemüht zu haben, denn „Ordnung überwältigt" und „Erleuchtung ist Wissen um Ordnung" (1997, S. 24). Dass er sich im Besitz der Wahrheit wähnt, veranlasst ihn mitnichten dazu, deren Herkunft und Herleitung zu erläutern. Wie alle Geheimniskrämer will er den Anschein eines Wissensvorsprunges erwecken. Darum handelt er nach dem Motto: „Wahrheit wird gehütet" (ebd., S. 30). Je hohler diese Wahrheit jedoch ist, desto mehr muss er daran interessiert sein, sie zu hüten. Das geschieht mit Hilfe einer vernebelnden Sprache, mit Drohungen und Versprechungen.

So eifrig Hellinger seine Klienten mit infantilen Heilungsversprechen beglückt (oder traktiert), so leicht kann er in rabiate Schwarzseherei umkippen, insbesondere dann, wenn seine „Ordnungen der Liebe" nicht respektiert werden. Okkulte Ordnungskräfte sorgen dann dafür, dass „Verstöße gegen die Ordnung im System (ge)rächt" werden (in: Weber, 1998, S. 150). Das kann bedeuten, dass einer „verrückt wird oder Selbstmord verübt oder Verbrecher wird" (ebd., S. 147). Oder er wird schwer krank. So im folgenden Beispiel, wo Hellinger sich über Ursachen und Prognose hinsichtlich der Krebserkrankung einer Seminarteilnehmerin auslässt.

In einem Kurs für Kranke und Ärzte bemüht sich auf sein Geheiß eine vor zwei Wochen wegen *Brustkrebs* operierte Frau (Heidi) redlich, die Stellvertreter ihres Beziehungssystems, ausgehend von der aktuellen Stieffamilie und den Ex-Partnern, räumlich so zu gruppieren, dass alle zufrieden sein können. Als die Stellvertreter des ersten und zweiten Mannes jedoch Unmut signalisieren, fällt das Verdikt des Meisters:

> H. (*zu Heidi*): Du hast sie alle verspielt.
> (*zur Gruppe*:) Merkt ihr, wie sie mit denen umgeht, ohne Rücksicht auf sie? Sie denkt gar nicht daran, was der erste Mann fühlt und was der zweite Mann fühlt. Da ist überhaupt kein Mitfühlen mit den Männern sichtbar. Sie meint, sie könnte das nach ihrem Gutdünken machen. Jetzt sitzt sie zwischen den Stühlen: das ist das Ergebnis.
> (*zu Heidi*): *Krebs ist manchmal Sühne*. Brustkrebs ist nach meiner Beobachtung – die sehr begrenzt ist, das muss ich sagen – manchmal Sühne für Unrecht, das einem Mann angetan wurde.
> (*zur Gruppe*): Ihrem ersten Mann wurde großes Unrecht angetan, und dem Sohn, weil ihm der Vater weggenommen wurde. Der Sohn wurde sogar noch *adoptiert*. Damit wurde ihm der Vater doppelt weggenommen, nicht nur dass er in die andere Familie musste, sondern er musste sogar den Namen seines Vaters aufgeben.
> (*Heidi protestiert*)
> H.: Was hier legal ist, spielt für mich keine Rolle. Der Sohn muss nach dem Vater genannt werden, damit er sich gut fühlt.
> (*zur Gruppe*): Hier sieht man das *Mutterrecht*. Merkt ihr das? Wenn es um die Kinder geht, bestimmen die Frauen allein (Hellinger, 1995a. S. 468f).

Hellingers Aggressivität in der Szene lässt sich nicht aus dem Verhalten der Protagonistin ableiten, die eher verschüchtert um Verständnis ringt. Jener allerdings geht wie ein Elefant im Porzellanladen über die Gefühle Heidis hinweg, unterstellt, stellt bloß, beschuldigt, verallgemeinert, urteilt ab und wiegelt die Gruppe gegen sie auf. Am Ende landet Hellinger bei der von ihm vielbeschworenen Verschwörung der Frauen gegen die Männer. Die Rede von der „begrenzten" Beobachtung, die er sich scheinbar selbst attestiert, ist angesichts seines dogmatischen Eifers und der Insistenz hinsichtlich seiner Flüche in puncto Brustkrebs auch andernorts reine Heuchelei. Die moralisch disqualifizierte und demoralisierte Patientin lässt er schließlich in diesem

Zustand zurück. Die Botschaft dabei ist klar: Schluck' meine Sicht der Dinge und tue Buße oder stirb. – Das Geschwätz eines Narren, so könnte man meinen, bleibt glücklicherweise folgenlos. Jedoch dann nicht, wenn es für eine Offenbarung aus weisem Munde gehalten wird!

Wenn hier schon eine von der Psychoonkologie längst widerlegte überstrapazierte Psychosomatik bemüht wird, warum sollte dann Brustkrebs nicht genauso gut die Folge von erlebtem Unrecht durch Männer sein? Oder Folge unterdrückten Protests auf Unrecht? Oder Folge von etwas beliebig anderem? Warum gerade so? Wie wir sehen, dient die Ätiologie einer *Ideologie*, die hauptsächlich auf Hellingers zwanghaften Ordnungsvorstellungen aufbaut und mit einem Eifer verteidigt wird, der unverkennbar sexistisch-paranoide Züge trägt. In der von ihm propagierten „Ursprungsordnung" (ebd., S. 44), steht nämlich der Mann an erster Stelle. Das gilt auch für Ex-Männer. In einer anderen Aufstellung drohte Hellinger einer ebenfalls brustkrebskranken Klientin, die ihre erste Ehe eine „unerfreuliche Episode" nannte, Folgendes an: „Dem Mann ist Unrecht getan von dir. Das wird sich bitter rächen. Das rächt sich schon an dir. Auf so was steht manchmal die Todesstrafe" (zit. nach Buchholz, 2003a).

Einen weiteren Fall von „Ordnungswidrigkeit" behandelt Hellinger in einem seiner Lehrfilme. Dort entspinnt sich folgender Dialog zwischen Hellinger (H.) und einem Darmkrebspatienten (P.), der zuweilen „Todessehnsüchte" zu verspüren glaubt – ein Stichwort, das gewiss des Meisters Neugier zu wecken vermag. Wir erfahren, dass der akute Darmkrebsvorfall 15 Jahre zurückliegt.

> H.: Was war mit deiner Mutter?
>
> P.: Das ist für mich schwer zu sagen. Sie hat es mit ihrem Mann furchtbar schwer gehabt, mit meinem Vater. Ich habe schon mit sieben oder acht Jahren gemerkt, dass das alles sehr unhaltbare Zustände gewesen sind, und hab dann mit dreizehn oder vierzehn an der Seite der Mutter dafür gesorgt, dass mein Vater aus dem Haus gegangen ist. Das war sehr schwierig.
>
> H.: Hast du ihn verjagt oder was?
>
> P.: Nein, ich habe sie darin bestärkt, ihm zu sagen, dass er gehen soll. Und als er mich gefragt hat, ob ich das gewusst habe, habe ich gesagt, dass es das Beste wäre so.
>
> H.: Auf so etwas steht die *Todesstrafe* [meine Hervorhebung!], weißt du das?
>
> P.: Nein, das weiß ich nicht (zit. nach Offergeld, 1997, S. 23).

Hellinger weist sich durch seinen brutalen Urteilsspruch als jemanden aus, der sich weigert, Familienprobleme als psychologische Probleme zu behandeln. Das konkrete Verhalten des Vaters wird von dem „Therapeuten" absichtlich ausgeblendet, das Leiden der Mutter an diesem Verhalten ebenso. Väter haben ja laut Hellinger „keine Schattenseiten" (zit. nach Krüll, M., Nuber, U., 1995), Kinder sehr wohl, deshalb wird dem Patienten gleich unterstellt, er habe den Vater (illegitimerweise) „verjagt". Zweitens offenbart Hellinger mit dem Wort von der „Todesstrafe" nicht nur eine absurde Krebsentstehungstheorie, sondern ein zwanghaftes Strafbedürfnis, das er mit dem Glauben an die Existenz okkulter Gesetzmäßigkeiten legitimiert. Die suggestive Kraft solcher Flüche kann wegen der Gefahr zur Mutation zu sich selbst erfüllenden Prophezeiungen nicht als gefährlich genug eingeschätzt werden, auch wenn sie zutiefst unbefugtem Munde entspringen. Drittens propagiert Hellinger seine Überzeugung unter Verwendung eines Tricks. Er fragt den Patienten nicht, wie er selbst seine „Tat" bewertet, noch ob er an deren Strafwürdigkeit glaube. Die Frage, ob er von der „Todesstrafe" *wisse*, suggeriert, dass an deren Faktizität nicht zu zweifeln ist. Der Patient hat also nur die Wahl, sich als informiert oder unwissend zu präsentieren. Wie auch immer er antwortet, bestätigt er damit sein eigenes Todesurteil.

Ob Hellinger diese sadistische Manipulationstechnik bewusst einsetzt oder ob sie nur ein Produkt naiv-arroganter Besserwisserei ist, mag offen bleiben. Jedenfalls kann ein von Krankheitsängsten und Lebensmüdigkeit geplagter Mensch durch eine solche Behandlung psychisch labilisiert und in seiner Immunabwehrkraft entscheidend geschwächt werden.

Hellinger macht also den Patienten noch kränker, um ihm dann mit um so spektakulärerer Geste den therapeutischen Rettungsanker zuwerfen zu können. Er weist ihn an, auf den Vater gemünzt die Sätze „Ich bin nur das Kind" und „Jetzt gebe ich dir die Ehre" zu sagen. Der Patient führt die Anweisung aus. Offenbar aber nicht zu Hellingers Zufriedenheit. Dieser zur Gruppe:

> H.: „Haben wir ihn gerettet? Nein, nein. Es gibt Situationen, die sind nicht mehr veränderbar. Wenn einer so mit seinen Eltern umgegangen ist ..." (ebd., S. 23).

Man merke auf: Hellinger spricht von „Eltern", meint aber den Vater, dem angeblich Unrecht geschehen ist. Wenn schon einseitig: Warum würdigt er nicht, dass der Sohn der Mutter beigestanden hat, und deklariert diese Tat als Wohltat für *die* „Eltern"?

Krankheitsmodell à la Hellinger

Nach Hellinger liegt der Schlüssel zum Verständnis für Krankheiten, Unfälle, Tod und Selbstmord in der nicht psychologisch, sondern quasi metaphysisch zu begreifenden Bindung an die „Schicksalsgemeinschaft". Diese „Bindung" verkörpert eine Art universales Strukturmerkmal unserer Seele, weniger geprägt von unserer persönlichen Geschichte und unserem persönlichen Erleben in der jeweiligen Gruppe als vielmehr von formalen Merkmalen der Zugehörigkeit zu Familie, Sippe, Volk und religiöser Gemeinschaft. Gemäß dieser Ideologie hat es keinen Sinn einzuwenden, man selbst und viele andere, insbesondere in unserer westlichen Kultur, seien anders gestrickt. Ein gläubiger Hellingerianer würde sagen: Unwissen schützt nicht vor den Wirkungen der Bindung an die Schicksalsgemeinschaft und Leugnen ist zwecklos, denn man sieht es spätestens in den Aufstellungen.

> In der Schicksalsgemeinschaft von Familie und Sippe herrscht also aufgrund der Bindung und der Bindungsliebe ein unwiderstehliches Bedürfnis nach Ausgleich ... zwischen der Gesundheit der einen und der Krankheit der anderen und zwischen der einen Leben und der anderen Tod. Aus diesem Bedürfnis heraus will der eine, wenn ein anderer unglücklich wurde, auch unglücklich werden; wenn ein anderer krank wurde oder schuldig, wird ein Gesunder oder Unschuldiger auch krank oder schuldig, und wenn ein Nahestehender starb, will es ein ihm nahestehender Lebender auch (Hellinger, 1995a, S. 368f).

Dieses „unwiderstehliche Bedürfnis" wirkt wie ein Fluch, der auch jene ereilt, die weder daran glauben noch so empfinden. Allenfalls könnte ein listig inszenierter Aufstellungszauber den Bann von uns nehmen. Durch eine solche Sichtweise werden Krankheit und Unglück mystifiziert und metaphysisch geadelt. In Hellingers Jargon „folgt die Krankheit der Seele", weshalb sich der „seelsorgende Helfer" eher zurückhalten solle, „denn staunend steht er vor Kräften, mit denen sich messen zu wollen ihm anmaßend erscheint" (ebd., S. 369). Dass aufgeklärte Zeitgenossen gut und gern auf Hellingers therapeutische Dienste verzichten können, schützt ihn nicht vor dem Vorwurf, dass er von seiner Ideologie infizierte Hilfesuchende in ihrem Unglück und in ihrer Krankheit bestätigen muss, wenn er glaubt, ihnen ihr „Schicksal zumuten" zu müssen (Hellinger, ten Hövel, 1997, S 95).

Das „unwiderstehliche Bedürfnis nach Ausgleich" setzt nun eine heilig-unheilvolle Dynamik in Gang (Hellinger, 1995a, S. 369-376): Individuen verstricken sich in „stellvertretendem Leid" im Sinne eines *„Lieber ich als du* [meine Hervorhebung!]". Das äußere sich in Krankheiten wie Magersucht, multiple Sklerose, Krebs oder Diabetes, könne aber auch als tödlicher Unfall oder Selbstmord enden. Die Verstrickung in solidarischem Leid im Sinne eines *„Ich folge dir nach* [meine Hervorhebung!]" zeitige ähnlich schwerwiegende Folgen. Über den Mechanismus der *Identifizierung* – die hellingersche Neuauflage der „Besessenheit" – können im Sinne der Nachfolge auch „übernommene Gefühle" wie z. B. antisoziales Verhalten auftreten. Man suche die Ursachen dafür allerdings nicht in der persönlichen Geschichte oder genetischen Prädispositionen des Betroffenen. Eine besondere Form der Identifizierung, nämlich die „gegengeschlechtliche Identifizierung", stecke ja bekanntlich hinter dem Phänomen der Homosexualität.

Eine weiterer Verursachungsmechanismus für die schon oben genannten Krankheiten, für Selbstmord, Unfall und Tod sei die *„Sühne für Schuld* [meine Hervorhebung!]" (ebd. 378). Eine Spielart davon ist die Sühne für „schicksalhafte Schuld", z. B. für die „Schuld" einer Mutter, eine Fehlgeburt gehabt oder ein behindertes Kind geboren zu haben; eine andere Spielart die „persönliche Schuld", z. B. bei Freigabe eines Kindes zur Adoption oder bei Abtreibung. Schließlich kann man auch durch Sühne für die Schuld anderer, also durch *„stellvertretende Sühne* [meine Hervorhebung!]" von Krankheiten aller Art geschlagen werden, was wiederum eine Variante des obigen „Lieber ich als du" darstellt (ebd., S. 378). Bleibt noch zu sagen, dass das „Lieber ich als du" (z. B. in Form einer Sucht) oft der Versuch eines Kindes ist, das „Ich folge dir nach" (z. B. die Todessehnsucht des Vaters in Nachfolge seines eigenen Vaters) zu verhindern (Hellinger, ten Hövel, 1997, S. 73). Fürwahr, eine makabre Systematik.

Stellvertretende Sühne hat natürlich auch etwas von *Rache*, z. B. Rache der Tochter an der Mutter „für das Nichtnehmen-Dürfen des Vaters" (Hellinger in: Weber, 1998, S. 294). Nach anderweitigen Ausführungen des tief blickenden Ursachenforschers kann man davon ausgehen, dass der Rächer jeweils im Dienste des Sippengewissens agiert, einer Instanz, die „Verstöße gegen die Ordnung im System rächt" (ebd., S. 150). Auch dazu fällt Hellinger eine Anekdote ein, und zwar von einer Mutter, die ihre Mutter in ein Altersheim gegeben habe, anstatt sie zu sich zu nehmen. Ohne dass jemand den Zusammenhang durchschaut habe, geschah nun Folgendes: „In der gleichen Woche wurde eine ihrer Töchter magersüchtig, zog schwarze Kleider an und ging zweimal die Woche in ein Altersheim, um alte Leute zu pflegen" (1995a, S. 382). Symbolik und Tragik entsprechen punktgenau hellingerscher Denkweise. Wenn die Geschichte nicht wahr ist, ist sie doch gut erfunden.

Es soll hier nicht bestritten werden, dass bei manchen Menschen psychische Krankheiten oder gar Suizid als Folge eines krankhaften Schuld-und-Sühne-Denkens auftreten können. Doch Hellinger geht es um eine fundamental andere Botschaft. Nach seiner Vorstellung (1) handelt es sich hier nicht um ein marginales, sondern ein zentrales Verursachungsmuster. (2) Obwohl Hellinger die Idee, eigenes Leid mit dem anderer aufzurechnen, manchmal richtig als „magisches" Denken zu erkennen scheint (ebd., S. 373), pocht er doch darauf, dass es sich hier nicht um eine krankhafte Einbildung handelt, sondern um ein allgemein bedeutsames seelisches Strukturmerkmal. (3) Dieses Strukturmerkmal postuliert er unabhängig vom kulturellen, geographischen und historischen Kontext, (4) unabhängig ebenso von der kognitiv-emotionalen Reife eines Menschen. (5) Außerdem wirft er genuin körperliche Krankheiten und fremdverschuldete Unfälle in einen Topf mit psychischen Krankheiten; damit steht er nicht nur in Widerspruch zur Psychologie, sondern auch zur Biologie und Physik.

Trotz des vielen Unheils, das angeblich im Dunstkreis von Schuld, Fluch und Sühne geschieht, sieht Hellinger keinen Anlass, die Menschen über ihr „magisches" Denken aufzuklären. (Sich selbst übrigens auch nicht, denn seine gesamte „Therapeutik" ist nichts anderes als Schamanentum und Magie). Im Gegenteil: Er empfindet tiefe Ehrfurcht vor dem für ihn real existierenden Sippengeist, der das magische Denken der Menschen zu benutzen scheint, um sie in den Strudel von Leid und Tod zu stürzen. Das hat Auswirkungen auf die „therapeutische" Haltung Hellingers, wenn er dem Leidenden angeblich „sein Schicksal zumuten" muss. Mit Todesprognosen ist er sehr schnell bei der Hand. Dazu später mehr.

Ein weiteres Verursachungsmuster der hellingerschen Ätiologie ist die *„unterbrochene Hinbewegung* [meine Hervorhebung!]". Ausgehend vom Dogma der „Urliebe zur Mutter und zum Vater" schlage durch die „Unterbrechung einer frühen Hinbewegung" zu den Eltern „die Liebe um in Schmerz" (ebd., S. 501f). Dies könne z. B. geschehen, wenn ein Kind als Frühgeborenes im Brutkasten lag, weil die Eltern früh starben oder aus anderen Gründen. „Der Schmerz ist so groß, dass das Kind später nie mehr an ihn heran will. Statt dass es zur Mutter oder zu anderen Menschen hingeht, hält es sich lieber von ihnen fern und fühlt an Stelle der Liebe Wut oder Verzweiflung und Trauer" (ebd., S. 502).

Natürlich sind frühe emotionale Frustrationen ein Risikofaktor für die Entwicklung eines Individuums, die Forschung der letzten Jahrzehnte hat jedoch gezeigt, dass die Wirkungen viel differenzierter und vor allen Dingen weit weniger „schicksalhaft" bewertet werden müssen, als dies noch beispielsweise in der psychoanalytischen Tradition gemacht wurde, ganz zu schweigen von der primärtherapeutischen Vulgärpsychologie, die in das Konzept von der unterbrochenen Hinbewegung eingeflossen ist (ebd., S. 502).

Durch dieses Verursachungsmuster entstehen nach Hellinger Ängste und Phobien, desgleichen Kopfschmerzen, denn sie bedeuten „angestaute Liebe", und Rückenschmerzen, denn sie deuten angeblich auf eine Weigerung, sich vor den Eltern zu verneigen (ebd., S. 513). Auch Asthma soll so bedingt sein können, gar Epilepsie (ebd., S. 505). Nicht minder blöde die Hypothese, „als Folge von verweigertem Nehmen der Eltern" entstünde Krebs (ebd., S. 382), wenn es sich nicht gerade um einen Fall von stellvertretendem Leid oder stellvertretender Sühne handelt.

Wie sich das unwiderstehliche Nachfolgemotiv („Ich folge dir nach") mit dem des stellvertretenden Leides („Lieber ich als du") verquicken kann, erläutert Hellinger am Schicksal einer jungen Frau mit multipler Sklerose, die bei einem seiner Jünger eine Aufstellung machen ließ. Die Patientin positionierte die Stellvertreter der beteiligten Familienmitglieder so: Sie selbst stand neben ihren beiden jüngeren Brüdern, wovon der ältere im Alter von 14 Jahren an Herzversagen gestorben war. Die Eltern standen den Kindern gegenüber. Den verstorbenen Bruder schickte nun der Aufstellungsleiter (unten: „Gruppenleiter") zur Tür hinaus. In der „Aufstellungs-Sprache" bedeutet das „Sterben".

> Als er draußen war, hellte sich das Gesicht der Tochter schlagartig auf, und auch der Mutter ging es wesentlich besser. Dann schickte der Gruppenleiter den jüngsten Bruder hinaus und danach den Vater, denn er hatte bemerkt, dass auch sie es hinauszog. Als die Männer alle draußen waren – was heißt, dass sie alle tot waren - , richtete sich die Mutter triumphierend auf, und es wurde deutlich, dass sie es war, die sich dem Tod verfallen wusste ..., und wie sehr es sie erleichterte, dass andere bereit und willig waren, an ihrer Statt den Tod auf sich zu nehmen. Danach rief der Gruppenleiter die Männer wieder zurück und schickte die Mutter hinaus. Plötzlich fühlten sich alle von der Verpflichtung zur Teilhabe am Schicksal der Mutter befreit, und es ging ihnen gut (Hellinger, 1995a, S. 370ff).

Gemäß der fixen Idee eines Hellingerianers, Menschen seien von der Idee der Nachfolge in den Tod von Familienmitgliedern besessen, hatte er „bemerkt", dass es den Vater und Bruder „hinauszog". Dass sich nun die Darstellerin der Mutter, welcher schauspielerischen Laune auch immer folgend, „triumphierend" aufrichtete, wollte ihr der Gruppenleiter nicht gönnen; denn in der

Aufsteller-Szene lässt man oft und gern die Frauen die böse Hexe spielen. Flugs wird ihm „deutlich", dass eigentlich die Mutter „dem Tod verfallen" war, will heißen, die soll doch dem verstorbenen Sohn in den Tod nachfolgen (wollen). Nun kann er den per Aufstellung diagnostizierten Todesdrang der Männer und die multiple Sklerose der Tochter als eine Reaktion des „Lieber ich als du" verkaufen, denn die Krankheit der Tochter steht „im Zusammenhang mit der Verpflichtung der Mutter zum Tod" (ebd., S. 372). Wieso, wenn überhaupt jemand, gerade die Mutter? Ach ja, Mutterliebe hat gefälligst eine masochistische Komponente aufzuweisen. Zum Glück hat der Aufstellungsleiter die Machenschaften der Mutter durchschaut und so wenigstens die Männer „von der Verpflichtung zur Teilhabe am Schicksal der Mutter befreit" (s. o.), denn die Tochter hat inzwischen immer noch multiple Sklerose.

Also macht der Aufstellungsleiter einen letzten Versuch herauszufinden, ob ihr Schicksal doch noch gewendet werden könne. Laut Hellinger sagte er zur Tochter, sie solle der Mutter „ins Angesicht sagen: ‚Mami, ich mache es für dich.' Als sie es sagte, strahlte sie über das ganze Gesicht, und der Sinn und das Ziel ihrer Krankheit wurde allen Beteiligten klar. Was also darf hier der Arzt oder ein Seelsorger tun, und vor was muss er sich hüten?" (ebd., S. 372). Anscheinend nicht vor dem morbiden Eifer, „Sinn und Ziel" in die Krankheit hineinzugeheimnissen.

„Die Liebe eines Kindes ans Licht bringen, ist oft alles, was ein wissender Helfer tun kann und darf" (ebd., S. 372). Diese Botschaft vernimmt man auch, wenn wir einer anderen Geschichte Hellingers im gleichen Kapitel lauschen, wo es ebenfalls um eine junge, an multipler Sklerose erkrankte Frau ging. Diese habe während einer „Hypnotherapie" die – wahrscheinlich vom Therapeuten suggerierte oder in vorauseilendem Gehorsam erfundene – Vorstellung gehabt, vor dem Bett der gelähmten Mutter zu knien und sich vorzunehmen:

> „Lieber ich als du." Für die Teilnehmer der Gruppe war es bewegend, Zeuge zu sein, wie sehr ein Kind seine Eltern liebt, und die junge Frau fühlte sich anschließend im Frieden mit sich und mit ihrem Schicksal. Eine Teilnehmerin aber konnte diese Liebe, die bereit war, für die Mutter Krankheit und Schmerzen und Tod zu übernehmen, nicht länger ertragen. Sie sagte dem Gruppenleiter: „Ich wünsche mir so sehr, dass du ihr helfen kannst." Der Gruppenleiter war bestürzt. Ihm war, als hätte sie alles wieder zunichte gemacht (ebd., S. 369f).

Nun weiß die Medizin, dass multiple Sklerose glücklicherweise nicht durch Todessehnsüchte ausgelöst werden kann. Wohl aber Suizid. Da hinter diesem jedoch in der Hellinger-Szene vornehmlich die Liebe gesehen wird, die es nur ans Licht zu bringen gilt, ist Hilfe, wie sie jeder Arzt oder Therapeut, der bei Sinnen ist, gewähren würde, nicht zu erwarten.

Würden Sie, liebe Leserinnen und Leser, einen Angehörigen, dem Sie weder Tod noch Krankheit noch iatrogenes Irrewerden wünschen, in die Hände eines Herrn H. oder seinesgleichen geben? Nein? Sie fragen sich gar, warum ich, der Autor, meine Zeit damit vergeude, solch offensichtlichen Psycho-Mist zu analysieren und zu kommentieren? – Nun, manche halten es für Edelgemüse und meinen, man müsste damit alle speisen, die hungrig und beladen sind.

Der Fluch der Verstrickung

Wir haben gehört, dass psychische Probleme und körperliche Krankheiten meist nichts anderes sind als die Wiederbelebung fremden Schicksals in irgendeinem unschuldigen Nachgeborenen. Dafür sorgt der „systemische Wiederholungszwang" (in: Weber, 1998, S. 153). Da „verhäkelt" sich also ein Nichtsahnender im Lebensfaden eines anderen, der möglicherweise schon tot ist, und er weiß nicht wie ihm geschieht. Hellinger weiter: „So werden wir in fremde Schuld und fremde Unschuld, in fremdes Denken, Sorgen, Fühlen, in fremden Streit und fremde Folgen, in fremde Ziele und fremdes Ende blind verstrickt" (ebd., S. 150). Wenn wir dann die Rolle des andern spielen, nennt Hellinger das „Identifizierung", obwohl es auch andere Formen der Verstrikkung zu geben scheint. Nicht nur von Krankheit kann man so geschlagen werden, sondern auch von Unfall, Todessehnsucht und Tod. Wir sühnen für etwas, was wir nicht zu verantworten haben, und da das „Sippengewissen" des Schuldigen nicht habhaft wird oder nicht werden will, greift es sich den Unschuldigen. Das nennt Hellinger „Sippenhaftung [sic]". Das treffe meist die Kinder, dies habe wiederum mit der „Ordnung" innerhalb der Sippe zu tun, nach der „die Früheren Vorrang vor den Späteren haben und die Späteren den Früheren dienen und die Späteren dem Wohl der Früheren auch geopfert werden" (Hellinger, 1996, S. 139).

Was auch immer ein „Identifizierter" unter dem Druck des Wiederholungszwanges tut, hat Folgen, die er nun voll und persönlich tragen muss, selbst wenn „mildernde Umstände, zum Beispiel psychologische, vorliegen" (in: Weber, 1998, S. 159). Wenn beispielsweise eine Mutter unter dem unbewussten Identifikationsdruck mit einer Vorfahrin eine Abtreibung vornähme, müsste sie, obgleich selbst nur Instrument des Sippengewissens, dennoch persönlich dafür bezahlen, auch wenn gleichzeitig mildernde Umstände in

Form von materieller und psychosozialer Not vorlägen. Umgekehrt müsste ein Vergewaltiger, der nach dem Urteil eines Aufstellers Opfer einer solch ominösen Identifizierung ist, zwar auch die systemischen Folgen tragen (oder einer seiner Nachkommen), aber im üblichen moralischen Sinne wäre er wiederum persönlich nicht verantwortlich.

Das ist eine Moral, in der das Individuum in mehrerlei Hinsicht zum Statisten degradiert wird, zu einem Instrument blinder, destruktiver, aber *sinnhafter* Schicksalsgewalten. Dass hier das Destruktive gleichzeitig auch als sinnhaltig erachtet wird, ist die eine schizophrene Botschaft in Hellingers Lehre. Eine andere besteht darin, dass nach juristischem und psychologischem Urteil Schuldfähige und Schuldige wegen ihrer angeblichen Verstrikkung durch Identifizierung von persönlicher Schuld reinzuwaschen wären, da ja quasi der Sippengeist oder die Vorsehung selbst die Strippen zieht. In den Genuss dieser Art von Absolution kommen dann sexuelle Missbraucher (s. Kap. I) und Nazigrößen (s. Kap. V) gleichermaßen.

In einem solchen Denksystem, das im Grunde psychologische Gegebenheiten – sowohl solche, die moralisch *be*lasten, als auch solche, die *ent*lasten – bewusst als uninteressant ausklammert, überrascht uns nun keineswegs die dritte Absurdität: nämlich dass die Folgen für einen Täter bzw. Handelnden nur nach den obskuren Normen der blinden (und laut Hellinger auch unfruchtbaren, wohl aber nötigen) Ausgleichsmechanik bemessen werden und niemals nach eventuell psychologisch oder situativ relevanten mildernden Umständen. Es müssen eben auch Unschuldige verheizt werden, denn sonst müssten „die Opfer (Hellinger meint damit meist die Täter; W. H.) alles tragen, und das geht nicht. Dann wird alles verrückt" (ebd., S. 159). – Verrückt wird man nur, wenn man versucht, im Sumpf hellingerscher Logik eine solide Plattform zu finden.

Wohlgemerkt, Hellinger geht es hier weder um Wiedergutmachung noch um das verantwortliche Tragen von Folgen nach dem Verursacherprinzip, sondern um die Besänftigung eines offenbar rachelüsternen Ausgleichsinns. Der schlägt auch zu, wenn ein „Täter" eigentlich gar kein Täter ist, weil etwa psychologische Umstände vorlägen, welche die Tat moralisch rechtfertigten: Das „spielt nämlich gar keine Rolle. Es geht nicht um die Motivation, sondern um das Ergebnis, die Wucht des Ergebnisses" (ebd., S. 158).

Bei der Analyse und Bewertung menschlichen Verhaltens ist es selbstverständlich, die Motivation und die Umstände zu berücksichtigen. Ebenso ist es selbstverständlich die fehlende Zurechnungsfähigkeit, z. B. eines an Schizophrenie leidenden in Rechnung zu stellen. Das gilt im alltäglichen Miteinander, das gilt vor Gericht und erst recht, wenn es um angewandte Psychologie, z. B. Psychotherapie, geht. Mit Hellingers Absage an diesen Grundkonsens, der sowohl vom gesundem Menschenverstand als auch vom wissenschaftlichen Sachverstand mitgetragen wird, outet er sich selbst wieder einmal mehr als Obskurantist. Ich müsse da etwas falsch verstanden haben, wird man mir entgegnen: Das sei nicht Herrn Hellingers Moral, sondern die Seele des Menschen verhalte sich nun einmal nach diesen ehernen Gesetzen, ob wir das gutheißen oder nicht. – Wenn es nun aber doch keine ehernen Gesetze sind, sondern Ideen, die sich ihrem Schöpfer mit solcher Wucht aufdrängen, dass der nicht umhin kann, sie als tiefe, ewige Wahrheiten zu vernehmen? Ist es dann nicht doch *seine* Moral, um deren Verantwortung er sich drückt, indem er sie in die Struktur der Welt hineingeheimnisst, um sie dann dort wieder herauszulesen?

Was hat nun das „System" (die Sippe) von den Früchten seines systemischen Wiederholungszwanges, wenn einer per Identifizierung den dunklen Ausgleichssinn des Sippengewissens befriedigt, indem er sich umbringt? Erstaunlich luzide scheint Hellinger an anderer Stelle den Nagel auf den Kopf zu treffen: „Dann gibt es statt des einen Geschädigten zwei und statt des einen Toten noch einen zweiten", es entsteht also „doppelter Schaden" und „doppeltes Unglück", schlimmer noch, Unglück und Tod pflanzen sich fort (1995a, S. 378f).

Doch anstatt den Unsinn seines Verstrickungskonstruktes einzusehen, hält er um so sicherer an ihm fest, wenn auch nicht als segensreichem Mechanismus, so doch als *Fluch*. Von diesem Fluch können wir uns nicht durch Aufklärung, Wissenschaft oder heitere Gelassenheit befreien, sondern nur durch den mystischen Prozess der Aufstellung. Der beginnt mit der Befragung des Orakels. Dann wird sich zeigen, ob unser Schicksal noch einmal gewendet werden kann. Das geschieht dann im magischen Theater. Der Eintritt ist aber nicht frei und für Schäden haften Sie selbst!

III. Die Befragung des Orakels

Von Schafgarbenstängeln und Menschen

Zu verschiedenen Epochen haben Menschen versucht, Wissen über verborgene Sachverhalte (Ursachen von Unglücken, zukünftige Ereignisse, entlegene Vorgänge, geheime Absichten, Gefühle anderer Menschen und deren Beziehungen untereinander) zu erlangen. Auf vorwissenschaftlicher Ebene geschah dies durch das Deuten von Sternenkonstellationen (Astrologie), des Vogelflugs (Ornithomantie), der Lage der Eingeweide von Opfertieren (Splanchomantie), durch das Deuten von Zahlen (Numerologie), gelegten Karten (Tarot), geworfenen Schafgarbenstängeln (I Ging) usw. Das buchstäbliche Lesen aus dem Kaffeesatz, das heute wieder ungeniert in Anzeigeblättchen feil geboten wird, gehört ebenfalls in diese Kategorie der „Diagnosenstellung" bzw. prophetischer Techniken.

Wolfgang Hund (1996, S. 117f) nennt mehr als 50 solcher Praktiken, die im Laufe der Menschheitsgeschichte zum Wahrsagen und Hellsehen eingesetzt wurden. Hellinger hat da seine eigenen Verfahren, greift aber auch schon mal auf überlieferte Zeichendeutungssysteme wie die Numerologie zurück. So z. B. in einem Kapitel mit der Überschrift „Sühne", wo es um Verrücktwerden und Selbstmord, um die Zahl 27, den 31. Dez. und allerlei generationsübergreifende erstaunliche Zufälle oder Fügungen geht (1996, S. 91f).

In esoterisch-pseudowissenschaftlichen Kreisen sind die genannten und andere mantische Techniken auch heute noch (bzw. wieder) chic. Die Idee dahinter ist, dass alles eine „Bedeutung" hat, dass alles „irgendwie" in Beziehung zueinander steht, dass jedes Detail oder Ereignis in unserer äußeren Umwelt ein *Zeichen* für etwas anderes ist, betreffe es nun die innerpsychische oder die Außenwelt, die Zukunft, Gegenwart oder Vergangenheit. Das impliziert meist die Idee, dass es eine Instanz gibt, die dafür sorgt, dass alles so bedeutungsvoll und beziehungsreich angeordnet ist, um uns armen Erdenbürgern die Orientierung zu erleichtern. Diese auch als „Signaturenlehre" bezeichnete Naturauffassung generiert dann Hypothesen von der Art, dass die Walnuss Kopfschmerzen beseitigen könne, da sie ja dem Gehirn ähnelt. Freilich könnte man mit der gleichen Berechtigung auch das Gegenteil postulieren, oder etwa einen Intelligenz steigernden Effekt.

Nach der gleichen Logik könnte sowohl der Ausgang des Krieges zwischen Rom und Karthago aus der Lage der Milz eines Opfertieres erschlossen werden als auch die künftige Börsentendenz aus dem Bukett der Geruchskomponenten des morgendlichen Stuhlgangs, vorausgesetzt, man hat das „seherische" Talent, in den visuellen bzw. olfaktorischen Stimuli des dargebotenen Materials zu lesen. Das letzte Beispiel ist Satire, okay, aber auch über das erste glauben moderne Esoteriker ungläubig die Nase rümpfen zu können. Zu unrecht: Denn ein antiker römischer Haruspex, der Fachmann für Eingeweideschau (Augur bzw. Auspex wären eher Experten für den Vogelflug), würde sich dagegen verwehren und die unbestreitbaren Parallelen zwischen seiner „Wissenschaft" und modernen mantischen Techniken aufzeigen können. Doch weder den Haruspex noch moderne Orakeldeuter interessiert es gemeinhin, wie man z. B. das Wochenendwetter aus den Messdaten eines Satelliten oder die Erfolgsaussichten einer Therapie aus den Blutwerten herauslesen könnte. Das wäre nicht geheimnisvoll genug, obwohl in im ursprünglichen Wortsinne höchst „esoterisch", weil nicht Hinz und Kunz von sich behaupten können, diese Kunst zu beherrschen.

Das Aufsuchen von Zusammenhängen in unserer Welt, die Tendenz zur Mustererkennung, ist im Grunde eine intelligente und überlebenswichtige Strategie. Mit dem Fortschreiten der Wissenschaft haben sich manche hypothetischen Zusammenhänge als zutreffend und nutzbar erwiesen, andere als kindliche Träumereien oder abergläubische Attributionen. Lebt man in einer vorwissenschaftlichen Zeit oder Gesellschaft, ist man quasi dazu verdammt, für allerlei Glaubensüberzeugungen anfällig zu sein. Nun gibt es aber das Phänomen, dass in puncto Zugang zu wissenschaftlicher Information eigentlich privilegierte Zeitgenossen westlicher Gesellschaften aufgrund ihrer überschießenden infantilen Mustererkennungssuche in (Teilen) ihrer Weltbildkonstruktion um Jahrhunderte zurückfallen, freilich nicht ohne die übliche Koketterie, der Wissenschaft „voraus" zu sein. Oft wird das pseudowissenschaftlich verbrämt, wie z. B. die Lehre der Synchronizität C. G. Jungs. Wer überall geheimnisvolle Beziehungen sieht, kann mit einigem Geschick und viel Glück im Bereich Esoterik reich werden. Hat er das Pech, von weniger modischen Hirngespinsten geplagt zu werden, und taugt er auch nicht auf dem Marktplatz, riskiert er eher die psychiatrische Diagnose „Beziehungswahn".

In der oben angesprochenen Tradition des Hellsehens und der Wahrsagepraktiken steht Hellinger. Er glaubt, Einsicht in Vorgänge zu haben, die sich jetzt oder früher an anderen Orten abspielen bzw. abgespielt haben, in Vorgänge, die weder dem Alltagsverständnis noch dem auf wissenschaftlicher Grundlage arbeitenden Therapeuten zugänglich sind. Nicht selten sieht er auch schon mal in die Zukunft. Sein Königsweg zur Sammlung von diagnostisch, prognostisch und therapeutisch angeblich relevantem Wissen ist das „Familienstellen“. Es ist, wie wir sehen werden, eine durch und durch okkult anmutende Praxis, die mit der herkömmlichen Technik des Stellens familiärer Beziehungsmuster aus der systemischen Familientherapie herzlich wenig zu tun hat. Diese Vorgehensweise nämlich, früher „Familienskulptur“ genannt, war schon lange vor dem Hellinger-Boom in Gebrauch, freilich weder als mediumistisches Happening noch als magisches Ritual, sondern als eine von mehren möglichen Einzeltechniken, Beziehungen zwischen Personen durch räumliche Anordnung darzustellen, eingebettet in ein psychologisch fundiertes, therapeutisches Gesamtkonzept.

Hellingers Pervertierung dieser fast schon traditionellen systemischen Technik zu einem mit antiwissenschaftlicher Metaphysik aufgeplusterten, eigenständigen Verfahren hat uns nun das beschert, was wir treffender als *Aufstellungsorakel* bezeichnen sollten. Bei einem Vergleich mit den Grundprinzipien anderer Orakelmethoden und unter Abstrahierung von pseudowissenschaftlichen Zugaben erkennen wir eine frappante Ähnlichkeit.

Mehrgenerationales Gruselkabinett

Das Prinzip des hellingerschen Familienstellens besteht darin, dass ein Gruppenteilnehmer (Klient, Patient, Ratsuchender) – auch *Protagonist* genannt – aus der Gruppe so genannte Stellvertreter auswählt und mit diesen „sein inneres Bild seiner Gegenwarts- oder Herkunftsfamilie“ aufstellt (Hellinger, in: Weber, 1998, S. 243). Auch für sich selbst sucht der Protagonist einen Stellvertreter aus. Wenn die Konstellation steht, teilen alle als Stellvertreter Mitwirkenden nacheinander mit, wie sie sich an ihrem Platz fühlen. Von dieser Situation ausgehend entwickelt nun der Therapeut unter Berücksichtigung der Rückmeldungen der Mitwirkenden und durch probierendes Umstellen und Neu-Stellen, oft über einige Zwischenstufen, ein „Lösungsbild“. Das ist erreicht, wenn alle Stellvertreter das Gefühl zu haben glauben, am richtigen Platz zu sein. Hellinger selbst gibt dieses Spektakel oft vor hunderten von Zuschauern zum Besten. Das wirft zwar ein bezeichnendes Licht auf seine „Therapiephilosophie“, ist aber nicht wesentlich für die Kritik seines Vorgehens oder das seiner Anhänger.

Eine in der therapeutischen Profession übliche Anamnese, also eine ausführliche Befragung nach psychologisch oder medizinisch relevanten Daten, findet nicht statt. Sie wird sogar explizit abgelehnt, da sie vom Wesentlichen ablenke und das Verständnis der eigentlichen Problematik erschwere (Hellinger, 2002a). Allerdings gibt es nach des Meisters Kanon einige wichtige Fragen, die der Protagonist vor oder während der Aufstellung zu beantworten hat (ebd.):

1. Wer gehört zur Familie?
2. Sind Familienmitglieder tot geboren oder früh verstorben, und gab es in der Familie besondere Schicksale, zum Beispiel eine Behinderung?
3. War jemand von den Eltern oder Großeltern vorher in einer längeren bedeutsamen Beziehung? (ebd.).

Zur Familie gerechnet werden alle, die in „Reichweite und Wirkung" der „gemeinsamen Seele" stehen, „von ihr erfasst und in ihren Dienst genommen werden", dazu zählen neben den schon genannten

> manchmal noch der eine oder die andere der Urgroßeltern und sogar Ahnen von noch weiter zurück, alle – und das ist besonders bedeutsam – , die zum Vorteil der bisher genannten Mitglieder Platz gemacht haben, vor allem frühere Partner von Eltern oder Großeltern, und alle, durch deren Glück oder Tod die Familie einen Vorteil oder Gewinn hatte, (und) die Opfer von Gewalt oder Mord durch frühere Mitglieder dieser Familie" (ebd.).

Der Therapeut (hier: Aufstellungsleiter) überwacht aufmerksam den aufstellenden Protagonisten. Sollte dieser, in der Absicht eine realistischere Entsprechung seiner Familie zusammenzustellen, bei der Auswahl der Stellvertreter Merkmale wie Alter oder Aussehen mit berücksichtigen, müsste er vom Therapeuten gestoppt werden. Dann übernimmt Letzterer das Aufstellen, weil nur so die „Haltung der Offenheit für das Wesentliche und Unsichtbare" erreicht werden könne (ebd.). Wenn einer seine Familie aufstellt, so Hellinger, „kommt mir aus meiner Wahrnehmung ... ein Bild der Ordnung, wie sie gestört ist und wie sie zur Geltung gebracht werden muss" (1995a, S. 513). Da fragt man sich, wieso ein so begabter Blitz-Diagnostiker überhaupt etwas aufstellen lässt. Jedenfalls kann ein Großer einen Kleinen vertreten, ein Extrovertierter einen Introvertierten, ein gemütskalter Psychopath einen einfühlsamen Pazifisten – aber: ein Mann nur einen Mann und eine Frau nur eine Frau. Die Geschlechtsgrenzen nicht zu berücksichtigen ginge Herrn Hellinger nun doch zu weit.

Die ausgewählten Stellvertreter werden räumlich in Beziehung zueinander aufgestellt. Dabei sollten diese vom Protagonisten möglichst mit beiden Händen an der Schulter gefasst werden, um eine wie auch immer geartete „Verbindung" herzustellen. Von einer „Skulpturierung" der Stellvertreter durch eine attribuierte Körperhaltung, Gestik oder Mimik, wie bei Familienskulpturen in der systemischen Arbeit üblich, muss abgesehen werden. Nach Hellinger stört das den Prozess der quasi-medialen Verbindungsaufnahme der Stellvertreter mit den darzustellenden Lebenden und Toten. Der Protagonist beendet den anfänglichen Aufstellungsprozess, wenn sich der Platz, den er den Stellvertretern zugewiesen hat, „stimmig anfühlt“ (2002a.). Es wird unterstellt, dass der aufstellende Protagonist diesen Prozess gleichsam in Trance, in einer Art „Selbstvergessenheit“ durchlebt. Denn nur so sei garantiert, dass er von authentischen inneren Eingebungen geleitet wird. Nach diesem geheimnisvollen Akt der Abbildung seiner Herkunfts- oder auch Gegenwartsfamilie „wacht er aus dieser Selbstvergessenheit auf“ (ebd.) und die eigentliche Arbeit der Veränderung der Konstellation kann beginnen.

Von den Stellvertretern wird angenommen, dass sie durch das „innere Sich-Zurücknehmen“ (ebd.) in die Lage versetzt werden, gewissermaßen störungsfrei und unbeeinflusst von jedwedem subjektiven, erwartungsinduzierten oder manipulativen Faktor die Seele des jeweiligen Familienmitgliedes zu repräsentieren. Die Stellvertreter sind also laut hellingerschem Dogma keine Rollenspieler, sondern „nur“ *Stellvertreter* und sonst nichts weiter, wenn sie ihren Job richtig – im Szenenjargon: „gesammelt“ – machen. Tun sie das aus Sicht des Aufstellungsleiters (Therapeuten) nicht, werden sie eliminiert, denn „sie sind nicht mit dem Geschehen in Kontakt“ (ebd.). Kapiert?

Die Stellvertreter achten nun auf Eingebungen, Gefühle, Gedanken, ja auch Körpersensationen, die ihnen aus der Verbindung zu den dargestellten Familienmitgliedern zufließen. Was da zutage tritt, habe nun gar nichts mit den Darstellern, auch nichts mit den Erwartungen, Hoffnungen oder Ängsten des Protagonisten, Therapeuten oder mit anderen an dem Prozess Beteiligten zu tun, sondern sei authentischer Ausdruck einer unmittelbaren Wahrnehmung der verborgenen Familienwirklichkeit. Dabei kann und soll es zu mehr oder weniger dramatischen Empfindungen, Äußerungen oder Ausbrüchen der Stellvertreter kommen. Aber auch ihre feinsten Körpersignale werden von dem wohl ebenfalls medial veranlagten Therapeuten sensibel und in ihrer ganzen verborgenen Stärke erspürt.

Liegen die Stellvertreter aus Sicht des Zeremonienmeisters mal daneben, was selbst einem ansonsten „gesammelten“ Medium passieren kann, rückt es der Therapeut, dem es nicht an Führungsstärke mangeln darf, wieder zurecht. Die gleichen Rechte nimmt er sich auch gegenüber dem Protagonisten heraus. Hellinger Originalton: „Bei der Psychotherapie geht es einem wie einem guten Führer. Ein guter Führer sieht, was die Leute wollen, und das befiehlt er ihnen“ (zit. nach Lakotta 2002).

Der Aufstellungsprozess soll schließlich in einem „Lösungsbild“ kulminieren. In diesem „gibt es eine Rangfolge, die man einhalten muss. Ein System kommt in Ordnung, wenn die Rangordnung stimmt“ (Hellinger, in: Weber, 1998, S. 248). Dieses entspricht nicht zufällig genau einem patriarchalischen Klischee: „Wer zuerst da war, steht an erster Stelle. Es geht rechtsrum im Uhrzeigersinn. Erst kommt gewöhnlich der Mann, dann links davon die Frau“ (ebd., S. 248). Die Kinder werden konsequenterweise in der Reihenfolge des Alters aufgestellt. Hellinger will sogar gehört haben, „dass in Familien Frieden am Tisch war, wenn sie in dieser Reihenfolge saßen“ (ebd., S. 248).

Wer aufstellt, hat mehr vom Leben

Familienaufstellungen nach Hellinger schaffen ein Setting, in dem fachpsychologisches Wissen und wissenschaftliche Methodologie verfemt sind. Psychotherapie wird hier als Gegenmodell zu einem rationalen Problemlösungsprozess betrachtet und man hat keinerlei Hemmungen, mit einer ausgesprochen antiwissenschaftlichen und antiaufklärerischen Haltung zu kokettieren. Den hellingergläubigen Aufstellungstouristen ist das ohnehin Musik in den Ohren und dem breiteren Publikum versucht man diesen Schwenk durch ein aktionales Vorgehen mit stark psychodramatischen Elementen und solchen der Selbsterfahrung schmackhaft zu machen. Nur bleibt das kein unverbindliches Gesellschaftsspielchen, da die ganze Inszenierung darüber hinaus zutiefst ideologisch befrachtet und manipulativ ist. Freilich merkt das zunächst keiner oder will keiner merken; deswegen ist man ja auch nicht gekommen. Die Beteiligten sind beschäftigt und die Faszination lässt sie ihren gesunden Menschenverstand abdanken. Was dabei herauskommt, ist ein Psycho-Happening nach dem Muster eines sektiererischen Rituals, das zwar die Akteure und Zuschauer kräftig durcheinanderbeutelt, aber mehr mit psychodramatisch aufgemotzter Kaffeesatzleserei zu tun hat als mit verantwortungsvoller, professioneller Familiendiagnostik.

In einem solchen Denksystem ist letztlich das Individuum, sofern es nicht in den von ihm gelieferten „Anamnesedaten“ den Stereotypen der unter dem Meister verschworenen Gemeinschaft entspricht, uninteressant, da man ja auf „Höheres“, Überindividuelles aus ist. Hellinger sieht den „Menschen immer als Teil eines größeren Ganzen“, weshalb er „nicht zu ihm als Person oder zu seinem Ich“ rede, sondern „zu seiner Seele, dort, wo er mit etwas Größerem verbunden ist“ (Hellinger, 2002c).

Hehre Worte, die jedoch in einem fachlich begründeten therapeutischen Vorgehen keinen Platz haben, weil sich jeder Quacksalber die Deutungshoheit darüber zuschreiben kann, ob er nun zum „Ich" oder zur „Seele" redet. Der Willkür wird damit Tür und Tor geöffnet. So erklärt es sich u. a., dass, wie oben bereits ausgeführt, der Klient absichtlich keiner psychologischen Anamnese unterzogen wird. In die Niederungen z. B. einer in der angewandten Psychologie allgemein als notwendig erachteten Bedingungsanalyse – was etwas anderes ist als ein Herumstochern in der Vergangenheit – steigt Hellinger nicht hinab.

Dass Hellinger gewisse äußere Ereignisse in der Familie eines Individuums hochstilisiert, die seiner Ansicht nach die Kriterien von Schicksalhaftigkeit erfüllen, widerspricht dem eben Gesagten in keiner Weise. Im Gegenteil, Hellinger enthebt den Menschen durch die Überhöhung gewisser universeller, schicksalhafter – aber eben nicht unbedingt für den konkreten Menschen relevanter – Ereignisse der Individualität. Die angebliche Orientierung auf das objektiv Gegebene entpuppt sich am Ende als interner Deutungsprozess Hellingers. Die interessierenden so genannten Ereignisse sind letztlich das, was Hellinger als solche so und nicht anders wahrnimmt: „Das, was passiert ist, spielt eine Rolle: die Ereignisse" (in: Weber, 1998, S. 197). Für jeden auch nur halbwegs differenziert denkenden Menschen springt die Plattheit dieses Satzes ins Auge.

Abgesehen davon, dass man sich auch darüber streiten kann, was denn nun aus Sicht des einen oder anderen wirklich „passiert" ist, bleibt doch als entscheidende Richtschnur für das Verstehen eines persönlichen Problems: Was empfinden die betroffenen Menschen selbst gemäß ihrer eigenen Persönlichkeit als das relevante Ereignis, wie bewerten sie es, welche Gefühle löst es aus, wie deuten sie es auf der Grundlage ihrer eigenen Lebensgeschichte oder dessen, was sie dafür halten, und welche Rolle spielt die vorliegende Situation?

Für Hellinger ist es nicht nur uninteressant, sondern gleichsam eine Kontraindikation, danach zu fragen. Eine – auch nur taktische – Offenheit für solche Kognitionen und Erlebnisinhalte wäre nach dieser Ideologie geradezu schädlich. Darum soll sich der Therapeut (Aufstellungsleiter) an das von Hellinger propagierte Schema halten, denn: „Das spart viel Zeit, *weil man dann nicht danach zu fragen braucht, was das für ein Mensch war* [meine Hervorhebung!]. Das lenkt ab und verwirrt" (ebd., S. 197). Ja, das lenkt ab, aber eben nur den Pseudo-Therapeuten, der alles über seinen Kamm scheren will. Es verwirrt ihn auch, da er nicht mehr anders zu denken vermag als in den starren „Ordnungen" seines obskuren Weltbildes. Die lebensweltliche Realität des

Klienten wird als dessen Deutung abgetan, die Deutung jedoch des Aufstellungsleiters zur unverfälschten Wahrnehmung der objektiven Wirklichkeit erhoben. Das darf einem verrückt erscheinen. Doch man höre: Es sei „völlig verrückt", so dreht Hellinger den Spieß um, „dass wir der Deutung eines Ereignisses mehr Bedeutung beimessen als dem Ereignis selbst" (ebd., S. 197). Peng.

Damit glaubt das selbst ernannte Organon der Wahrheit allen Kritikern das Maul gestopft zu haben. Von wegen. Ereignisse sind, nicht einmal in streng naturwissenschaftlichen Settings, per se bedeutend, sondern immer nur in Bezug auf eine bestimmte Fragestellung. Geht es darüber hinaus um etwas so Subjektives wie psychische Gesundheit oder Lebensqualität, wird die tatsächliche Wirkung von Ereignissen oft sogar ausschließlich von der Verarbeitungsweise, der Sichtweise, also der *Deutung* des betreffenden Individuums determiniert. Psychologie als Wissenschaft ist nun eben jenes Unternehmen, das solche Deutungsprozesse beleuchtet, ihre situative aber auch interindividuelle Variabilität zu verstehen versucht, mit der Wirklichkeit abgleicht und z. B. in Form von Psychotherapie als praktische Handlungsempfehlungen zur Verfügung stellt.

Hellinger geht es um etwas ganz anderes als um *psychologische* Fragestellungen in dem an allen Universitäten der Welt anerkannten Sinn. Er gibt vor, sich nur für „Ereignisse" zu interessieren, wie sie quasi von jedem x-beliebigen Gerichtsdiener protokolliert werden könnten. Wobei diese Ereignisse dann angeblich eine von den Bewertungen und Gefühlen des Betroffenen unabhängige Wirkung entfalten. So belehrt Hellinger seine Gemeinde, als ihm einer seiner Kursteilnehmer berichtet, seine Mutter habe ihre Eltern früh verloren und sei von einer strengen Schwester ihrer Mutter aufgezogen worden:

> Wenn ich systemische Psychotherapie mache, widerstehe ich jeder wertenden Beschreibung, das heißt, jeder Zuschreibung von Eigenschaften, zum Beispiel „streng". Das ist völlig irrelevant. Sie kam zur Schwester – Punkt. Das verkürzt den ganzen Prozess enorm. Man braucht diese Beschreibung überhaupt nicht. In den Aufstellungen macht es keinerlei Unterschied. Es sind die Ereignisse und Konstellationen, die wirken. Da kann man seinen eigenen Kopf gut erleichtern, okay? (in: Weber, 1998, S. 198).

Damit will ich nicht sagen, dass ein guter Therapeut stur die Gegenposition einnehmen und seine Klienten zu Wertungen verleiten sollte. Wenn aber solche Wertungen – emotional oder kognitiv, ob zu Recht oder zu Unrecht – bestehen, sind eben diese persönlichen Verarbeitungsweisen und nicht die „nackten" Tatsachen für Wohlergehen oder psychische Krankheit entscheidend. Ein und dasselbe Ereignis (z. B. „Sie kam zur Schwester") kann für den einen den Beginn einer Depression bedeuten, für den andern jedoch das Gegenteil oder für einen Dritten etwas Neutrales.

Die Aufgabe der angewandten Psychologie ist es eben, die individuelle Reaktion zu verstehen, um dann, bei einer eventuell für den Betroffenen schmerzhaften Erlebnis- oder Verarbeitungsweise, zu helfen. Dabei spielt es sehr wohl eine Rolle, ob und wie streng die Schwester war, und noch mehr spielt es eine Rolle, wie die beteiligten Personen die Schwester in dieser Hinsicht wahrgenommen, bewertet und erlebt haben. Das ist Psychologie, oder bescheidener ausgedrückt: Interesse für Menschen. Hellinger hat konsequenterweise mit beiden nichts am Hut. Er kaschiert diesen Umstand mit der Behauptung, er wolle keine Deutungen vornehmen. In Wahrheit nimmt er sehr wohl Deutungen vor, ja in seiner Okkult-Psychologie kocht es geradezu vor Deutungen, tolldreisten Behauptungen und abenteuerlichen Verknüpfungen.

Das führt unweigerlich dazu, dass Hellinger seine Klienten bei Aufstellungen dirigiert, manipuliert, sie in Konstellationskonstrukte hineinbugsiert, ihnen „Lösungen" aufschwätzt oder ihnen die Hoffnung auf Lösungen nimmt, weil sie angeblich mit einem Fluch belastet seien. Damit die hellingersche Aufstellungsmystik funktionieren kann, darf ein Klient die Aufstellung *nicht* nach dem Bild aufstellen, das er persönlich von der Familie hat. Angeblich ist das „richtige" Bild etwas Überindividuelles, Transpersonales. Zu diesem könne der Klient vorstoßen unter der Bedingung, „dass er ganz gesammelt aufstellt und das Bild aus dem Vollzug heraus entsteht. Dann ist es eben nicht ein Bild, was er sich gemacht hat, das er aufstellt, sondern es kommt aus seinem Unbewußten plötzlich ans Licht." Im ersten Fall sei der „Klient der Handelnde, im zweiten wird er von seiner Seele geführt" (Hellinger, ten Hövel, 1997, S. 89-90).

Man beachte, dass hier der Hilfe suchende Mensch seiner Persönlichkeit, seiner Individualität beraubt wird. Freilich geschieht das für den unbedarften Psychotherapiekonsumenten – und für ideologisch korrumpierte „Fachleute" – geschickt mit der Einführung des ehrwürdigen Begriffes der *Seele*. Wer will schon ein „seelenlos" Handelnder sein? Die Tragweite dieser Psychomanipulation, nämlich die Seele in einen Gegensatz zum Individuum zu manövrieren, erlaubt es dann dem großen „Seelen-Führer", jede individuelle Note, d. h. jede *menschliche* Regung für irrelevant zu erklären.

Fassen wir zusammen: Wenn der Klient „gesammelt" aufstellt, wird er von seiner „Seele" geführt und die Wahrheit „kommt aus seinem Unbewussten plötzlich ans Licht", wobei dieses Unbewusste ausdrücklich kein individuelles ist. Diese Wahrheit hat also mit den persönlichen Sichtweisen, Bedürfnissen, Nöten und Sehnsüchten des Klienten nichts zu tun. Darum soll er sich als

Person gefälligst raushalten, wenn sein Schicksal auf dem Schachbrett des Aufstellungstheaters von okkulten Mächten, unter bescheidener Mitwirkung des Priester-Therapeuten, verhandelt wird. Ein Ernstnehmen des Klienten und ein konstruktives Eingehen auf seine Problemsicht (was nicht heißt, seine Sichtweise kritiklos als Maß der Dinge hinzunehmen) kann unter den geschilderten Vorzeichen nicht stattfinden. Typisch auch hier wieder für das hellingersche Denken – das sich wesentlich durch einen *Mangel* an Denken auszeichnet – das Hantieren mit undefinierten, vagen Begriffen (Gesammeltheit, Seele, Vollzug, Unbewusstes, Licht), die bedeutungsträchtig daherkommen, aber nichts weiter als Allgemeinplätze repräsentieren.

Will ein Klient sich nicht gleich auf transgenerationale und transpersonale Problemsichten einlassen, sondern seine individuelle Lage und Sicht mitteilen, hat Hellinger gleich den Verdacht, dieser wolle ihn „zum Handlanger machen für das, was er für die richtige Lösung hält“ (ebd., S. 91). Das lasse er nicht zu, er schaue dann am Klienten vorbei (glauben wir ihm ungeprüft). Versuchte ihm ein Klient seine persönlichen Probleme mit seinen Eltern zu erzählen, z. B. von einer depressiven Mutter oder einem fordernden Vater, würde Hellinger gleichsam allergisch reagieren: „Das tut mir physisch echt weh. Da hätte ich vorher schon unterbrochen. Ich richte mich da nach meinem Wohlbefinden. *Was mir physisch weh tut, kann nicht relevant sein* [meine Hervorhebung!]“ (ebd., S. 92). Na super, Hellingers Körper ein esoterisches High-Tech-Messgerät – und *so* objektiv!

Woher eigentlich die Unterstellung, dass jemand, wenn der Aufstellungsprozess nicht nach Hellingers Kopf geht, nicht „gesammelt“ aufgestellt habe? Weil es nicht „richtig“ aufgestellt war. Und woher wissen wir, dass es nicht „richtig“ war? Ach ja: „Das Richtige braucht keine Erklärung“ (1997, S. 30), es drängt ans Licht, wird in der Aufstellung offenbar. Wie in einem offenen Buch muss dann nur noch darin gelesen werden (nicht gedeutet!), was dem Meister spielend gelingt, denn er „schaut“ hin, und zwar „richtig“. Wer was anderes sieht, hat nicht richtig geschaut oder das Geschaute durch Deutungen verfälscht usw. Wer Hellingers Schau in Frage stellt, dem schleudert er den Bann entgegen: „Das Richtige lässt sich nicht ungestraft in Frage stellen“ (1995a, S. 87)!

Natürlich ist diese selbstherrliche Zirkellogik im höchsten Maße infantil, macht aber bei erschreckend vielen Menschen Eindruck. Hellinger kann gar nicht anders, als in den Aufstellungen, deren ideologische Rahmenbedingungen, Prozessregeln und einzelne Parameter er selbst festgelegt hat, das zu „entdecken“, was er in seiner arroganten Naivität hineingelegt hat. Hellinger funktioniert hierin wie ein Automat, der sich seine Vorurteile prompt immer wieder selbst bestätigt, anders gesagt, er findet ständig die Ostereier, die er selbst versteckt hat.

„Falsche" Familienaufstellungen glaubt Hellinger so sicher zu erkennen, wie er sich die „richtigen" einbildet. Er könne „von „vornherein sagen, ob einer seine Familie richtig aufgestellt hat oder nicht" (ebd., S. 86). Auf die Frage seiner Interviewpartnerin, ob er das wirklich könne, antwortet er:

> Sofort. Vor kurzem hat eine Frau ihre Familie aufgestellt. Ich habe zu ihr gesagt: „Du hast nicht richtig aufgestellt. Hast du das schon mal aufgestellt?" Sie sagte: „Ja." Ich fragte sie: „War das so, wie du es jetzt aufgestellt hast?" Sie sagte: „Ja." Ich habe sie dann die Familie nochmals aufstellen lassen, ganz gesammelt. Daraufhin hat sie dann die Familie völlig anders aufgestellt (Hellinger, ten Hövel, S. 86-87).

Wie man unschwer erkennen kann, ist die Beweiskraft dieser Demonstration gleich Null. Trotzdem beharrt Hellinger darauf, dass er eine Abweichung der Aufstellung von dem „richtigen" Bild der Familie wahrnehme wie einen „falschen Ton". Auf die Frage, ob er gewissermaßen die „systemische Aura" wahrnehme, gibt sich Hellinger bescheiden: Er sei „nicht im Ich", wenn er arbeite, er gehe in seine „Seele und habe dann ein ungefähres Gespür: ist es im Einklang oder nicht" (ebd., S. 87).

Wollte man das Gesagte ernst nehmen, würde daraus folgen, dass verschiedene Aufstellungen zu ein und derselben Familie sich im Wesentlichen gleichen müssten, vorausgesetzt, der Aufsteller hat „richtig" aufgestellt. Da aber letztere Bedingung von einem nachfolgenden Aufsteller immer bestritten werden kann, wäre die Gleichheitsthese gar nicht prüfbar, es sei denn, man hätte im Zweifelsfalle immer einen allseits anerkannten Oberguru zur Hand. Doch die Anstrengungen, Hellingers Aussagen logisch zu Ende zu denken, können wir uns sparen, denn zwei Seiten weiter macht er eine Kehrtwende: „Jede Aufstellung weicht ab. Es gibt keine zwei gleichen Aufstellungen" (ebd., S. 89). Damit hält er sich wieder die Tür offen für eine vollkommene Beliebigkeit der Abbildungsresultate in den Aufstellungen, die ja nichts als die reine Wahrheit über die reale Familie ausdrücken sollen. Freilich würde Hellinger kritische Überlegungen solcher Art beiseite wischen mit der Behauptung, unterschiedliche Aufstellungen könnten sehr wohl Gleiches aussagen. Dazu bedürfte es aber wiederum der Interpretation, die er angeblich ablehnt – wohl um nicht darüber reden zu müssen, wie er dabei verfährt?

Dass im hellingerschen Jargon der aufstellende Klient als *Protagonist* („Hauptakteur") bezeichnet wird, ist angesichts der Geringschätzung, die

Therapeuten den Klienten entgegenbringen sollen, ein Etikettenschwindel. Potentiellen Aufstellungsleitern schärft er ein nachzuprüfen, ob ein Klient Personen „innerlich gesammelt aufgestellt" hat oder ob er „nur einer vorher zurecht gelegten Vorstellung gefolgt ist. ... Man muss darauf achten, ob es jemand ernst macht oder nicht, sonst muss man es unterbrechen" (Hellinger, 1995a, S. 335f). – Damit kann man jede Manipulation rechtfertigen. Für Vorkehrungen dieser Art hat der Oberguru, der angeblich keiner sein will, ausreichend gesorgt.

In der nicht von hellingerschem Denken infizierten Familientherapie sieht man den Klienten respektvoll als möglichen Experten für sein Problem. Gewiss kann man sehen, wenn sich einer einen Ulk aus einem therapeutischen Setting macht. Im oben zitierten Beispiel ist dies – nach aufmerksamer Lektüre des ganzen Passus – ganz offensichtlich nicht der Fall. Den Klienten als unernst zu disqualifizieren, weil seine Sichtweise dem Therapeuten nicht in den Kram passt, ist Bauernfängerei. Solcher wird Tür und Tor geöffnet durch hochtrabend-vage, absichtlich nicht definierte bzw. nicht konkretisierte Begriffe wie „Gesammeltheit" und „Ernst". Diese Art verantwortungslosen Umgangs mit Klienten (wenn es bewusst geschieht) oder therapeutischer Stümperhaftigkeit (wenn es unbewusst geschieht) ist eine Grundfigur hellingerschen Gebarens.

Wenn ich behaupte, dass im hellingerschen System die Sichtweisen und Gefühlsäußerungen des Hilfe suchenden Individuums missachtet werden, ist damit noch nicht das ganze Ausmaß des Skandals offenbar. Hellinger ist nämlich gar nicht so sehr daran interessiert, Einzelnen zu helfen: „Mir geht es weniger darum, den Einzelnen zu heilen, sondern ich will in ein System eine Ordnung bringen, damit die Energien fließen" (zit. nach Krüll, Nuber, 1995). Freilich würden Hellinger und seine Adepten sofort hinzufügen, dass damit auch dem einzelnen Klienten am besten geholfen sei. Doch das ist eine fromme Behauptung. Zu befürchten ist eher, dass die Interessen des Hilfe Suchenden auf dem Altar obskurer „Systeme", „Ordnungen" und „Energien" geopfert werden.

Da sich Hellinger das familiäre „System" nur als eine Art mehrgenerationales Gruselkabinett vorstellen kann und seine „Ordnungen" nur in höchst persönlichen Offenbarungen erschaut werden, kommen gefährliche Unbekannte in das therapeutische Kalkül, die der Willkür des Aufstellungsleiters den Weg ebnen und jeden Unfug rechtfertigen.

Übrigens wissen wir auch aus Geschichte und Politik, wohin es führt, wenn religiöse oder säkulare Propheten angeblich höhere Zwecke über alles stellen. Man achte auf diese Geistesverwandtschaft (vgl. Kap. V).

Mediale Diagnostik

Die medialen Fähigkeiten, die sich Hellinger selbst andichtet, schreibt er in gewissem Maße auch den in den Aufstellungen agierenden „Stellvertretern" zu. Nicht den Personen als solchen, wohlgemerkt, sondern ihrer Rolle in dem mystischen Aufstellungsritual. Der Stellvertreter tritt demnach als Person völlig zurück und wird sozusagen zum übersinnlichen Instrument der Informationsgewinnung. Nicht er ist es, „der da agiert und fühlt. Der Stellvertreter ist nur das Gefäß, durch das der Klient einen neuen Zugang zu seinem Ursprung finden kann" (Hellinger, ten Hövel, 1997, S. 82).

Das in der professionellen Psychotherapie bewährte und von der Forschung bestätigte Prinzip, dass der therapeutische Erfolg dann am besten gefördert wird, wenn das therapeutische Setting der realen Situation, in der das Problem auftritt, möglichst ähnlich ist, wird in der hellingerschen Vorgehensweise bewusst missachtet. Da heißt es nämlich konkret, dass reale Familienmitglieder des Klienten in der Aufstellung nichts zu suchen haben. Hellinger selbst dazu:

> Um eine Konstellation aufzuzeigen, braucht man keine Familie. Die Beobachtung ist, dass es eine größere Wucht hat, wenn man die Familie durch andere aus der Gruppe aufstellt. Stellen Familienmitglieder ihre eigenen Familienmitglieder auf, besteht die Gefahr, dass die aktuellen Beziehungen eher störend wirken und sie dann nicht von ihren inneren Bildern ausgehen (in: Weber, 1998, S. 253).

Die „größere Wucht" besteht offensichtlich darin, dass sich die Stellvertreter – meist hellingergläubige Aufstellungstouristen – unabhängig von der psychosozialen Realität der Familie in die kühnsten Fantastereien hineinsteigern können. In diesem Sinne wirken tatsächlich „die aktuellen Beziehungen eher störend" auf die „inneren Bilder". Warum nun die so genannten inneren Bilder von tieferer Wahrheit sein sollen als solche, die sich an realen Konstellationen orientieren, mag so neugierigen Fragern wie mir verschlossen bleiben. Doch was sich Hellinger dabei denkt, kann ich mir allemal denken. Wenn es um tiefgründige Pseudoerklärungen geht, ist er nie um Worte verlegen. Was hat es also mit den vielbeschworenen inneren Bildern auf sich? Woher kommt das Wissen der Stellvertreter?

> Es gibt eine Tiefe, in der alles zusammenfließt. Sie liegt außerhalb der Zeit. ... In der Tiefe sind Zukunft und Vergangenheit identisch. ... Manchmal gibt es Situationen, in denen man mit dieser Tiefe in Verbindung kommt. Dann erkennt man z. B. Ordnungen, verborgene Ordnungen, und kann in der Seele an Größeres rühren (Hellinger, ten Hövel, 1997, S. 82).

Eine Erklärung, die nichts erklärt, großartige Worthülsen ohne Aussage, ein Anspruch von Tiefe, der sich in Plattheiten ergießt: Das ist Hellinger, wie er die einen anwidert und die anderen fasziniert.

Damit die medialen Stellvertreter aus dem mysteriösen Kraftfeld möglichst reines übernatürliches Wissen zu dem abgebildeten System saugen können, sollen sie sich frei machen „von eigenen Vorstellungen, Absichten und Ängsten" (Hellinger, 2002a). Wie das vonstatten gehen soll, wird natürlich in keiner Weise spezifiziert, sondern mit Begriffen umschrieben, die ebenso wenig aussagekräftig sind, was naive Geister jedoch nicht davon abhält, sich bestens informiert zu fühlen. Es wird also davon ausgegangen, die Stellvertreter seien, bei entsprechender „Sammlung", völlig jungfräuliche Projektionsfelder für seelische Wirklichkeiten des zur Debatte stehenden (Familien-)Systems.

Diese Vorstellung kann nur in einem Milieu entstehen, dem sowohl der gesunde Alltagsrealismus abhanden gekommen ist als auch die Ergebnisse jahrzehntelanger psychologischer Forschung völlig fremd sind. Der Mensch ist doch das Wesen schlechthin, das *nie* frei ist von Gedanken, Meinungen, Erwartungen und Gefühlen – auch dann nicht, wenn er sich in diesem Zustand wähnt. Die einzige Möglichkeit, sich bis zu einem gewissen Grad über seine Subjektivität zu erheben, liegt darin, sich seines Wahrnehmens, Denkens und Fühlens bewusst zu werden, um es vorzugsweise mit Hilfe anderer Kommunikationspartner kritisch zu hinterfragen. Doch diese Vorgehensweise ist bei Hellingerianern ausdrücklich verpönt, angeblich kontraproduktiv.

Die Behauptung, die Stellvertreter würden sich, sobald sie durch das quasi-magische Ritual „aufgestellt" werden, psychisch in eine *tabula rasa* verwandeln, ist nicht nur durch nichts belegt, sondern widerspricht krass dem wissenschaftlichen Sachverstand, aber auch jeder Lebenserfahrung außerhalb des Bannkreises sektiererischer Psychokulte. Diese Vakuum-Fiktion der psychischen Befindlichkeit ist dann der beste Nährboden für allerlei Fabulationen und hysterische Aufschaukelungseffekte. Denn den Stellvertretern wird suggeriert, sie sollten

> genau auf die Veränderungen achten, die sich bei ihnen in ihrer körperlichen Befindlichkeit und ihren Gefühlen einstellen, zum Beispiel darauf, dass das Herz schneller schlägt, sie zu Boden schauen wollen und sie sich plötzlich schwer oder leicht fühlen, oder wütend oder traurig. Auch ist es hilfreich, wenn sie auf die Bilder, die auftauchen, achten, und wenn sie auf die inneren Geräusche oder Worte hören, die sich aufdrängen (ebd.).

Hier wird den Stellvertretern eine Palette von Suggestionen angeboten, die sich mit ziemlicher Sicherheit als sich selbst erfüllende Prophezeihungen auswirken werden. Damit ist aber nichts gewonnen. Wer darauf wartet, dass innere Bilder, Farben, Töne, Gefühle oder was auch immer aufsteigen, wird ziemlich schnell erleben, dass sie tatsächlich aufsteigen, bei dem einen vehementer bei dem andern dezenter (machen Sie einen Selbstversuch). Anders geht es gar nicht. Das ist höchst trivial, überhaupt nicht rätselhaft, ein alltägliches, allzu menschliches Phänomen. „Außergewöhnlich" wird es erst dadurch, dass manche Schwarmgeister einen banalen Vorgang mystifizieren, weil ihnen offensichtlich die eigene Psychologie und die anderer fremd ist.

Menschen, die keine Distanz zur Buntheit und zum Auf und Ab ihres ständig bewegten inneren Geschehens haben, riskieren dabei zum Teil in extreme Zustände zu verfallen, die wiederum von quacksalbernden psychologischen Analphabeten für Offenbarungen des aufgestellten Systems gehalten werden. Hellingers Fangemeinde und er selbst kolportieren zahlreiche Anekdoten, welche die außergewöhnlichen hellseherischen Fähigkeiten der Stellvertreter belegen sollen. Auch wenn hier meistens nicht bewusst geflunkert wird, tragen diese Geschichten doch eindeutig die Handschrift mangelnden analytischen Sachverstandes gepaart mit kindlicher Fabulierlust, die allerdings bierernst mit pseudowissenschaftlichem Anspruch daherkommt.

Nach Hellinger beginnen die Stellvertreter oft „spontan zu reagieren, zum Beispiel indem sie zittern oder weinen oder den Kopf senken, schwer atmen ..." (ebd.). Aber auch seine Jünger wissen, was Hellinger glaubt. Das heißt, dass jeder, der sich bei einer Aufstellung als Stellvertreter zur Verfügung stellt, wenn er seine Aufgabe ordentlich erledigen will, ideologiekonforme Reaktionen zeigen muss. Wie oben schon angemerkt, ist dabei keine besondere Mühe erforderlich, da sich der Mensch grundsätzlich nicht, weder psychisch noch körperlich, als leeres Gefäß wahrnimmt, sondern als ein hin und her wogendes Meer von Empfindungen, Gedanken, Sensationen und Gefühlen. (Horchen Sie in sich hinein und Sie werden es bestätigt finden.) Allein durch Fokussierung der Aufmerksamkeit, durch Bewusstwerdung, durch gerichtete oder ungerichtete Erwartungen und mehr noch durch explizite oder implizite Suggestionen werden dann zwangsläufig – um im Bild zu bleiben –bestimmte „Wellenformationen" dominant, die dem psychologisch naiven Beobachter oder Mitspieler wie wundersame Eingebungen vorkommen.

Lächerlich vorschnelle Deutungen, die von Hellinger & Co. natürlich nicht als solche gesehen werden wollen, tun dann ihr Übriges. Beispiel: „Wenn alle

Stellvertreter in die gleiche Richtung schauen", dann wisse man sofort, „dass vor ihnen eine Person stehen muss, die vergessen oder ausgeklammert wurde" (ebd.). Dieser Schluss ist nun alles andere als zwingend. Man könnte ebenso mutmaßen, dass alle auf ein gemeinsames Ziel schauen, einen gemeinsamen Feind oder dass der Stellvertreter die Blickrichtung unbewusst nach rein ästhetischen Gesichtspunkten gewählt hat usw. Andererseits ist es höchst einfach, die ihrer Natur nach reichlich vage Behauptung des Ausgeschlossenseins immer bestätigt zu finden, wenn man es nur will; denn in jedem (Mehrgenerationen-)Familiensystem gibt es Personen, von denen man mehr oder weniger behaupten kann, sie seien vergessen oder ausgeklammert worden. Wer die Trivialität einer Übereinstimmung zwischen subjektiv bedeutsamen Zeichen (Stellvertreter gucken da oder dort hin) und Allgemeinplätzen (jemand wurde vergessen oder ausgeschlossen) nicht durchschauen kann (oder will), sieht dann bei den Stellvertretern hellseherische Kräfte am Werk.

Die den Stellvertretern zugeschriebenen außer- bzw. übersinnlichen Fähigkeiten begrenzen sich keineswegs auf den kognitiven Bereich. Neben dem „Wissen durch Teilhabe", dessen die Stellvertreter angeblich auf wunderbare Weise teilhaftig werden, „verhalten (sie) sich und fühlen (sie sich) wie die Personen, die sie darstellen, obwohl weder sie noch der Therapeut Vorinformationen über sie haben" (ebd.). Nach der Lektüre von mehr als einem Dutzend Hellinger-Schriften, nach der Analyse von Videos, in der Seine Bescheidene Eitelkeit persönlich agiert, konnte ich *nichts* entdecken, was mich oder die Kollegen unserer Beratungsstelle verblüfft hätte. Im Gegenteil: Alles erschien uns, wenn auch verschroben, nur allzu durchsichtig, mit plumpem Tiefsinn beschwert, stereotyp und aufgeblasen. Mag sein, dass sich die meisten Mitspieler und Zuschauer bei Hellingers Veranstaltungen in Bann schlagen lassen. Aber Mitspieler und Fans sind nun mal per definitionem geneigt, in einem Spiel so aufzugehen, als sei es *das* Leben.

Es kann also keine Rede davon sein, dass die Äußerungen, Symptome und psychophysischen Zustände, von denen die Stellvertreter heimgesucht zu werden scheinen, der Wissenschaft irgendwelche Rätsel aufgeben würden, wie gläubige Hellingerianer uns weiß machen wollen. Rätselhaft ist nur, wie mitunter sogar Menschen, die an einer deutschen Universität eine wissenschaftliche Ausbildung genossen haben, dem sinistren Charme dieses Hokuspokus erliegen können. So ein Münchner Psychologe und Fachhochschulprofessor, der sich die in der Aufstellungsarbeit auftretenden Phänomene nicht mit den üblichen psychologischen Theorien zu erklären weiß (Ruppert, 2002), woraus er nicht auf eigene Inkompetenz schließt, sondern auf das Versagen der wissenschaftlichen Psychologie im Allgemeinen. Außerdem nimmt Ruppert in diesem Beitrag, der als Replik auf einen kritischen *Spiegel*-Artikel verfasst wurde, Hellinger gegen den Vorwurf in Schutz, nach esoterischer Manier zu handeln und zu denken. Das in seiner Taktik durchsichtige Argument lautet, dass „Esoterik" ja im Wortsinne „Geheimlehre" bedeute, „also eine Lehre, die nur Eingeweihten zugänglich ist", die Aufsteller jedoch öffentlich arbeiteten und die Erfahrungen damit öffentlich zugänglich seien (ebd.). So weit, so gut – nur ist das kein Argument, sondern ein sprachlicher Trick, der darin besteht, einen Esoterikbegriff zu verwenden, der mit dem heutigen Sprachgebrauch nichts mehr zu tun hat und nicht auf die hellingerschen Umtriebe zutrifft.

Dazu ist Mehreres zu sagen: Wohl ist es richtig, dass der *ursprüngliche* Wortsinn auf eine Art Geheimwissen einer mehr oder weniger geschlossenen Gruppe abstellt. In diesem Sinne waren paradoxerweise vielleicht die mathematischen Kenntnisse antiker griechischer Philosophen *esoterisch*, nicht so sehr, weil sie ihr Wissen etwa nicht teilen wollten, sondern aus Mangel an gebildeten Gesprächspartnern. Was die *heutige* Esoterikszene angeht, so wird dort angebliches Wissen in aufdringlichster Weise an jeder Straßenecke angeboten, es werden also Lehren verkauft, die man um jeden Preis öffentlich machen und in Geld umwandeln will. Anders gesagt, der Begriff von Esoterik belegt heute das Gegenteil dessen, was der ursprüngliche Wortsinn bedeutete.

Geradezu das Markenzeichen für Esoterik ist heute eine aggressive Popularisierung (und Kommerzialisierung) von pseudophilosophischen und pseudowissenschaftlichen Behauptungen, von Heils-, Gesundheits- und Selbstverwirklichungstechnologien. Durch Heilserwartung und wissenschaftlichen Analphabetismus auf der einen Seite und geschäftstüchtigen Missionseifer auf der anderen Seite werden solche Tendenzen genährt. Ein Mosaiksteinchen in diesem Gesamtphänomen ist das Phänomen Hellinger, es funktioniert nach den gleichen Prinzipien. Moderne und postmoderne esoterische Menschheitsbeglücker gieren nach nichts mehr als nach Veröffentlichung ihrer „geheimen" Lehren. Wenn aber Kritiker deren Gehalt testen wollen, ziehen sich die selbst ernannten Meister wieder auf geheimniskrämerische Argumentationslinien zurück. Ein durchschaubares Spiel.

Schlotternde Knie und wissende Felder

Alles, was die Stellvertreter an Symptomen oder sonstigen spektakulär erscheinenden Reaktionen produzieren, kann aus psychologischer Sicht mühelos erklärt und nachvollzogen werden. Dabei geschieht nichts, was einen einfühlsamen *und nüchternen* Beobachter überraschen würde – ob nun Rotz und Wasser geheult wird, die Knie schlottern, eiskalte Schauer über sämtliche Rücken laufen, der Magen sich bedrohlich umdreht, Stimmen gehört werden, angebliche Lahme wieder gehen oder ansonsten gelenkige Typen wie zur Salzsäule erstarren. Im begrenzten hellingerschen Denksystem kann man sich das nicht anders erklären denn als authentische Äußerung des repräsentierten Familienmitglieds, egal, ob dieses noch lebt oder schon tot ist.

Für Hellinger besteht kein Zweifel, dass die Stellvertreter auch „mit Personen in Verbindung sind, die längst verstorben sind" (Hellinger, 2002a). Dass wir nun gar noch eine spiritistische Komponente des Familienstellens entdecken, verwundert uns nicht, denn Hellinger therapiert nicht nur alle Welt, sondern *erklärt* auch die ganze Welt, die jenseitige inklusive.

Die prozeduralen Vorkehrungen und psychologischen Mechanismen beim Familienstellen können in etwa so zusammengefasst werden: Wer zu Hellingers oder seiner Epigonen Veranstaltungen kommt und sich als aktiver Rollenspieler zur Verfügung stellt, dem darf Bereitschaft zur Kooperation oder gar eine gehörige Portion Geistesverwandtschaft mit den Veranstaltern unterstellt werden. Dann versetzt der Aufstellungsleiter die Stellvertreter in einen Zustand scheinbarer informationeller Deprivation, indem versucht wird, alle außerhalb des engen hellingerschen Fragekanons liegenden Informationen über den Klienten bewusst auszublenden. Die informationelle Deprivation ist freilich nur illusorisch, da mit impliziten Vorinformationen, eventuell auch Gerüchten gerechnet werden muss. Gäbe es diese nicht, würden doch die routinemäßig gestellten, durchaus suggestiven Fragen des Aufstellungsleiters nach Schicksalen von Familienmitgliedern (Abtreibung, Totgeburt, früher Tod, Behinderung etc.) schwer genug wiegen.

Zu diesen suggestiven Rahmenfragen kommen weitere spezifische Suggestionen von angeblich sich bald einstellenden Körpersensationen, Wahrnehmungen und Eingebungen hinzu. Gespanntes Warten der Stellvertreter schlägt um in Autosuggestion und die Erwartungen erfüllen sich schließlich nach dem Gesetz der sich selbst erfüllenden Prophezeiung. Spontane Fluktuationen körperlicher und psychische Zustände werden fokussiert, überinterpretiert, kurz, sie schaukeln sich in einem inszenierten Verstärkerprozess so weit hoch, bis sich ein „Ergebnis“ einstellt, das die verschworene Gemeinschaft unter dem Aufstellungsleiter befriedigt.

Parallel dazu hat der Aufstellungsleiter die Möglichkeit, immer wieder punktuell einzugreifen, Prozesse auszulösen, zu verstärken oder im Keim zu ersticken. Kommentare, Positionswechsel, Beachtung, Nichtbeachtung, Führung des Protagonisten durch den Leiter, aber auch die Behandlung (bis zur Eliminierung) von Stellvertretern haben einen um so gewichtigeren Einfluss auf das Geschehen, je dreister der Therapeut agiert und je blinder der Respekt, der diesem entgegengebracht wird. Beide Bedingungen sind für Aufstellungen à la Hellinger erfüllt.

So erweist sich der mystifizierte Aufstellungsprozess, gewollt oder ungewollt, als eine publikumswirksame Nummer mit Elementen der Manipulation, Suggestion und Illusion: Scheinbare informationelle Deprivation bei gleichzeitiger verbaler und aktionaler Stimulation, eine gehörige Portion Compliance, intra- und interindividuelle Rückkoppelungsprozesse, Effekte der *self fulfilling prophecy* und die autoritäre Deutungshoheit des Aufstellungsleiters lassen jene Dynamik entstehen, die naive Geister so sehr beeindruckt.

Dabei wäre es so einfach, dieses Phänomen intuitiv zu verstehen und auf den durchaus auch interessanten Boden der psychologischen Tatsachen herunterzuholen. Wer hätte nicht schon mal als Teilnehmer in einem Laienschauspiel oder beim spontanen Nachahmen einer anderen Person festgestellt, wie wir plötzlich mit (Gänse-)Haut und (zu Berge stehenden) Haaren in die Rolle bzw. in das, *was wir dafür halten*, hineinschlüpfen und ganz darin aufzugehen scheinen. Dieses Gefühl haben täglich Millionen von Menschen – einige von Berufs wegen: man nennt sie Schauspieler, Imitatoren –, ohne gleich zu behaupten, sie stünden in einer unerklärlichen, übersinnlichen Verbindung mit der dargestellten Person. (Dieses Spielchen funktioniert übrigens auch mit imaginären Figuren, die niemals existiert haben.)

Nach führenden Aufstellungsmystikern vollzieht sich diese Verbindung über eine Art überpersonales Feld einer mehrgenerationalen Familienseele. „Feld“ und „Seele“ sind dabei keineswegs nur Metaphern, sondern werden von Hellinger „wie elektromagnetische Felder“ gesehen (Hellinger, ten Hövel, 1997, S. 85). Dabei beruft er sich auf den englischen Biologen Rupert Sheldrake, einen krassen Außenseiter im Wissenschaftsbetrieb, dessen „morphische Felder“ einen ähnlichen Sachverhalt beschreiben sollen.

Bei diesen „Feldern“ handelt es sich um ein parapsychologisches Konstrukt, das von Albrecht Mahr, einem anderen Zuarbeiter Hellingers, „wissendes Feld“ genannt wird (2000, S. 32). Dieses befähige die Stellvertreter,

Gedanken, Gefühle und körperliche Zustände der vertretenen Personen zu erspüren, denn „in einer Aufstellung ist das gesamte Wissen über die Entwicklung *dieser* Familie und ihrer Vorfahren – im Guten wie im Schlimmen – enthalten“ (ebd., S. 32). Mit diesem Wissen können wir, so heißt es weiter, „durch Resonanz in Verbindung treten“. Wie soll dies geschehen? „Unsere Haltung, unsere geistige Ausrichtung gegenüber diesem System (hier: Familie; W. H.) bzw. seiner Aufstellung bringt gleichsinnige Inhalte des Systems zum Klingen.“ Dieses Phänomen nenne Sheldrake, so Mahr, „morphische Resonanz“. Die zu erspürenden „Inhalte“ würden dadurch wahrnehmbar für alle an der Aufstellung Beteiligten, da diese „ja bereit sind, sich diesem Resonanzphänomen in der Teilhabe an einem fremden Feld zu öffnen“ (ebd., S. 32).

Dieses zirkuläre Gefasel soll uns glauben machen, dass ein zu erklärendes Phänomen, die angebliche außersinnliche Wahrnehmung, dadurch erklärt sei, dass ein neues, ebenso erklärungsbedürftiges Konzept eingeführt wird; der Teufel der Zweifelhaftigkeit soll ausgetrieben werden mit dem Beelzebub der Unglaubwürdigkeit.

Das parapsychologische Konstrukt Sheldrakes von den „morphischen“ Feldern“ darf übrigens nicht verwechselt werden mit dem wissenschaftlichen Konzept der „morphogenetischen“ Felder, an die sich Sheldrake, freilich nur begrifflich, anlehnt. Die von ihm postulierten Felder sind sozusagen die Seele von hierarchisch geordneten Systemeinheiten, handele es sich um Kristalle, biologische Organismen oder Familien. Zu jedem System gebe es ein solches morphisches Feld, „das die kollektive, kumulierte Erinnerung an Vorgängerorganismen enthält und mit dem es durch ‚morphische Resonanz‘ in Wechselwirkung tritt“ (Kamphuis, 2001). Informationsübertragung soll so ohne jede Kraftwirkung und Zeitverlust vonstatten gehen, was den Unterschied zu den bisher bekannten physikalischen Feldern ausmache. Eine aus den sheldrakeschen Behauptungen abgeleitete Hypothese übrigens ist, die Schmelzpunkte von Stoffen seien nicht konstant, sondern würden aufgrund der morphischen Resonanz allmählich steigen. Das ist natürlich Unsinn. Der Anstieg der in der Literatur angegebenen Schmelzpunkte erklärt sich mühelos aus der verbesserten Reinheit der untersuchten Substanzen (van Genderen u. a., 2001).

Hellinger, Mahr & Co. fühlen sich durch das pseudowissenschaftliche Konstrukt Sheldrakes animiert, die in die Aufstellungen hineinphantasierten wundersamen Kraftwirkungen und Informationsübertragungen für bare Münze zu nehmen. Umgekehrt darf Sheldrake sich freuen, seine von der wissenschaftlichen Fachwelt ignorierte Theorie durch Praktiker vom Schlage Hellingers im Bereich der höheren Seelenkunde bestätigt zu sehen. Pseudowissenschaft meets Psychokult, dessen religiös-mystischen Zug Mahr unterstreicht, wenn er sagt, die Familienmitglieder, ob lebend oder längst verstorben, ob dem aufstellenden Klienten bekannt oder unbekannt, „sie alle sind im Geschehen der Aufstellung wirklich da, sagen und zeigen uns bisher nie Gehörtes und nie Erlebtes" (1999, S. 19). Das Nachspielen gewisser Aspekte einer Familie mutiert in der Aufstellerszene zu einem Sakrament, das unter der Leitung des Priester-Therapeuten übernatürliche Wirkungen entfaltet.

Gäbe es diese wissenden Felder und wäre es so einfach, sie zu aktivieren, hätten wir allerdings ein tolles Instrument zur Verfügung, das uns allerlei nützliche Dienste erweisen könnte. Wir müssten nicht nur imstande sein, die Gefühlszustände von wildfremden Menschen nachzuerleben, sondern auch deren Gedanken zu lesen, zu sehen, was sie sehen, zu hören, was sie hören oder vor 1000 Jahren gehört haben. Die Geschichtsforschung würde für absolut unzugänglich gehaltene Geheimnisse lüften. Das verschollene Kuchenrezept der Ururgroßmutter könnte durch eine Aufstellung wieder hereingebeamt werden, den Aufenthaltsort des verlorenen Schlüssels meines Nachbarn könnte sein „Stellvertreter" sofort nennen. Wir könnten wahrscheinlich sogar die Bizeps des Gouverneurs Schwarzenegger an unserem Körper fühlen, das Herz eines Fremden in unserer Brust spüren oder – nur zu unserer Information – mal seinen Tod sterben. Nicht zu denken an die kriminellen Ausbeutungsmöglichkeiten.

Dies alles ist sehr wunderlich, während ich hier sitze und diesen Text dem wissenden Feld meiner Festplatte anvertraue...

Hellseher mit dunklen Ahnungen

„Vor kurzem war ein junger Mann in einem Seminar. Mein Bild war: Er lebt nicht lange. Er schaute in eine Richtung, und da wurde mir auf einmal klar: Es ist der Tod, auf den er schaut" (Hellinger, ten Hövel, 1997, S. 39). So funktioniert ein Hellseher, d. h. ein Fabulant, dem das Bewusstsein für seine Fabulationen abhanden gekommen ist. Also erlebt er seine Visionen wie Offenbarungen, die er den Hilfesuchenden, wie im geschilderten Fall, prompt als deren Schicksal unterjubelt. In anderen Fällen geheimnisst er dunkle Verbrechen in die Familiengeschichte hinein: „Plötzlich habe ich gesehen, dieses zweite Kind ist ermordet worden. Ich habe sie gefragt: ‚Ist dieses Kind ermordet?' Sie sagte: ‚Das weiß ich nicht, aber es sei immer die Rede davon gewesen, dass die Mutter das erste Kind umbringen wollte'" (ebd., S. 121).

Hellinger begnügt sich nicht damit, plötzliche unfehlbare Einsichten zu haben, sondern er lechzt wie alle vorgeblich mit übersinnlichen Fähigkeiten Ausgestatteten nach sinnlicher Bestätigung. Kommt die Bestätigung nicht spontan, redet er sie wie im obigen Beispiel den Beteiligten so lange ein, bis diese ihm etwas liefern (angebliches Hörensagen), was so ähnlich (erstes anstatt zweites Kind) zu klingen scheint. Das darf dann auch recht vage sein, der Meister richtet es schon passend für sich. Schließlich trägt noch der Zufall sein Scherflein bei, denn selbst bei den haarsträubendsten Hypothesen kommt es, wenn sie nur oft genug wiederholt werden, immer wieder zu Zufallstreffern, die dann als „Beweise" für chronisch schicksalsträchtige Visionen herhalten müssen.

Davon abgesehen haben die hellseherischen Künste Hellingers auch amüsante Akzente: „Z. B. habe ich gesehen: Wenn jemand einen Bart trägt, hat er eine Mutter, die seinen Vater verachtet und sich für besser hält. Und beim Vater seines Vaters war es genauso" (ebd., S. 88). Man muss kein Hellseher sein, um zu durchschauen, dass hier einer ständig auf der Suche nach der Bestätigung seiner Vorurteile ist. Die Häufigkeit, Plattheit und Insistenz, mit der Hellinger unter anderem die Thematik der Nicht-Achtung des Mannes durch die Frau verfolgt, hat etwas Obsessives, Wahnhaftes. Und würde er nicht fündig im Bart eines Passanten, würde er fündig in dessen Bartlosigkeit.

In einem Interview mit Norbert Linz (N. L.) erläutert Hellinger (H.) seine Wahrheitsschau wie folgt:

> N. L.: Du sagst oft: Dies oder jenes „kann man sofort sehen". Was ist dieses Sehen für ein Vorgang bei Dir?
> H.: Es ist ein Schauen, das über das Phänomen, also über das, was gerade erscheint, hinausgeht.
> N. L.: Es ist also nicht nur ein Beobachten?
> H.: Nein, es ist etwas völlig anderes. Beim Beobachten verengt sich der Blick. Das Schauen ist weit. Es geht auf das Ganze und über das Einzelne und Vordergründige hinaus (Hellinger, 1995a, S. 505).

Was Hellinger das „Schauen" nennt, das über das „Phänomen" hinausgehe, ist nichts anderes als ein Meinen, das über die Fakten hinausgeht. Er brüstet sich seines „weiten" Blicks, um den Umstand zu kaschieren, dass er zu unvoreingenommener Beobachtung, zu genauem Hinsehen, nicht fähig ist. Das ist erkenntnistheoretische Hochstapelei, die es erlaubt, jeden Unsinn zu rechtfertigen, auch den, einen Hundehaufen für den Stein der Weisen auszugeben. Dieser von Hellinger so genannte „phänomenologische Erkenntnisweg" sei durchaus auch anderen zugänglich, es bedürfe „nur einiger Übung, bis man sich auf diese Wahrnehmung verlässt und so ‚schaut'" (ebd., S. 505). Nun, es besteht kein Zweifel, dass man diesen „Erkenntnisweg", wenn man ihm nicht schon von Natur aus frönt, auch bewusst wählen kann. Die „Übung" besteht dann darin, seine Naivität (oder schlimmer: seine ideologische Voreingenommenheit) so lange zu kultivieren, bis die Stimme der Vernunft und ungelegene Rückmeldungen aus der Wirklichkeit ausgeblendet sind.

Hellinger sieht hell, auch und besonders dann, wenn er schwarz sieht. Er wähnt sich im Besitz von Fähigkeiten, die die Gesetze der Physik und Psychologie außer Kraft setzen. Von Zukünftigem glaubt er Kunde zu haben, noch bevor es geschieht, weit Entferntes ist ihm plötzlich gegenwärtig und die Vergangenheit erschließt sich ihm, ohne dass er eine reale Informationsquelle hat. In der Geschichte der Menschheit hat es immer wieder Individuen gegeben, die solches von sich behauptet haben oder denen von anderen solche Fähigkeiten nachgesagt wurden. Es ist ein alter Traum, die Beschränkungen von Raum und Zeit bei der Informationsgewinnung zu überwinden – Mythen, Märchen und Legenden geben ein beredtes Zeugnis davon, ebenso die vielfältigen Orakelmethoden, die zu manchen Epochen in manchen Weltteilen praktiziert wurden und heute immer wieder, hier und da, als Modetrend aufflammen.

Der wundersame Blick in verborgene Welten stützt sich in der Regel auf zwei Komponenten: die Orakel-Methode und den Orakel-Leser (Seher, Augur). Auf unseren Untersuchungsgegenstand angewandt fungiert das Familienstellen als Methode und der Aufstellungsleiter als Seher. Diese moderne Spielart des Orakels, in dem die Orakelzeichen (Positionen, Konstellationen, Bewegungen, Äußerungen) nicht Stäbchen oder Sterne als Trägersubstanz haben, sondern Menschen („Stellvertreter"), ist im Grunde so neu nicht. In der „Gelomantie" (Interpretation von hysterischem Gelächter) oder „Gyromantie" (bei der man das Stammeln eines nach wildem Tanz Erschöpften deutet) haben wir Jahrhunderte zurückreichende Vorläufer dieser Praxis. In Aufstellungen geschieht oft nichts anderes, als dass die Akteure ebenso „Authentisches" von sich zu geben scheinen, das, wenngleich abgekoppelt von der Realität der darzustellenden Wirklichkeit, dann den naiven Betrachter beeindruckt und den Deuter zu allerlei abenteuerlichen Rückschlüssen veranlasst.

Das soll nicht heißen, die Empfindungen und Äußerungen der Stellvertreter seien in jedem Falle diagnostisch wertlos. Sie sind es nur dann, wenn ein mystischer Gleichklang mit dem Empfinden der dargestellten Personen unterstellt wird, und wenn hypothetisches Agieren – welches den so Agierenden als solches freilich meist nicht bewusst ist – als Botschaft aus einer höheren Wirklichkeit aufgefasst wird. Rollenspielverhalten kann Hinweise liefern; Rückschlüsse auf die „Originale“ müssen aber im Lichte der beteiligten psychologischen Mechanismen relativiert, auf logische und empirische Stimmigkeit überprüft werden. Wegen dieses Mankos ähnelt daher eine Aufstellung nach Hellinger eher einem abergläubischen Ritual als einem psychologisch nachvollziehbaren Rollenspiel zur Generierung von Hypothesen und zum Setzen therapeutischer Impulse.

Doch zurück zum Verhältnis zwischen Seher und Orakel-Methode. Sind im Rahmen eines magisch-mystischen Weltbildes denn überhaupt beide Komponenten nötig, um Einblick in verborgene Wirklichkeiten zu gewinnen? Könnte ein begnadeter Seher nicht auch ohne Hilfsmittel (Horoskop, Karten, Aufstellung, Vogelflug) auskommen und die Zukunft, Vergangenheit oder auf normalen Informationskanälen unzugängliche Familienwirklichkeiten quasi blind erschauen? Ist doch der blinde Seher eine ausgesprochen mythische Figur! Oder könnte man nicht auch umgekehrt erwarten, dass bei technisch ausgereifter Wahrsagetechnik jeder Hobbywahrsager ins Schwarze trifft? In der modernen Vulgäresoterik scheint man implizit davon auszugehen, da pendeln Hinz und Kunz ihre Glückszahl oder die passende Bachblüte selber aus. In der antiken Welt hingegen hätte man nicht dem erstbesten Metzger eine fachkundige Eingeweideschau zugetraut, wohl aber dem greisen Thereisias eine treffende Zukunftsprognose ohne wahrsagetechnische Hilfsmittel.

Was hat das mit Hellinger zu tun? Er bedient sich der Aufstellung für seine Schau, erlaubt sich dabei aber große Freiheiten. So sortiert er nach Belieben Stellvertreter aus, disqualifiziert deren Äußerungen als unecht oder unterstellt ihnen Gefühle und Absichten, ohne sich bei ihnen rückzuversichern. Das zeigt, dass Hellinger im Zweifelsfall eher seinen hellseherischen Kräften vertraut als den Signalen aus der Aufstellung. Wozu braucht er dann überhaupt noch die Aufstellung? Dass er u. U. auch ohne sie zu können glaubt, haben wir mehrfach berichtet. Doch warum auch nicht? Die verschiedenen Orakelmethoden, so auch das Familienstellen, sind nur Hilfsmittel und somit nicht unabdingbar. Ein Weltbild, in dem der Vogelflug oder die Blähungen eines Stellvertreters als verschlüsselte Information über das Schicksal Unbekannter gelten, lässt auch zu, dieses Schicksal auf direkterem Wege zu erschauen. Ein Verzicht auf Hilfsmittel oder zumindest eine Reduktion derselben liegt bei ausgeprägter „Begabung“ für den „phänomenologischen Erkenntnisweg“ nahe.

So vertritt Hellinger konsequenterweise die Auffassung, er brauche inzwischen nicht mehr unbedingt die Familie aufzustellen, um seine Einsichten zu gewinnen: „Ich achte auf die Energie, die an einem Wort oder an einer Person haftet. ... und ich merke: Großvater, das war's, da war plötzlich Energie da" (2002b). Dann begnüge er sich beispielsweise einfach damit, einen Stellvertreter für den Großvater hinzustellen. Der Aufgestellte käme so „mit etwas in Verbindung, mit etwas Größerem, das auf einmal durch ihn wirkt" (ebd.). Verfolgen wir diese Logik weiter, könnte der seherische Therapeut letztlich auch auf den Großvaterdarsteller verzichten und dessen mediale Funktion selbst übernehmen. Das Familienstellen der Zukunft könnte sich dann einzig auf eine imaginäre Aufstellung im Kopf des medialen Therapeuten beschränken. Oder man lässt auch das sein, achtet auf die „Energie" und stößt vor zur „Wahrheit" in direkter „Schau".

Man muss nicht erst wissenschaftstheoretischer Experte sein, um die heiße Luft hinter solch aufgeblasenen Vokabeln förmlich zu riechen.

Phänomenologie des Ungeistes

Hellingers Hellsichtigkeit, wäre sie nur halb so effektvoll wie behauptet, wäre phänomenal. Das nennt er, zumindest dem Vokabular nach ganz Philosoph in der Tradition deutscher Wesensschauer, den „phänomenologischen Erkenntnisweg" (2002c). An anderer Stelle erläutert er diesen so:

> Phänomenologie heißt für mich: Ich setze mich einem größeren Zusammenhang aus, ... ohne Furcht vor dem, was hochkommt. Ich fürchte mich auch nicht, wenn etwas Entsetzliches hochkommt. ... Und dann, während ich mich dem aussetze, kommt blitzartig die Einsicht in etwas, das hinter den Phänomenen liegt. Zum Beispiel sehe ich bei einer Aufstellung plötzlich: da ist ein Kind ermordet worden. Das ist nicht sichtbar. ... Aber über das Anschauen der Phänomene leuchtet es plötzlich auf. Es kommt ans Licht. Das ist die phänomenologische Vorgehensweise (Hellinger, ten Hövel, 1997, S. 37).

Was Hellinger für eine Herleitung oder Erklärung seiner Vorgehensweise hält, erscheint bei nüchterner Betrachtung eher wie eine Aneinanderreihung von Gedankenfetzen, Behauptungen und Kurzschlüssen. Seine Definition, Phänomenologie bestünde darin, sich einem „größeren Zusammenhang" auszusetzen, ist nichts anderes als eine Leerformel. Unterstellen wir jedoch großzügig, er wisse, wovon er spricht: Woher weiß er dann, dass er es wirklich mit einem größeren Zusammenhang zu tun hat und nicht mit dem unwesentlichen Zipfel eines Ganzen? Und selbst wenn – wäre nun das Wissen um den größeren Zusammenhang Resultat des phänomenologischen Erkenntnisprozesses oder dessen Voraussetzung? Natürlich würde sich weder Hellinger noch einer seiner Verehrer auf die Niederungen solcher Einwände einlassen, denn „Phänomenologie ist Gottesschau" (1997, S. 44) und gegen Offenbarungen gibt es keine Argumente.

Fazit: Was Hellinger für sich als Phänomenologie in Anspruch nimmt, unterscheidet sich in nichts von der Praxis, so lange scheinbar richtungslos vor sich hin zu sinnieren bis man glaubt, von einer Eingebung heimgesucht zu werden.

Nach des Meisters Worten sei dieser Vorgang „sehr demütig und (ist) das Gegenteil von Wissenschaft. Aber es ist äußerste Empirie, reine Erfahrung dessen, was sich zeigt" (1998, S. 17). Dazu ist mehreres zu sagen. Die „Demut" dessen, der sich von subjektiven Eindrücken überwältigt fühlt und diese für Manifestation überpersönlicher Wahrheiten hält, bezeichne ich lieber als erkenntnistheoretischen Narzissmus, wenn nicht gar als Arroganz. Außerdem: Um dem Vorwurf des Schwarmgeistertums zu entgehen, reicht es nicht aus, sich selbst „äußerste Empirie" und „reine Erfahrung" zu attestieren, zumal diese kokettierend als das „Gegenteil von Wissenschaft" hingestellt werden.

Wer wollte einem Lehrer, Politiker oder auch nur Autoverkäufer vertrauen, dessen selbstgerühmte „reine Erfahrung" im Gegensatz zu einem wissenschaftlichen Erfahrungstest stünde? Oder einem Therapeuten, der sich mit ähnlichen Sprüchen andient? Zur Erinnerung, der Begriff „Empirie" wurde nicht von Herrn Hellinger erfunden und für seinen exklusiven persönlichen Gebrauch gepachtet, sondern bezeichnet eine hochstrukturierte, intersubjektive Form der Erfahrung, wie sie für wissenschaftliche Erkenntnis gefordert wird. Diese aber wird gerade von der hellingerschen Phänomenologie verworfen!

Ebenso wenig haben „blitzartige Einsichten" etwas mit empirischer Erkenntnisgewinnung zu tun, sondern sind psychische Prozesse, von denen sich erst noch (durch empirische oder logische Prüfung) erweisen muss, ob sie uns in die Irre führen oder nicht. Hierbei spielt es keine Rolle, wie stark unser Gefühl der subjektiven Sicherheit dabei ist. Insbesondere von religiösen oder ideologischen Fanatikern ist ja bekannt, dass ihre innere Gewissheit recht zu haben um so stärker ausgeprägt ist, je stärker sie sich in den Irrtum verbissen haben. Die „Blitzartigkeit" einer vermeintlichen Einsicht kann auf ein begründetes Aha-Erlebnis hindeuten, aber auch auf einen Kurzschluss unseres Gehirns. Letzterer ist durchaus menschlich und harmlos, solange wir uns dieser Möglichkeit bewusst sind und prinzipiell offen bleiben für Korrekturen.

Diese Offenheit indes ist in der Aufstellerszene ausdrücklich verpönt, wie wir noch an weiteren Beispielen sehen werden.

Hellinger brüstet sich damit, sich nicht davor zu fürchten, „wenn etwas Entsetzliches hochkommt“ (s.o.). Das entspricht seinem Geschmack für Bedeutungsschwangeres und Schicksalhaftes. Freilich ist es allemal leichter – und für missionarische Eiferer befriedigender – *anderen* das „Entsetzliche“ vor Augen zu führen. Aber er bleibt dabei: Ein guter Therapeut gehe *„rein phänomenologisch* vor“, setze „sich einem dunklen Zusammenhang aus, bis ihm plötzlich Klarheit kommt“ (1995a, S. 88). Bedrohlich und geheimnisvoll raunt der Meister weiter:

> Die Lösung braucht den Mut, der Wirklichkeit ins Auge zu sehen. Den hat in der Regel nur der Therapeut, vorausgesetzt er bleibt unabhängig, weiß um die Ordnungen, die in Systemen wirken, und stimmt ihnen zu. Wenn man die Teilnehmer sich selbst überlässt, verhalten sie sich so, als hätten sie sich insgeheim verschworen, das Problem aufrechtzuerhalten. Der Therapeut darf nicht so tun, als würde er nicht sehen, was er sieht, ... , sonst führt er die Teilnehmer hinters Licht und nimmt an einer Verschwörung teil. Wer die Ordnungen verstanden hat, der sieht die Lösung (ebd., S. 88).

Nun ist nichts gegen einen Therapeuten einzuwenden, der unabhängig bleibt und dem Patienten gewisse Wahrheiten zumutet. Abgesehen davon, dass hierbei Zeitpunkt und Form wohl überlegt sein müssen, bleibt die brennende Frage: Wie nützlich und objektiv ist *Hellingers* Wahrheit? Woher nimmt er sie? Mit dem Hinweis auf den „dunklen Zusammenhang“ vernebelt er mehr als er erklärt, mit der dogmatischen Behauptung, er wisse „um die Ordnungen, die in Systemen wirken“, setzt er sich selbst als Organon der Wahrheit ein. Denn die ist für ihn identisch mit dem, was er wahrzunehmen glaubt. In einem Interview mit *Psychologie Heute*: „Die Wahrheit, das Richtige, erscheint blitzartig“ und er dürfe unter keinen Umständen irgendeinen Zweifel daran äußern, denn sonst „verschwindet die Wahrnehmung“ (Krüll, Nuber, 1995). Die Wahrheit ist ihm also *seine Wahrnehmung*, die er unter keinen Umständen hinterfragen darf, vor lauter Angst, sie könnte sich verflüchtigen. Ist das nicht verrückt? Wie könnte man sich bei diesem Verfahren vor Wahrnehmungsverzerrungen, Sinnestäuschungen, Wunschvorstellungen oder Obsessionen schützen?

Würde sich Hellingers Wirken auf seinen esoterischen Elfenbeinturm beschränken, könnten wir uns von seinen Phantastereien mit einem milden Lächeln abwenden und zur Tagesordnung übergehen. Aber als umtriebiger

Praktiker der Psychoszene dient er vielen anderen als Vorbild zu ähnlichem Treiben. Darum kann seine erkenntnistheoretische Naivität nicht mehr als philosophisches Kavaliersdelikt durchgehen: Hellinger ist in seiner arroganten Ignoranz gefährlich. Außerdem hat er seinen offensichtlichen Dogmatismus mit einer Komponente versehen, die eben diesen Dogmatismus zu verschleiern sucht, indem er – freilich nur auf abstrakter Ebene – die Situativität und Vergänglichkeit von Wahrheit betont: „Für mich ist die Wahrheit immer etwas Augenblickliches“, plötzlich tauche eine Einsicht auf, gehe wieder unter und später tauche vielleicht „etwas ganz Entgegengesetztes auf“ (ebd.).

Hier schummelt Hellinger, denn was er seinen Aufstellungspilgern um die Ohren schlägt, ist für diese oft so schwerwiegend und erschütternd, dass man ihn für irre halten müsste, wenn sich ihm in der nächsten Minute die Sachlage ganz anders darstellen würde. Hier müsste jedem potentiellen Klienten die Alarmglocke läuten: Etwas, was ihm als die reine Wahrheit und geradezu lebenswichtig bei der Lösung seiner Probleme verkauft wird, wäre möglicherweise in einer um 5 Minuten verzögerten Therapiesitzung nicht nur irrelevant, sondern kontraindiziert? – Gemach! Hellingers System von Vorurteilen und schrillen Interventionen ist so stereotyp und festgefahren, dass jeder Aufstellungsbereite im Prinzip immer mit einer Behandlung gleichen Kalibers rechnen kann. Das Gerede von der Vergänglichkeit der Wahrheit dient vorwiegend einem taktischen Zweck: Man kann Hellinger auf Widersprüche in seinen Aussagen und auf Pfusch in seinem Handeln nicht festnageln. Das glaubt er zumindest. Dadurch versucht er sich gegen mögliche Einwände zu immunisieren – bei Ideologen, Sektierern und Wunderheilern aller Art eine beliebte Strategie.

Wie kommt es, dass Hellinger so unausgegoren daherredet, insbesondere wenn er von „Wahrheit“ spricht? Neben den schon genannten Gründen benutzt er verschiedene Wahrheitsbegriffe. Mal postuliert er regelhafte Wahrheiten, mal meint er punktuelle, dann wieder geht es ihm um hehre, unantastbare Ordnungen, um sich in brenzligen Situationen wieder mit einem pragmatischen Wahrheitsbegriff aus der Schlinge zu ziehen. Das sorgt für entsprechende Verwirrung. Ob absichtlich oder unabsichtlich, kann offen bleiben. Bei dem erschreckend niedrigen Niveau an analytischem Denken und Selbstreflexion läge Letzteres näher. Angesichts seiner unter dem Schafspelz hervorblitzenden militanten Besserwisserei spräche mehr für Ersteres. Doch das eine schließt das andere nicht aus.

„Ich bringe Zusammenhänge, die sichtbar sind, in den Blick. Das ist das Gegenteil von Ideologie“ (Hellinger, ten Hövel, 1997, S. 119). – Irrtum, Herr

Hellinger, das ist die Ideologie des Ideologen schlechthin, der sich selbst zum unanfechtbaren Wahrheitsinstrument macht. Genauso verräterisch ist die Behauptung auf der gleichen Seite, er stelle „keine Forderungen" auf, wenn er verkündet: „Ich sehe z. B. in der Arbeit mit Familien, dass es bestimmte Ordnungen gibt. Wenn man die einhält oder nicht einhält, gibt es bestimmte Wirkungen. Und zwar unausweichlich. Das bringe ich ans Licht."

Wenn man im Brustton der Überzeugung behauptet, „Ordnungen" wahrzunehmen, die der psychologische Sachverstand bisher nicht wahrzunehmen vermochte, dann ist die Bescheidenheitsfloskel fehl am Platz, um so mehr, wenn der geschwungene Zeigefinger die „unausweichlichen" Wirkungen beschwört. Das ist Heuchelei, bestenfalls gepaart mit einer lächerlich anmutenden erkenntnistheoretischen Naivität, die sich in platten Sprüchen wie „Wer hinschaut, kann es sehen" (ebd., S. 119) kund tut. – Was wäre, wenn ich hinschaute und etwas ganz anderes sähe? Tatsächlich passiert mir und vielen meiner Kollegen das fast täglich. Ich vermute, man wird uns vorwerfen, nicht richtig hingeschaut zu haben, nicht „gesammelt" genug, verbildet von wissenschaftlicher Methodik und rationalem Denken.

Hellinger beruft sich gern auf auftauchende innere Bilder und intuitive Einsichten. Darin soll ja der phänomenologische Kunstgriff seines Ansatzes bestehen. Wenn solche intuitiven Bilder jedoch von anderen vorgebracht werden und den seinen widersprechen, scheint der Meister plötzlich die Relativität solch unsicheren Wissens zu erkennen. Als ein Seminarteilnehmer sich mit der makabren Interpretation Hellingers bezüglich der Situation einer Klientin („Du bist nicht zu retten" [Hellinger, 1995a, S. 340]) nicht abfinden wollte und dazu ein alternatives Bild vorstellt, bekommt er zur Antwort: „Weil es dir erschienen ist, ist es deswegen noch nicht richtig. Manche meinen, wenn sie ein Bild haben, dann sei es richtig, oder wenn sie etwas fühlen, dann sei es richtig. Das ist aber nicht der Fall" (ebd., S. 351).

Wohl wahr. Hellinger ist noch klug genug zu erkennen, dass man das gleiche Argument gegen seine eigenen „Bilder" anführen könnte. Darum beeilt er sich hinzuzufügen, es gäbe aber Bilder, die kämen „aus dem gesammelten Schauen ins Dunkel, ohne Absicht, ohne Einwand, ohne Furcht" (ebd. S. 351). Er ist allerdings nicht klug genug, die Untauglichkeit dieser Apologie zu erkennen. Da er sich der eigenen Vorurteile und Absichten nicht bewusst ist, glaubt er fest daran, keine zu haben. Um so mehr als seine Wahrheiten *ohne Einwand*, das heißt für Hellinger: ohne Prüfung durch die Vernunft, und *ohne Furcht*, das heißt: ohne Skrupel für die Nöte des Beschauten, „ans Licht drängen". Seine Begründung für die Unterscheidung zwischen „richtigen" Bildern und „falschen" ist nichts weiter als eine rhetorische Platzpatrone, die von jedem x-beliebigen Wahrheitsapostel in Anspruch genommen werden kann. Solche Scheinargumente bewegen sich auf dem Niveau kindischer Besserwisserei. Wieder das Gegenteil von Wissenschaft, rationalem Diskurs und psychologischem Sachverstand.

Hellingers Taktik, jede Meldung der Vernunft niederzuwalzen ist platt, fast vulgär, scheint aber in seinen Shows zu funktionieren. Als er behauptet, eine aufstellende Kursteilnehmerin (Rita) habe durch ihre Unfruchtbarkeit weniger Rechte in der Partnerschaft als deren Mann, bekommt er Widerspruch:

> Andere Teilnehmerin: Wenn, wie du sonst sagst, die Paarbeziehung Vorrang vor dem Elternsein hat, dann ist mir das nicht klar. Es geht doch um die gemeinsame Liebesbeziehung.
> H: Bringt dein Einwand etwas?
> Teilnehmerin: Ja, vielleicht bringt er was.
> H: Nein, er nimmt nur etwas weg.
> *(zur Gruppe)*: Hat sie ihr geholfen? – Sie hat den Ernst weggenommen. Das kann man mit solchen Einwänden machen. Sie sind sehr riskant. Manche machen Therapie in der Form von Einwänden. Wenn jemand zu ihnen kommt mit einem Problem, machen sie nur einen Einwand, zum Beispiel: das ist doch nicht so schlimm.
> Teilnehmerin: Ich habe keinen Einwand auf die Fragen oder auf die Sätze von Rita gemacht, sondern auf deine Interpretation der Sache.
> H: Das war noch einmal ein Einwand.
> *(sie lacht)* (ebd., S. 334f)

Hier wäre eher zu fragen, ob Hellingers Einwand gegen den Einwand etwas bringt. Außer rhetorischen Fragen, apodiktischen Behauptungen und süffisanten Sprüchen hat er nichts vorzubringen, um die offensichtlichen Widersprüche zu klären, in die er sich verwickelt. Der Einwand der Teilnehmerin brächte nämlich in der Tat etwas, wenn Hellinger durch eine Korrektur seiner Sicht- und Redeweise der Klientin besser gerecht würde: Rita fiele eine unnötige Last von den Schultern. Doch Hellinger fühlt sich intellektueller Redlichkeit nicht verpflichtet; er ist beleidigt, weil eine kritische Kursteilnehmerin seine erhabene Intervention zu verwässern droht. Treffend macht diese ihn darauf aufmerksam, dass sich ihr Einwand nur gegen seine *Interpretation* richtet. Mit der Replik, dass dies schon wieder ein Einwand sei, spielt Hellinger den Humorvollen, um sich der Sachfrage nicht stellen zu müssen. Damit macht er genau das, was er zuvor der Kritikerin zu Unrecht vorgeworfen hat: Er nimmt der Sache den Ernst weg. Gleichzeitig zeigt er mit seiner Reaktion, dass er zwischen der Sache selbst und seiner Interpretation der Sache nicht unterscheiden will und kann. Der kritische Einwand nimmt nicht der Sache den Ernst, sondern Hellinger die Selbstherrlichkeit.

Wie schief Hellinger auch liegt, er sieht sich immer bestätigt. Seine ihm eigene Logik lässt ihn nie im Stich. Zu seinem Verdikt über die Klientin, dass sie nicht zu retten sei, meint er: „Als ich ihr gesagt habe, sie ist nicht zu retten, war es für mich völlig klar, es ist so. Ich habe keinen Einwand gemacht. Ich habe mich dem voll gestellt. Wenn es jetzt anders gekommen ist, dann deswegen, weil ich das ganz ernst genommen habe" (ebd., S. 351). – Erstens ist der Eindruck, einem sei etwas völlig klar, keine hinreichende Begründung, insbesondere dann, wenn dieser Eindruck nicht qualifiziert beschrieben wird und andere einen anderen Eindruck haben. Zweitens ist der Verzicht auf oder die Unfähigkeit zu Reflexion kein Grund, sich in Angebereien zu ergehen, sondern ein Manko. Drittens müsste, wenn Hellinger mit seiner düsteren Prognose recht hätte, sich die *Klientin* „dem" stellen und nicht er selbst. Viertens drückt er sich um das Eingeständnis des Irrtums, wenn seine Visionen nicht eintreten, und deutet sein seherisches Versagen zum Erfolg seines magischen Wirkens um.

Behauptungen zu begründen, Widersprüche durch stimmige Rede und konsequente Anwendung aufzulösen, sich des Hypothesencharakters von Vermutungen bewusst zu werden und sie auf Plausibilität zu überprüfen, Für und Wider verschiedener Beobachter abzuwägen, um zu valideren Urteilen zu kommen, all das ist Hellinger nicht nur fremd, es ist ihm ein Gräuel: *„Der Verzicht auf diese Art von Denken ist die eigentliche geistige Disziplin*. Sie verlangt den Schritt ins Dunkel" (ebd., 351). Damit ist alles gesagt. Oder doch nicht? Die Aufforderung, ihm ins Dunkel zu folgen, beinhaltet die Forderung, auf seine Führungskünste blind zu *ver*trauen und unserer eigenen Vernunft zu *miss*trauen, ganz gleich, wie absurd uns seine Visionen und Lösungen erscheinen mögen. Denn mit seinem phänomenologischen Schamanentum komme er

> zu einer Aussage, die eigentlich keinen Widerspruch duldet. Wenn ich so etwas mitteile, sagen manche: Es kann doch auch anders sein. Das ist die Antithesis und die zerstört die Thesis. ... Wenn ich aber phänomenologisch vorgehe und mich einer Wirklichkeit stelle, wie sie sich zeigt, dann verzichte ich auf die Freiheit es anders zu denken oder zu wollen. Ich füge mich dann der erkannten Wirklichkeit (Hellinger, ten Hövel, 1997, S. 41-42).

Hellinger hat offensichtlich eine Heidenangst vor Widerspruch, so als wäre ein Einwand ein Fluch, der kraft Äußerung eine Gegenwirklichkeit aufbaute und damit Hellingers Wahrheit neutralisieren könnte – also die Antithesis des Nörglers würde die Thesis des Meisters zerstören. Doch Einwände können nichts gegen die Wirklichkeit ausrichten, nur gegen Vertreter falscher Wahrheiten. Und das wäre ein Gewinn. Einwände können sogar dann konstruktiv sein, wenn sie sich in der Folge als falsch erweisen; denn die Widerlegung eines Einwandes festigt in der Regel die eigene Position und macht deren Begründung klarer.

Nicht so in Hellingers Augen, für den Widerspruch grundsätzlich destruktiv ist, eine Sünde gegen seinen Modus der Welterkenntnis, ein feindlicher Akt gegen seine Wirklichkeitskonstruktion. Freilich würde er sich dagegen verwahren, Wirklichkeitsmodelle zu „konstruieren", er prahlt vielmehr damit, sich passiv und bescheiden der „erkannten Wirklichkeit" zu *fügen*. Eine „Bescheidenheit", die ganz schön überheblich daherkommt, wenn man bedenkt, dass Hellinger für seine „Wahrheiten" kein anderes Gültigkeitskriterium angeben kann als seine unverschämte, subjektive Sicherheit, recht zu haben. Daher seine Devise besserwisserischer Ignoranz: „Wer dem ersten Einwand widersteht, braucht sich dem zweiten nicht zu beugen" (1997, S. 34).

IV. Das magische Theater

Haruspex und Schicksalswender

Wie in den vorangegangen Kapiteln ausgeführt, dient die Familienaufstellung nach Hellinger als Setting für eine Art übersinnlicher Diagnostik, als Katalysator für mediale und seherische Prozesse, als orakelhaftes Arrangement. Neben diesem angeblich informatorischen Charakter des psychodramatischen Theaters soll es nun aber auch eine nicht weniger wundersame therapeutische Wirkung geben. Der Therapeut hat also nicht nur – gleich seinem antiken Pendant, dem Haruspex – Einblick in fremde und zukünftige Schicksale, sondern gibt vor, diese eventuell abwenden zu können, sofern die Abwendung des Schicksals vom Schicksal vorgesehen ist. (Kompliziert?) Wenn nicht, wüsste der Klient wenigstens, dass er seinem Schicksal nicht entgehen kann, und wenn er es versucht, „landet (er) im Grab" (Hellinger, zit. nach Buchholz, 2003b). Denn zu den vielbeschworenen „Ordnungen gehört es auch, dass man jedem sein Schicksal zumuten muss" (Hellinger, ten Hövel, 1997, S. 95).

Dennoch besteht Aussicht auf Milderung des Schicksals, wenn man es demütig annimmt. Denn, so das Glaubensbekenntnis der Aufstellungsmystiker, Schicksal wirkt und Demut heilt. Freilich besteht die Gefahr, dass der Haruspex uns erst Schicksale einredet, die er dann zu wenden vorgibt. Das hebt seine gesellschaftliche Stellung und füllt seinen Geldbeutel. Da mag manchem professionellen Aufsteller das sprichwörtliche Augurenlächeln übers Gesicht huschen, mit dem nach Cicero ein Haruspex dem andern sein stillschweigendes Einverständnis mit dem frommen Betrug erklärt.

Selbst wenn Familienaufstellungen die behaupteten wundersamen Einblicke in die reale Familie gewähren könnten, wäre damit noch nicht plausibel gemacht, wie eine szenische Manipulation in der Aufstellung auch die familiäre Realität beeinflusst. Wer allerdings Hellingers infantil-okkultes Weltbild teilt, hat keine Probleme, von einem Wunder auf das andere zu schließen: „So, wie die wirkliche Familie in dieser Aufstellung gegenwärtig ist, so wirkt auch die Lösung von der dargestellten Familie auf die wirkliche Familie zurück" (ebd., S. 83). Und zwar unabhängig davon, ob die reale Familie etwas davon wisse.

Hellinger scheint hier, trotz seiner angeblichen Emanzipation aus kirchlich-dogmatischen Strukturen, christliche Versatzstücke in seine therapeutische Philosophie eingebaut zu haben. Dazu ein Exkurs: Nach christlicher

Theologie vollzieht sich an Jesus – als *Stellvertreter* der Menschen – das Drama (Leiden) der in Schwierigkeiten Verstrickten (Schuldigen), aber auch die *(Er-)Lösung*, und diese wirkt auf die Stellvertretenen zurück. Dennoch könne, so Michael Utsch von der Evangelischen Zentralstelle für Weltanschauungsfragen, das Familienstellen nicht als christliche Seelsorgemethode gelten (2003, S. 177), da Hellinger in seiner quasi verweltlichten Seelsorge nicht die Versöhnung mit Gott intendiere und sogar das personale Gottesbild hinter sich gelassen habe (ebd., S. 174). Doch Zweck der vorliegenden Untersuchung ist es nicht, Hellinger mit theologischen Argumenten zu schlagen. Er fällt durch, weil sein Ansatz aus wissenschaftstheoretischer und fachpsychologischer Sicht absurd ist.

Nichtsdestoweniger sonnt sich Hellinger gern im Schein des Religiösen. Er sieht in den „Aufstellungen etwas von Liturgie" und im Aufstellungsleiter eine „priesterliche" Funktion: „Als Therapeut fühle ich mich im Einklang mit einer größeren Ordnung. Nur weil ich in diesem Einklang bin, sehe ich die Lösung und bringe sie in Gang" (Hellinger, ten Hövel, 1997, S. 22). In Ermangelung einer psychotherapeutischen Qualifikation scheint hier Hellinger die Flucht nach vorn anzutreten, indem er sein Agieren auf eine „höhere" Ebene verlagert und sich zum Heilsbringer für die Seele ausruft. Psycho-Therapie, so sein implizites Konzept, ist ja nur eine Facette der umfassenderen „Seelen-Heilung".

Es kursieren zahlreiche, nicht zuletzt vom Meister selbst in Umlauf gebrachte Anekdoten unter gläubigen Hellingerianern, welche die gleichsam übernatürliche Wirkung des Familienstellens belegen sollen. Das muss nicht heißen, dass hier bewusst geschwindelt wird. Wer jedoch über etwas reflektierte Lebenserfahrung verfügt und sich mit den Forschungsergebnissen zu Mechanismen und Triebkräften von Legendenbildungen auseinandergesetzt hat, weiß sehr wohl, mit welcher Vorsicht man solche Geschichten, auch bei fehlender expliziter Täuschungsabsicht, beurteilen muss. Wer zusätzlich über langjährige therapeutische Erfahrung verfügt, weiß, dass auch in solchen Kontexten gern Wunderliches kolportiert wird, von Klienten gleichermaßen wie von einfältigen Therapeuten.

Ein Beispiel: Eine Frau hatte einen Selbstmordversuch überlebt und bei Hellingers Familienaufstellung kam angeblich heraus, „dass sich eigentlich ihre Mutter umbringen wollte. Der Vater der Mutter hatte sich ertränkt" (ebd., S. 83f). Dieses Erklärungsschema entspricht ganz Hellingers Okkult-Ätiologie von Verstrickung, Schuld, Sühne und stellvertretendem Leid, die er ja schon im Kopf hat, noch bevor er irgend etwas aufstellt; anders gesagt, was sich in der Aufstellung „herausstellt“, ist das, was in sie hineininterpretiert wurde. Als Lösung nun sollte sich die Mutter an ihren Vater lehnen (gemeint sind immer die Stellvertreter) und der Tochter sagen: „Ich bleibe.“ Die Aufstellung habe in der Schweiz stattgefunden und die Mutter der Klientin sei zu dieser Zeit in Deutschland gewesen.

> An diesem Sonntag, zur gleichen Zeit als in der Schweiz die Familie aufgestellt wurde, ist die Mutter zu Hause mit dem Hund über eine Brücke spazierengegangen. Diese Brücke führte über den Fluss, in dem sich ihr Vater ertränkt hatte. Jedes Mal, wenn sie an die Brücke kam, hat sie sich an das linke Brückengeländer gestellt, flussaufwärts geschaut zu der Stelle, an der sich ihr Vater ertränkt hat, und für den Vater ein Gebet gesprochen. An diesem Sonntagmorgen war sie auf der Brücke und wollte wieder das Gebet sprechen. Da fühlte sie sich an der Schulter genommen und auf die andere Seite der Brücke geführt. Dort überkam sie ein großes Glücksgefühl, das sie sich nicht erklären konnte. Ihr Kopf wurde flussabwärts gedreht und sie hatte plötzlich das Gefühl: jetzt darf ich mit dem Strom des Lebens schwimmen (ebd., S. 84).

Wer hat hier wem was erzählt und weitererzählt, wer hat sich woran erinnert und dann welche Fakten in welcher Weise mit der impliziten (Er-)Lösungserwartung abgeglichen? Gemessen an der Dramatik des großväterlichen Suizids und der Todessehnsucht der Nachfahren ist die Lösung von verdächtiger Leichtigkeit und Promptheit. So kitschig und für ein wundersüchtiges Publikum gefällig diese Geschichte auch vorgetragen ist, wird sie nicht nur bei psychologisierenden Intellektuellen Skepsis erregen. Um diese Zweifel zu zerstreuen stützt sich Hellinger auf Sheldrakes parawissenschaftliches Konstrukt der „morphischen Felder (vgl. Kap. III, „Schlotternde Knie und wissende Felder“):

> Durch diese Felder gibt es eine Art kollektives Gedächtnis der jeweiligen Art. Das Feld wird durch jedes Individuum dieser Art bereichert. Umgekehrt ist jedes Individuum aber auch an dieses Gedächtnis „angeschlossen“. Morphische Felder gibt es, so Sheldrake, wie elektromagnetische Felder (ebd., S. 85).

Wenn es denn dieses „kollektive Gedächtnis“ gäbe und Hellinger den Schlüssel für den Zugriff darauf entdeckt hätte, wäre der Gewinn dieser Entdeckung auch für Kritiker wie mich so groß, dass sie gern verstummen würden. Doch Spaß beiseite: Seit 100 Jahren bemüht sich die Parapsychologie vergeblich, auch nur ein einziges stichhaltiges, wiederholbares Experiment vorzuweisen, das die Annahme von Phänomenen rechtfertigen würde, die nicht auf natürliche Weise erklärbar sind (vgl. GWUP, 2003). Darüber hinaus entsprechen Hellingers „Forschungsstandards“ nicht im Entferntesten denen der Parapsychologen. Für angebliche Hellseherei und Wunderheilungen gibt es naheliegendere Erklärungen als die mysteriösen morphischen Felder, die nur dem Namen nach Wissenschaftlichkeit vorgaukeln.

Weiter bemüht Hellinger das Konzept der Fraktale von Nobelpreisträger Gerd Binnig. Dieser vertrete die These, dass vor der Evolution der Materie die des Raumes stattgefunden haben müsse. Der Raum aber ordne sich symmetrisch, und diese Ordnung wiederhole sich immer wieder auf die gleiche Weise, z. B. zu sehen an einem Blatt, das wie der ganze Baum aufgebaut sei. Von da schlägt Hellinger in seiner bekannt mühelosen Art einen abenteuerlichen Bogen zu der Behauptung, so wie jedes Blatt trotz seiner Verschiedenheit der gleichen Ordnung folge, wiederhole sich in der Aufstellung die „Ordnung" der realen Familie (Hellinger, ten Hövel, 1997, S. 82f). Ein Analogieschluss, der ebenso willkürlich ist wie der, dass eine Veränderung in der Aufstellung auf die Familie zurückwirke.

Und was bitte hat die von einem Naturwissenschaftler postulierte Symmetrie des Raumes – was auch immer er damit meinen mag – mit Hellingers altbackenen Ordnungsvorstellungen zu tun? Dabei fühlt man sich an eine Anekdote erinnert, nach der der Mathematiker Leonhard Euler eines Tages beschloss, die Anhänger Voltaires unter den Philosophen am Hof der Zarin Katharina mit einem angeblichen Argument für die Existenz Gottes zu verwirren. Er schrieb eine binomische Formel an die Tafel und notierte daneben: „Deshalb gibt es Gott" (zit. nach Barrow, 1999, S. 167f). Da seine Gegner die Formel nicht kannten und auch nicht wagten, deren Bedeutung für die zur Debatte stehende Frage in Frage zu stellen, gaben sie klein bei.

Ungeachtet der para- und pseudowissenschaftlichen Exkurse hat sich Hellinger längst in seiner vorgestrigen Okkult-Ätiologie (s. Kap. II) heimisch gemacht. Die Erlösung der Selbstmordkandidatin von ihrer Todessehnsucht, um den oben geschilderten Fall wieder aufzunehmen, konnte stattfinden, weil ihre „Identifizierung" (und die der Mutter) aufgelöst wurde. Das gleiche Heilungsversprechen gilt für die vielen anderen „Identifizierten", die ja laut Hellinger „weit über 50% aller Probleme, die in der Psychotherapie gebracht werden", ausmachen (in: Weber, 1998, S. 242). Wie hat man sich diesen Heilungsmechanismus vorzustellen?

> Wenn der Nachgeborene, der das Schicksal eines Früheren nachahmt, plötzlich erfasst, was los ist, und wenn er dann diesen Ausgeschlossenen anschaut oder sich neben ihn stellt, ihn in sein Herz nimmt, ihn liebt und sich vor ihm verneigt, dann löst sich die Identifizierung auf. ... Der Ausgeschlossene wird so ... zu einem Schutzengel und zu einer Kraftquelle. ... Der vorher Identifizierte nimmt sich zu-

rück und bleibt dann auf seinem eigenen, ihm gemäßen Platz. So wird das Gleichgewicht wiederhergestellt (ebd., S. 163).

Besessenheit wird geheilt durch Geisterbeschwörung und demütiges Annehmen der von Hellinger geoffenbarten Ordnung.

Nicht immer ist die Wirkung der Aufstellung simultan, wie im obigen Beispiel der Schweizer Familie, sie könne auch mit Verzögerung auftreten: „Diejenigen, die ihre Familie in einer Gruppe aufstellen, tragen die Bilder anschließend mit in ihre Familien hinein. Die wirken, und auf einmal gibt es dort eine Lösung" (ebd., S. 253). Da war z. B. eine Kursteilnehmerin (Carla), die das Gefühl hatte, ihre vielen Kenntnisse und Erfahrungen nicht anwenden zu können (was für ein Problem!), und in der Aufstellung habe sich herausgestellt, dass sie mit dem früheren Verlobten ihrer Mutter „identifiziert" war. Eine solche „gegengeschlechtliche Identifizierung" kompliziert zwar die Lage, ist aber kein Problem für

Bert Hellinger: ... Die Lösung ist, dass sie der Mutter sagt (indem sie auf den Vater zeigt): Der ist für mich der Richtige. Mit dem anderen habe ich nichts zu tun. Und dass sie dem Vater sagt: Du bist für mich der Richtige, mit dem anderen habe ich nichts zu tun. Dann kommt sie klar in die Kinderrolle und ist von dem anderen getrennt. ...
Carla (nach der Aufstellung): Wie komme ich dahin, lernen zu dürfen? Das war ja meine Ausgangsfrage.
Bert Hellinger: Man muss eine Weile warten, ob das dann noch aktuell ist und wie das Bild wirkt. Das kann ein Jahr oder auch zwei Jahre dauern, bis das innere Bild voll zum Zuge kommt. Es ist auch ein großer Verzicht, von der Identifizierung zu lassen. Deshalb ist es ein entscheidender Schritt, sich auf den gemäßeren Platz zu stellen.
Carla (entlastet): Ja, ich bin das Kind.
Bert Hellinger: Genau, jetzt haben wir die erste Wirkung (ebd., S. 159).

Hellingers Therapie ist eine Verführung zur Regression. Wer diesem Druck nachgibt, spürt möglicherweise eine (trügerische und vorübergehende) „Entlastung", aber zum Preis der Einfügung in das Wahnsystem des Therapeuten und, wie oben, der Gefahr des Identitätsverlusts.

Oder zum Preis der Gefährdung der Gesundheit dritter: Im gleichen Buch erzählt der Gesundsteller von einem Ehepaar, dessen 3-jährige Tochter an Diabetes litt. In der Aufstellung (d. h., wie immer mit Stellvertretern) habe sich die Tochter sehr unruhig gezeigt. Als aber die von der Mutter abgelehnte Großmutter hereingenommen worden sei, sei das Kind „völlig selig" gewesen.

Am gleichen Tag hätten die Eltern zu Hause angerufen, und die Kleine habe geredet wie noch nie. Monate später habe Hellinger zufällig von dem Bruder des Vaters erfahren, dass nach Rückkunft der Eltern drei Tage lang keine Spritze nötig gewesen sei. Hellingers Erklärung: „Das heißt, die Lösung ist nicht durchgezogen worden. Aber immerhin, das wirkte nur durch das Bild. Die haben nichts gesagt. Es wirkte allein die Ordnung der inneren Bilder" (ebd., S. 251).

Die Anekdotenhaftigkeit dieser Geschichte und das darin zum Ausdruck kommende medizinische Dilettantentum springen ins Auge. Hellinger will uns allen Ernstes weismachen, dass die rituelle Hereinnahme der Großmutter in die Aufstellung das Kind von Diabetes heilen könnte. Sein Räsonnement: Die Ablehnung der Großmutter wurde vom Sippengewissen mit der Krankheit des Kindes gerächt, da wirkt die Besänftigung der Ahnen Wunder. „Diesem dumpfen Ausgleichsbedürfnis im Bösen können wir also nur entgehen, wenn ... die Späteren ... die Früheren ehren, was immer sie getan." Die Ausgeschlossenen hätten dann ja wieder ihr Gastrecht und brächten nach dem Fluch nun Segen (ebd., S. 164).

Wir werden nie erfahren, was der Bruder des Vaters von den Vorgängen gewusst und was er Hellinger wirklich erzählt hat. Aber einige Fragen seien noch erlaubt: War das Kind die drei Tage ohne Spritze aus medizinischer Sicht wirklich gut bedient? Wenn ja: War dies das erste Mal, dass gefahrlos ausgesetzt werden konnte? Wie sind Schwere und Verlauf der Symptomatik und gab es andere Faktoren für eine vorübergehende Besserung? Wurde die „Lösung" wirklich nicht „durchgezogen"? Und wenn doch, könnte nicht gerade *das* den Gesundheitszustand des Kindes verschlechtert haben, z. B. dadurch, dass die Eltern zu sehr mit den „Bildern" der Aufstellung beschäftigt waren und keine Antenne mehr für das Leiden des Kindes hatten?

Solch kritische Fragen und das Erwägen von Alternativhypothesen sind in Hellingers Ideenhimmel tabu. Der Verzicht auf diese Art des Denkens ist für ihn bekanntlich die „eigentliche geistige Disziplin" (1995a, S. 351), was ihm bestens gelingt. Er und seine Adepten werden sich nicht den Ast absägen, von dem sie so überheblich in die Niederungen nüchterner Fakten und des klaren Gedankens hinunterblicken.

Noch ein Kurs in Wundern

Und alle fühlten sich in Ordnung. Eine Frau habe sich von ihrem Mann getrennt und darauf sei die Tochter todkrank geworden. In der Aufstellung wurde dann die Mutter nach außen gestellt und ihre Kinder zum Vater mit der neuen Frau. Der Therapeut habe die Tochter zur Mutter sagen lassen: „Du musst die Folgen tragen." Dann „war sie frei, und alle fühlten sich in Ordnung" (Hellinger in: Weber, 1998, S. 144). Wir können davon ausgehen, dass Hellinger nicht kontrolliert hat, ob die lebensbedrohliche Krankheit wirklich von der Tochter gewichen war, es geht ihm ja vorrangig um die Wiederherstellung der „Ordnung"! Erstaunlich, dass er hier mit der Mutter ein Familienmitglied aus dem Familienkreis verbannt, obwohl er sonst das Gegenteil propagiert. So segensreich sich die Regieanweisung in der Aufstellung auf die Tochter auswirken soll (weiße Magie), so sehr müssten nach der gleichen Logik nun schlimmste Folgen für die reale Mutter befürchtet werden (schwarze Magie).

Homosexuellen umgedreht. Hellinger erlaubt es sich, die neueren Forschungsergebnisse über die Dominanz biologischer Bedingungsfaktoren der Homosexualität zu ignorieren. Er sieht die Ursachen für dieses Phänomen in einer „gegengeschlechtlichen Identifizierung" (ebd., S. 158) oder in verweigerter Ehrerbietung gegenüber dem Vater. Die Therapie scheint denkbar einfach: „Ich habe zum Beispiel einen Sohn, der homosexuell war und den Vater geschlagen hat, vor dem Vater niederknien und sagen lassen: ‚Ich gebe dir die Ehre.' Und zwei Monate später hat er geheiratet und hat jetzt ein Kind" (zit. nach Goldner, 2003b, S. 213).

Beckenbruch kein Hindernis. Als Lösung für einen Mann mittleren Alters, der Probleme hatte, sich in Gruppen zu integrieren, bietet Hellinger die Deutung, dass das Problem die Folge eines Beckenbruchs seiner Mutter bei seiner Geburt war. Darum müsse der betroffene Mann zur Auflösung seines Problemverhaltens folgende Formel sagen: „Liebe Mama, ich nehme es zu dem Preis, den es dich gekostet hat ... Gerade weil es dich soviel gekostet hat, zeige ich dir, dass es sich gelohnt hat" (in: Weber, 1998, S. 38). Hellinger erfindet Lösungen zu erfundenen tragischen Verwicklungen.

Ehre gegen Schmerzfreiheit. Der Meister doziert: „Rückenschmerzen werden ganz einfach geheilt: durch eine tiefe Verneigung." Er sieht einen Kursteilnehmer an und bemängelt, wie er da sitzt, es sei genau das Gegenteil einer

Verneigung. „Die Verneigung geht so, mit dem Blick auf den Boden. Umgesetzt in einen inneren Satz heißt Verneigung: ‚Ich gebe dir die Ehre.' Dieser Satz ... löst gleichzeitig" (ebd., S. 294). Wem wird hier genüge getan – dem Rücken des Kursteilnehmers oder Hellingers Obsession? Der Obsession nämlich, dass Vätern nicht die gebührende Ehre zuteil wird.

Und sie waren wieder ein Paar. Jede Adoption ist von Übel. Die Sippenseele stürzt die Pflegeeltern dafür ins Unglück. So ging es einem Gruppenteilnehmer, der von seiner Frau getrennt lebte. In der Aufstellung habe das Pflegekind, was noch nachvollziehbar ist, zwischen den Pflegeeltern gestanden. Hellinger weiter:

> Da fragte ich: „Wer wollte die Adoption?" Er sagte: „Eigentlich meine Frau." Da sagte ich: „Ja, dafür hat sie den Mann geopfert." Der Junge, der dazwischen stand, bekam weiche Knie. Er sagte, er möchte sich am liebsten hinknien, und ich sagte: „Tu das." Dann hat er sich hingekniet, und hinter ihm stand seine leibliche Mutter. Ich sagte: „Jetzt wende dich deiner Mutter zu." Die ging auf ihn zu, und das war es. Dann habe ich die Pflegeeltern so zusammengestellt, dass sie von hinten zuschauten, wie der Sohn vor seiner Mutter kniete, und sie waren wieder ein Paar (ebd., S. 75).

Da Hellinger zwischen Aufstellung und Wirklichkeit nicht unterscheidet, wird er sich auch nicht dafür interessieren, ob das glückliche Paar noch anderswo existiert als in seinem Kopf oder in der Aufstellung, die ja meistens auch nach seinem Kopf gehen muss. (Dabei fällt mir auf, dass ich selbst in der schriftlichen Darstellung oft nicht mehr zwischen realen Personen und Stellvertretern unterscheide. Der Leser kann aber davon ausgehen, dass in der Regel von den rollenspielenden Platzhaltern die Rede ist. S. Kap III, „Mehrgenerationales Gruselkabinett".)

Über Entfernungen gewirkt. Ein Teilnehmer in einer Gruppe Hellingers verstand sich gar nicht mit seiner Frau. Vor kurzem hatte er erfahren, dass sein unehelicher Sohn, um den er sich nie gekümmert und den er nie kennengelernt hatte, tödlich verunglückt sei. Da hat Hellinger in der Aufstellung

> den Sohn vor den Vater hingesetzt, und er hat seine Hand auf dessen Kopf gelegt, und er zeigte einen ganz tiefen Schmerz und eine ganz tiefe Scham. Dann war das vorbei. Mit seiner Frau verstand er sich überhaupt nicht. Am gleichen Abend rief ihn seine Frau an und sagte ihm liebe Dinge. Plötzlich war er versöhnt, und das Bild hatte auch über Entfernungen gewirkt (ebd., 265).

Wenn Hellinger dem Vater „ganz tiefen Schmerz" und „ganz tiefe Scham" attestiert, lobt er sich natürlich selbst am meisten, denn dank des Wundertherapeuten genialer Intervention wurden diese tiefen Gefühle im Klienten ja erst ausgelöst. Doch schwubs sind Schmerz und Scham auch schon wieder vorbei. Mehr noch: Die Therapie zeitigt eine durchschlagende Fernwirkung auf die bislang lieblose Ehefrau. – Ob der Vater wirklich Schmerz und Scham empfunden hat oder es Hellinger gefiel, ihm diese zu unterstellen, wissen wir nicht. Verdächtig ist aber die Eile des Heilers, mit der er das Kapitel für den Vater abschließt. Sollte der auf eine billige „Absolution" aus gewesen sein, die er sich durch eine demonstrative Geste erwerben kann, ist er bestens bedient worden. Für Hellinger scheinen sich gefühlsintensive Verarbeitungsprozesse in Ritualen zu erschöpfen. Zuerst dramatisiert er, dann inszeniert er – vielleicht – ein Happy End.

Prost, Papa – und meine Seele wird gesund. Hellingers eigenartiges Suchtentstehungskonzept, (s. Kap. II, „Schuld und Sühne") verpflichtet angeblich zu einer geschlechtsgebundenen Therapie, eröffnet aber amüsante Heilungschancen:

> Weil meines Erachtens Sucht oft entsteht, wenn der Zugang zum Vater durch die Mutter versperrt wird, können Drogenabhängige – Männer wie Frauen – nur von Männern behandelt werden. Übernimmt eine Frau die Therapie, stellt sie sich gewöhnlich zwischen den Klienten und seinen Vater, und das verhindert die Lösung. ...
> *Jutta*: Ich kenne zwei Fälle von Sucht, wo der Vater ganz früh verstorben ist.
> *Bert Hellinger*: Genau! Die können sich dann ein Bild vom Vater aufstellen, vor dem Bild die Flasche nehmen und sagen: Prost, Papa, bei dir schmeckt's, und dann trinken, wie es schmeckt. Das wäre eine Möglichkeit (ebd., S. 295).

Man beachte: Mütter treiben mit der Verachtung der Väter die Kinder in die Sucht, und Therapeut*innen* sabotieren dann auch noch die Heilungschancen. Obwohl die Lösung so einfach ist: Prost, Papa! Wenn einer auf das Wohl seines toten oder lebenden Vaters trinkt, ihn gleichsam von den mütterlichen Abwertungen rehabilitiert, wird der Trinkende plötzlich von einer übernatürlichen Welle der Vernunft und Selbstdisziplin übermannt, dass ihn fortan nur noch nach mäßigen Mengen dürstet. Ich gestehe: Es fällt schwer sachlich zu bleiben. Dieser Stoff eignet sich besser fürs Kabarett als für ernsthafte Untersuchungen.

Teelöffel gegen Bulimie. Die Bedeutung des Vaters und die Ränke der Mütter können gar nicht überschätzt werden. Hellinger:

> Zur Bulimie möchte ich sagen, dass sie verschwindet, wenn die Person sich entschließt, nicht nur von der Mutter, sondern auch von ihrem Vater zu nehmen, zum Beispiel indem sie bei einem Essanfall einen Teelöffel nimmt, nur teelöffelweise isst, sich dabei vorstellt, dass sie es von ihrem Vater bekommt und ihm bei jedem Teelöffel, den sie isst, sagt: „Ich nehme es gerne von dir." (1995b, S. 118)

Das könnte sogar funktionieren, aber aus anderen Gründen als von Hellinger gedacht. Wer die Disziplin aufbringt, nur noch teelöffelweise zu essen, bremst das bulimische Verhalten auf natürliche Weise aus. Ob er dabei an seinen Vater denkt, an seinen Dackel oder an gar nichts, ist ohne Belang. Nur: Das Problem der Bulimiker besteht eben darin, dass sie genau diese Disziplin nicht aufzubringen vermögen. Aber wenn sie es doch auf bloßen Zuruf fertigbrächten, darf auch das als Therapie gelten, vorausgesetzt, der Coach transportiert damit nicht gleichzeitig eine frauenfeindliche Ideologie.

Zauberhaftes Schicksal. Wenn man etwas nicht mehr ändern kann, soll man sich damit arrangieren. Das ist klug. Aber daraus eine tumbe Schicksalsergebenheit (und blinde Ehrerbietung gegenüber den Eltern) abzuleiten, wäre unklug und feige. Und schon gar nicht darf persönliches Fehlverhalten als schicksalhaftes Geschehen ontologisiert und damit bagatellisiert werden, was andererseits einen souveränen oder gar entspannten Umgang damit nicht ausschließt. Nicht so bei Hellinger:

> *Friedemann*: ... Eine Mutter versuchte, ihre Kinder zu töten. Sie hat es nicht getan, aber sie hat sie schwer misshandelt. Meine Frage ist: Ist es möglich, dass diese Tochter einen Faden finden kann zu ihrer Mutter? Jetzt lehnt sie sie völlig ab. Sie schildert es so, dass sie sehr unter Mutter gelitten hat. Ich denke, dass es wichtig wäre, dass sie einen Bezug zu ihr hätte, aber ich habe Scheu, wenn solche Dinge passiert sind.
> *Bert Hellinger*: Ja, da gibt es auch einen Zauberspruch. Sie soll sagen: Liebe Mama, ich stimme dem zu. (Schweigen)
> *Friedemann*: Ich verstehe das ja, aber wie verkauf' ich ihr das?
> *Bert Hellinger*: ... Liebe Mama, wenn das mein Schicksal ist, dann stimme ich dem zu.
> *Friedemann*: Im Sinne, dass der Preis ...
> *Bert Hellinger* (ihn unterbrechend): Nein, nein, kein Sinn! Sobald du diesen Satz kommentierst, ist die Kraft weg. Wie war der Satz?
> *Friedemann*: Liebe Mama, wenn das mein Schicksal ist, stimme ich dem zu (in: Weber, 1998, S. 218).

Hellinger hat recht, wenn er meint, dass es ungesund ist, mit dem Schicksal zu hadern. Ebenso wenig führt es weiter, negative Gefühle gegen die Mutter zu kultivieren. Das spräche allerdings für einen nüchternen Blick auf familiäre Beziehungen und für Emanzipation aus verwandtschaftlichen Bindungen. Denn so ist es leichter, z. B. der Mutter zu verzeihen oder gar von den durch sie zugefügten Verletzungen relativ unberührt zu bleiben. Doch genau daran ist Hellinger eben nicht gelegen, weder an dem einen noch an dem andern: „Verzeihen ist eine Anmaßung, und das steht dem Kind nicht zu" (ebd., S. 96). Genauso verdächtig wäre ihm der Mangel an Betroffenheit eines gereiften Individuums, denn er sieht den Menschen durch eine quasi kreatürlich-metaphysische Bindungsliebe unentrinnbar in die Schicksalsgemeinschaft der Sippe eingebunden (Hellinger, 1995a, S. 368). Dort soll Schicksalhaftes walten und als gemäßen Umgang damit suggeriert er uns theatralische Demuts- und Ehrerbietungsrituale, die er mit seinen „Zaubersprüchen" auf den Punkt zu bringen glaubt.

Magie des Nichtstuns. Hellinger hatte die Aufstellung mit einer anorektischen Klientin mit dem Satz beendet: „Das war's. Schönen Dank. Sie brauchen das jetzt einfach nur wirken zu lassen" (in: Weber, 1998, S. 300). Eine Kursteilnehmerin (Krankenschwester) bezweifelt, ob die Bilder von Aufstellungen die Patientin wirklich von ihrem gesundheitsbedrohlichen Verhalten abbringen können:

> *Eine Krankenschwester*: Ich verstehe das alles, aber wie geht man jetzt weiter mit der Klientin um, davon nimmt die doch nicht zu. ...
> *Bert Hellinger*: Ich würde jetzt mal zuwarten und dem Bild, das sie jetzt hat, voll trauen. Zweifelt jetzt aber jemand, ist die ganze Lösung damit gestört, auch, wenn die Zweifel nicht ausgesprochen werden.
> *Krankenschwester*: Mich beschäftigt halt, dass die Monate rummachen und nicht zunehmen.
> *Bert Hellinger*: Diese Überlegung ist therapeutisch arg, schon wenn man sie anstellt.
> *Krankenschwester*: Es ist aber so und ganz natürlich ...
> *Bert Hellinger*: Nein, ich habe eine Klientin in einer Gruppe, die selbstmordgefährdet ist, oder jemanden, der andere dramatische Sachen macht, dann helfe ich ihm, indem ich ihn vergesse, wenn er nicht in der Gruppe ist oder rausgeht.
> *Krankenschwester*: Ich kann so tun als ob.
> *Bert Hellinger*: Nein. Dann haben Sie ihn nicht vergessen. Karl Kraus hat einmal in einer anderen Situation gesagt: Man darf ihn nicht einmal ignorieren. Im Ignorieren besteht noch eine Verbindung. Ich mache meine Seele rein von ihm. Er hat dann keine Angriffsfläche mehr und auch keine Macht mehr über mich. Die Beziehung hört sofort auf, er ist ganz auf sich gestellt, und dann sammeln sich seine Kräfte (ebd., S. 301f).

Hier wirft wohl Hellinger einiges durcheinander. Wenn ich nach einem Bruch die Knochen wieder korrekt zusammenfüge und dann den Patienten seinen Selbstheilungskräften überlasse, ihn also „vergesse", mag dies genau das Richtige sein. Wenn aber einer in die Grube fällt, dort verletzt liegen bleibt und ich von oben herunter ein Stoßgebet zu seiner Gesundung bete, um anschließend weiterzugehen, mache ich mich unterlassener Hilfeleistung schuldig. Anorexie und Suizidalität sind Problemlagen, die eher in die zweite Kategorie gehören. Man beachte, wie Hellinger den Zweifel anderer an seinem Tun als antitherapeutischen Akt schlechthin umdeutet. Mit seinem geradezu fanatischen Vertrauen in die Magie seiner Interventionen ist er aber auch fein raus: Nach seinen kurzen Auftritten schleicht sich der Zauberkünstler sofort aus der Verantwortung.

Und wenn's doch mal schiefgeht? Ob man den Angehörigen beistehen soll, wenn sich ein Patient umgebracht hat, will eine Kursteilnehmerin wissen. Hellinger geht in die Offensive: „Was soll denn das? Ich kann mich doch da als Therapeut nicht verpflichtet fühlen, die Leute vor dem Leben zu schützen oder vor dem, was dazu gehört. Es ist dieses Bessermachen-Wollen, was die Welt zugrunde richtet." Da die verdutzte Fragerin Skepsis signalisiert, legt er trotzig nach: „Deine Reaktion kann von dem, was ich gesagt habe, nichts wegnehmen ... Meine Tat stimmt so oder so, das ist die therapeutische Haltung" (ebd., S. 268). – Weisheit, Fachkompetenz oder kindische Rechthaberei?

Rettung im Bannkreis des Vaters. Eine Teilnehmerin (Petra) stellt unter der Ägide Hellingers ihre Herkunftsfamilie auf, dieser kommentiert: „In der Konstellation wird deutlich, dass der Vater, der im Krieg fiel, als Petra 4 Jahr alt war, zur Mutter wenig Beziehung hatte" (ebd., S. 271). Zwar ist man geneigt, sich die Haare zu raufen, wenn Hellinger aus schauspielerischen Launen von Laiendarstellern solche Schlüsse zieht. Doch unterdrücken wir diese Geste und vertrauen wir seiner phänomenalen Wahrnehmung: „In der Lösungskonstellation war der sichere Platz für alle Kinder beim Vater, und die Mutter stand mit dem Rücken zu ihnen weit draußen."

Gemäß seinem frauenfeindlichen Grundmuster der Wahrnehmung sozialer Beziehungen sieht Hellinger die Mutter als distante, lieblose Gattin und den Vater als guten Geist der Familie. Das scheint Petra nun doch zu starker Tobak:

Petra (danach): Mein Vater war aber nicht da.
Bert Hellinger: Was heißt: Er war nicht da? Natürlich war er da! Ich habe vor kurzem ein ganz wunderbares Erleben gehabt. ... (ebd., S. 271)

Hellinger schweift ab, indem er ein kitschiges Beispiel aus einer früheren Aufstellung unter seiner Leitung breittritt, das der widerspenstigen Petra genau die Idylle vorführen soll, die sie angeblich in ihrer eigenen Familie so sehr vermissen musste: eine Mutter, die ihrem gefallenen Mann die nötige Ehre erweist, „... das war ganz zart und wunderbar" (ebd., S. 272). Hellinger fordert Petra dann auf, ihren Platz in der Aufstellung (anstelle ihrer Stellvertreterin) einzunehmen und zum Vater hinüberzuschauen.

> *Bert Hellinger*: ... Gib ihr ein bisschen Hilfestellung, Rüdiger (Stellvertreter des Vaters; geht auf sie zu). Genau! (Vater und Tochter umarmen sich) – Festhalten, Rüdiger, richtig festhalten. Wenn schon, dann fest (Petra beginnt heftig zu weinen) ... Da sieht man, was es heißt, aus dem Bannkreis der Mutter in den Bannkreis des Vaters zu gehen. ... Das ist der sicherere Platz für sie. Die Mutter ist systemisch ihrer Aufgabe nicht gewachsen. ... – Okay, das war's dann (ebd., S. 272).

Nur weil ihre Stellvertreterin das Pech hatte, in der Aufstellung ins Abseits zu geraten (oder dorthin manipuliert wurde?), bekam die Mutter Saures. Man beachte, wie Hellinger zielsicher auf die Konstruktion einer vorurteilsbehafteten Scheinwirklichkeit zusteuert, und zwar gegen das ausdrückliche Erleben der Klientin. Dass er sie zum Weinen bringt, verdankt er nicht der Stimmigkeit seiner Aufstellung, sondern dem Griff in die Trickkiste der emotionalen Aufwühlung. Einmal mehr kommt dabei heraus, dass die Wurzel des Übels in mangelnder Ehrerbietung der Frau gegenüber dem Mann liegt, womit freilich nur die Hartnäckigkeit von Hellingers Wahn bestätigt wurde.

Gleichberechtigt neben dieser fixen Idee rangiert die, dass Kinder es an der nötigen Ehrfurcht gegenüber ihren Eltern mangeln lassen. Sie dürfen sie nicht kritisieren, aber wenn ein Aufstellungsmagier schon mal bei den Eltern nach einem Schuldigen suchen muss, wird er bei der Mutter fündig: „Wenn es eine Gefährdung gibt für Selbstmord ..., dann geht die Dynamik meist von der Mutter aus, und die Rettung für die Kinder ist beim Vater" (ebd., S. 272).

Identifizierung aufgehoben, Asthma geheilt. Eine Seminarteilnehmerin (Sarah), deren Vater sich in der Badewanne durch Aufschneiden der Pulsadern umgebracht hatte, klagt über Druck in der Brust, Anspannung und Atembeschwerden. Sie glaubt, das habe etwas mit dem Suizid ihres Vaters zu tun. Hellinger zu diesem Thema: „Asthma ist unterbrochene Hinbewegung. Einatmen heißt Nehmen und Ausatmen Hinbewegung zu. Bei Asthma kann der nicht ausatmen" (ebd., S. 307f). Er weist einen Kursteilnehmer an, als Stellvertreter von Sarahs Vater zu fungieren. Er solle sich mit dem Rücken auf den Boden legen.

Bert Hellinger zu Sarah: Leg dich auf den Rücken neben ihn. (Sarah legt sich daneben.) Ganz nah! (Sarah beginnt zu weinen.) Stell dir vor, du schaust auf den toten Vater in der Badewanne.
Sarah (laut weinend): Nein.
Bert Hellinger: Nein, nicht so, das macht man mit Liebe. – Und mach die Augen auf! – Näher ran, näher ran – und sag zu ihm: Lieber Papa, ich lege mich neben dich (Sarah wiederholt es). Ruhig atmen! (Sarah weint.) Nein, das bringt nichts, wiederhole es ganz ruhig!
Sarah: Lieber Vati, ich lege mich neben dich.
Bert Hellinger: Genau. Das war's. Jetzt bleib ruhig bei dem Gefühl und atme. – Das ist die Aufhebung der Identifizierung. ... Das war's (ebd., S., 308).

Nicht nur Hellingerjünger sind mitunter der Meinung, Psychotherapie bestünde darin, den Patienten möglichst emotional aufzuwühlen. Wirksamkeit wird mit Wirkungen jedweder Art gleichgesetzt, und je wilder und dramatischer es zugeht, desto größer werden die Allmachtsphantasien des Therapeuten. Indes, nichts ist leichter, insbesondere durch actionreich inszenierte Konfrontation mit Toten, als solche Effekte zu erzeugen, deren Auswirkungen die Klienten im Moment der psychischen Destabilisierung gar nicht abschätzen können. Oft deuten sie den unspezifischen Zustand der Erregung fälschlicherweise als Vorstufe der Heilung. Sarah wird nicht einmal gefragt, wie es ihr jetzt geht; Hellinger lässt sie im Regen stehen: „Das war's." Ähnliche Erfahrungen haben mir Aufstellungsgeschädigte berichtet.

Gehst du zur Aufstellung, vergiss die Peitsche nicht!

Asthma doch nicht geheilt? Später äußert Sarah (s. o.), es gehe ihr zwar besser, aber sie merke „unten noch ein leises Ziehen. Das ist aber eher wie ein Gewitter, ein Grollen, das sich zurückzieht." Der angebotene Vergleich, mit dem sich Sarah selbst zu beruhigen versucht, gefällt Hellinger: „Es erinnert dich, dass das Gewitter vorbei ist." Am Morgen des Tages darauf klagt Sarah jedoch über „schnelles Herzklopfen" und bittet Hellinger um eine weitere Aufstellung in einer anderen Sache (ebd., S. 309). Dieser willigt ein und schon am Nachmittag, noch *vor* der Aufstellung, spürt Sarah „eine hüpfende Freude" aufkommen (ebd., S. 310). Nach der Aufstellung sinniert Sarah wieder über ihren Vater: Sie nehme von ihm Abschied (ebd., S. 314), was auch immer das heißen mag. Hellinger scheint dann wieder weniger gut aufgelegt: Ihm gefällt Sarahs Wortwahl nicht; bald findet er Sarah widerspenstig, bald kritisiert er ihre Zustimmungsbereitschaft; er wirft ihr vor, nicht zuzuhören;

er lässt sie wie ein Schulmädchen ritualisierte Sätze aufsagen. Sarah bemüht sich redlich, Hellinger zu gefallen. Bei dem Versuch, ihm in vorauseilendem Gehorsam nach dem Mund zu reden, kommt ihr aber offensichtlich ein Satz zu viel aus dem ihren, der in den Ohren des Meisters keine Gnade findet. Dieser schroff: „Nein, nein, nein, du lenkst ab. – Du bist ein hoffnungsloser Fall, und da lasse ich es. Aber vielleicht erscheint dir dein Vater nochmal im Traum und sagt dir, was wesentlich ist. – Vielleicht hörst du dem mehr zu als mir. Noch was, Sarah?“ (ebd., S. 315).

Noch etwas? Die Teilnehmer in Hellingers Runden sind hin- und hergerissen zwischen Heilungsversprechen einerseits und des Meisters dreisten Nötigungen andererseits. So eine Seminaristin, die ein Problem präsentiert und skeptisch hinzufügt: „Ob ich sie (die Lösung; W. H.) annehmen kann, weiß ich nicht“. Das scheint den mit Allmachtsphantasien durchaus Gesegneten zu erzürnen. Seine Rache ist ihm süß: „Es gibt da so ein therapeutisches Prinzip, wann die Heilung eintritt: Wenn jemand es nicht mehr aushalten kann. Dann ist er oder sie geheilt. Und bei dir warte ich, bis du es nicht mehr aushältst. Noch etwas?“ (ebd., S. 270).

Der Guru lässt die Puppen tanzen. Hellinger lässt sich gern bei seinen Aufstellungen feiern, genießt es aber auch, manch frommen Pilger abblitzen zu lassen. Ein Auszug aus einem Seminar:

> ... So, Eckhard, jetzt hab' ich dir die Leviten gelesen. Noch was? (Eckhard schüttelt den Kopf) Gut! – Irene, was ist bei dir?
>
> *Irene*: Mir ist bei der Meditation vor der Mittagspause klar geworden, dass ich den Namen eines früh gestorbenen Kindes meiner Großmutter bekommen habe. Ich habe irgendwo das Gefühl, dass ich etwas mit mir rumtrage.
>
> *Bert Hellinger*: Ach woher! Aber wenn es dir wichtig ist ... In solchen Situationen gibt es einen Zauberspruch. Also ich habe einige Zaubersprüche herausgefunden, die einfach wirken. Wenn solch ein Satz erkannt wird, ist das wie ein großes Geschenk. Ich erlebe es jedenfalls als ein ganz großes Geschenk, wenn ein solcher Satz mir einmal zufließt. Und der Satz, den du sagen kannst ist: Liebe Irene, du bist tot ...
>
> *Irene* (leicht belustigt): Und ich lebe ...
>
> *Bert Hellinger*: Nein, du musst ernst sein, damit ich es sage, sonst höre ich auf. (Schweigen) Sie hat es verspielt, ich darf es ihr nicht mehr sagen. Okay, wir gehen weiter.
>
> *Lars*: Mich hat die Situation von Benno auch sehr berührt und nachdenklich gemacht, und sonst habe ich seit einiger Zeit Kopfschmerzen.
>
> *Bert Hellinger*: Die geschehen dir recht.

Lars: Wenn du meinst.
Bert Hellinger: Ja, natürlich, wie sagt Goethe so schön: Jeder ist seines Unglücks Schmied. (Heiterkeit) (in: Weber, 1998, S. 217)

Kopfschmerzen erschienen Hellinger übrigens an anderer Stelle (ebd., S. 293) behandelnswert als Folge von „angestauter Liebe". Aber er gefällt sich ebenso gut in der Rolle des Matadors wie in der des Wunderheilers, seinen uneingestandenen Machtgelüsten schmeichelt beides. Dann darf's auch mal heiter werden – auf Kosten anderer, versteht sich.

Selig die Dummen. Eine Teilnehmerin (Hildegard), hat das Gefühl, sie sollte sich mit ihrer Rolle im Team befassen. Andererseits schrecke Sie aber auch vor einer Aufstellung zurück, weil dabei herauskommen könne, dass sie möglicherweise den Arbeitsplatz verlassen müsse.

Bert Hellinger: Ja, das kann sein. Was du gerade wieder bestätigst, ist der therapeutische Grundsatz: Leiden ist leichter als Handeln.
Hildegard (als hätte sie das nicht gehört): Während vorher Brigitte ihre Familie aufgestellt hat, hatte ich erst das Gefühl, dass da viele in einer unverständlichen Sprache aufeinander einreden, bis man anfängt, sie zu lernen, und ich habe gemerkt, während der Arbeit wurde ein Vorhang zwischen mir und der Wirklichkeit immer dichter. Ich denke, da ist was.
Bert Hellinger: Ja, Sich-dumm-Stellen ist ein Element von Seligkeit. – Und ist meistens gekonnt. Noch etwas Hildegard? (ebd., S. 195)

Leiden sei leichter als Handeln – was soll das? Wer handeln will, muss etwas *tun*, und das kann er nicht unbedingt. Leiden gehört in eine andere, semantisch nicht vergleichbare Kategorie. Es ist etwas, was mit einem geschieht, man „tut" es nicht, es sei denn, man will sich interessant machen oder ist ein Masochist. Das aber andern leidenden Menschen zu unterstellen, ist alles andere als ein therapeutischer Grundsatz, sondern der eines Zynikers, nach dem schon propagierten Motto, jeder sei seines Unglückes Schmied. Dass Hellinger diese Denke sogar auf Krebskranke(!) oder unbeteiligte Unfallopfer(!) anwendet, spricht Bände.

Nun hat sich Hildegard (s. o.) tatsächlich etwas umständlich ausgedrückt. Doch warum führt Hellinger sie durch präzisierende Fragen nicht zum Punkt? Außerdem redet er selbst doch auch gern in vagen Anspielungen, hochtrabenden Metaphern und scheinbar tiefsinnigen Leerformeln. Wenn es daran geht, Geduld für jene aufzubringen, die ihn mit seinem eigenen Psychojargon langweilen, gibt er sie jener Lächerlichkeit preis, die ihm eigentlich selbst gebührt. Er missbraucht seine Guru-Position, beleidigt Hilfe Suchende und erstickt die Nennung eines möglicherweise ernsten Problems im Keim. Denn: Auch Schwätzer können hinter ihren vagen Andeutungen echte Probleme verbergen. Hellinger aber geht es nur um seine Show.

Ein Tritt für einen winselnden Hund. Hellinger geht es bekanntlich mehr darum, „in ein System eine Ordnung (zu) bringen" als den Einzelnen zu heilen (zit. nach Krüll, Nuber, 1995), und zu den „Ordnungen gehört es auch, dass man jedem sein Schicksal zumuten muss" (Hellinger, ten Hövel, 1997, S. 95). Nicht Heilung, sondern „Heil". Letzteres bedeutet, das weiß der ehemalige Missionar und neuerdings Priester-Therapeut, eben oft Leiden:

> *Manuela*: Mir war heute morgen so schlecht. Ich saß auch auf dem letzten Stuhl. Mir war auch so peinlich, dass ich ständig weinen musste. Mir ist dann aufgefallen, dass ich die einzige Krankenschwester hier bin, und auch in meiner Familie bin ich in der Rangordnung die letzte, und in der Krankenhaushierarchie ist das auch so ...
> *Bert Hellinger* (unterbrechend): Wenn du so weitermachst, glaubst du es noch selbst.
> *Manuela*: Aber das ist ein Problem für mich.
> *Bert Hellinger*: Ja, ja, das Problem entsteht durch seine Beschreibung.
> *Manuela*: Das hab' ich fast befürchtet, dass du so reagierst.
> *Bert Hellinger*: Auch hier ist, entgegen einer weitverbreiteten Meinung, der letzte Platz nicht der sicherste. Manche meinen, sie seien sicher, wenn sie sich auf den letzten Platz begeben. Aber was macht man mit einem Hund, der winselt? Der bekommt einen Tritt. Weil das anscheinend irgendwo gemäß erscheint. (zu Manuela) Kannst du dir vorstellen, dass eine andere Krankenschwester hier wäre?
> *Manuela*: Ja, das kann ich mir gut vorstellen.
> *Bert Hellinger*: Und die wäre genauso wie du?
> *Manuela*: Nein, das wäre dann anders, die wäre dann anders. Die wäre nicht genauso wie ich.
> *Bert Hellinger*: Eben, mit dem Beruf der Krankenschwester kann das also nicht zusammenhängen, sonst müsste die ja genauso sein.
> Finden wir hier eine gute Lösung, heißt das noch lange nicht, dass es in der Praxis nachvollzogen wird. Man muss sehen, dass jemand, der einen anderen Weg geht (z. B. einen Leidensweg), diesen mit Liebe geht, wenn auch ein bisschen verblendet. Man darf da aber nicht eingreifen (in: Weber, S. 196).

Man mag Manuela für eine „Hysterikerin" halten, was Hellinger offensichtlich tut – aber sie hat ein Problem. Dieses entsteht nicht erst durch die Beschreibung. Dadurch kann man es zwar aufblasen, verdecken oder verzerren, doch diese Abfertigung verdient die Fragerin nicht. Die mögliche Tatsache, dass

Manuela sich aus eigener Schuld auf den „letzten Platz" begeben hat oder sich dort fühlt, schließt echtes Leiden nicht aus, auch nicht den ehrlichen Wunsch, etwas daran zu ändern. Hellinger, genervt von Manuelas Larmoyanz, fixiert sich auf das Stichwort „Krankenschwester" und will die eigentliche Botschaft nicht aufgreifen. Darüber hinaus wirft er ihr indirekt vor, Lösungen zu verweigern, die er noch gar nicht versucht hat zu präsentieren. Schließlich ordnet er Manuela unter die Kategorie von Menschen, die man gar nicht ändern sollte: Leiden sei ihr Schicksal. Und das soll sie gefälligst mit Liebe tun!

Therapie ist Tierquälerei. Als ob Hellinger neidisch wäre auf die therapeutischen Ambitionen anderer, versucht er ihnen ständig ihre Nutzlosigkeit vor Augen zu führen. Man wird den Verdacht nicht los, dass dies ein Kontrastmittel ist, um seine eigene Wichtigkeit hervorzukehren. Ist er doch gerne bereit, die Probleme anderer aufzublähen, wenn sie als Belege für seine Ideologie missbraucht werden können und es seinem Ego schmeichelt. Anderen gönnt er ihren Helferkomplex nicht. Eine Teilnehmerin (Hildegard):

> Bei der Aufstellung eben mit den Pflegekindern sind mir die beiden Adoptivkinder meines Bruders eingefallen, die aus verschiedenen Herkunftsfamilien kommen. Einem der Adoptivkinder geht es sehr schlecht.
> *Bert Hellinger*: Du musst es lassen, dort. Es gibt Lösungen, ohne dass du eingreifst.
> *Hildegard*: Kann man nicht vielleicht in irgendeinem guten Moment, wenn sich's ergibt, versuchen zu vermitteln?
> *Bert Hellinger*: Nein, nein. Es war einmal eine Therapeutin bei mir, deren Tochter gegen ihren Rat einen schizophrenen Mann geheiratet hat. Jetzt hat sie viele Kinder mit ihn, und Mutter und Tochter verstehen sich nicht mehr. Es ist natürlich schwer für eine Therapeutin, dass ausgerechnet ihre Tochter mit ihr kein gutes Verhältnis hat. Und da hab' ich ihr gesagt: „Zwei Jahr kein Kontakt. Lass sie einmal zwei Jahre in Frieden." Nach über zwei Jahren kam ein Brief dieser Kollegin. Sie habe wieder einmal ihre Tochter aufgesucht, und es sei sehr schön gewesen.
> *Hildegard*: Um den habe ich mich bisher noch nie gekümmert.
> *Bert Hellinger*: Manche kann man nicht davon abhalten, die Brandfackel des Guten in den Heuhaufen der Welt zu werfen (Heiterkeit). Ein Schweizer hat mir einmal eine Geschichte erzählt:
> Da gab es zwei Freunde, und der eine wurde am Abend krank, und der andere hat die ganze Nacht an seinem Bett gewacht und ist dann am Morgen gestorben, und der Kranke ist aufgestanden (ebd., S. 187).

Hellinger unterstellt Hildegard sofort, sich unnütz ins Zeug zu werfen, ohne Prüfung ihrer Motivation, der Problemlage und des Kontextes. Seine Ferndiagnose steht fest, seine Prognose auch. Anstatt seinen Standpunkt zu begründen, erzählt er Geschichten; anstatt nur einmal zuzuhören, spielt er den Alleinunterhalter. Argumentativ kann er zwar keine Punkte machen, aber seine aggressive Heiterkeit kommt gut an, weil die Teilnehmer in der Regel vom Bierernst Hellingers angespannt sind und dann jeden Strohhalm scheinbaren Humors ergreifen, zumal es einer Majestätsbeleidigung gleichkäme, wenn man über den Meister selbst lachte.

Als wär's der Geschichten noch nicht genug, gibt er noch die von einem gewissen Graf Bobby zum Besten: Dieser habe eines Tages seinen Hund einem Freund anvertraut, da er verreisen musste. Als er zurückkam, um den Hund abzuholen,

> sah er, wie der Freund den Hund beim Schwanz packte und ihn herumwirbelte, und der Hund schrie ganz jämmerlich. Graf Bobby sagte: Um Gottes willen, was machst du mit meinem Hund? Da erwiderte der andere: Dem mach' ich eine Freude. Du wirst sehen, wie der sich freut, wenn ich ihn loslasse. (Heiterkeit) (ebd., S. 187)

Niemand kann seinem Schicksal entgehen. Weniger heiter endete eine Aufstellung auf einer Bühne in Würzburg bei der 4. Internationalen Tagung für Systemaufstellungen im Jahr 2003. Einer jungen depressiven Frau mit palästinensischem Vater, die seit ihrem zweiten Lebensjahr in Deutschland lebt, versucht Hellinger einzureden, die Lösung für ihre Probleme bestünde darin, „zurück" nach Palästina zu gehen. Über psychologische Hintergründe des Gemütszustandes der Frau wollte er nichts wissen. Klar auch: „Schicksal ist bestimmt durch unsere Herkunft" (zit. nach Buchholz, 2003a/b), wenn wir das nicht respektieren, wird uns die Sippenseele den Garaus machen. Die junge Frau soll dem Stellvertretervater sagen: „Ich geh zurück" (ebd.) und zu ihm hingehen. Nur mühsam und ungläubig bringt sie die Worte über die Lippen, bleibt aber wie angewurzelt stehen. Hellinger kompromisslos „lösungsorientiert":

> „Geh!" Sie sieht den Therapeuten fragend an. „Zurück!" Keine Reaktion, nichts. „Also, sie schafft das nicht!", verkündet Hellinger dem Publikum. „Depression und Manie sind einfacher. Aber das Leben ist dort", in Palästina. Lächelnd wendet er sich an die Klientin: „Ich will dir was sagen, ja? *Ob du dort stirbst oder dich hier umbringst, ist kein großer Unterschied* [meine Hervorhebung!]" (ebd.).

Damit wurde die Frau entlassen. Nach seinem Auftritt sagt er zum Publikum: „Wer dem Schicksal entgehen will, landet im Grab. – Okay, ich hab's euch gezeigt, ich danke euch allen" (ebd., b).

Aufstellungsbeispiel Knochenmarkkrebs

In einem Kurs für Kranke und Ärzte bittet Hellinger jemand nach vorne, „der wirklich krank ist". Es meldet sich Hermann: „Ich habe Knochenmarkkrebs" (1995a, S. 410). Hellinger stellt einige Fragen, die Hermann so beantwortet: Er, verheiratet und ungewollt kinderlos geblieben, seit einem Jahr krank, habe Chemotherapie gemacht und an verschiedenen psychotherapeutischen Gruppen teilgenommen. Der Fortgang der Aufstellung wie folgt (H. steht für Hellinger, [V] für den Stellvertreter des Vaters, (M) für die Stellvertreterin der Mutter):

> H.: Gibt es etwas Besonderes in deiner Herkunftsfamilie?
> Hermann: Das Einzige, was mir einfällt, ist, dass mein Vater zu seinen Brüdern ein sehr schlechtes Verhältnis hat. Sie waren zusammen in einer Firma, haben sich getrennt und haben nie mehr Kontakt miteinander aufgenommen.
> H.: Was war mit dem Vater deines Vaters?
> Hermann: Den habe ich nie kennengelernt. Mein Vater erzählt auch nicht viel. Das ist sehr dunkel für mich.
> H.: Das ist doch merkwürdig, dass dein Vater da nichts erzählt. Wir stellen jetzt dein Ursprungssystem auf, also deinen Vater, deine Mutter, dich und deine Geschwister. Wie viele Geschwister hast du?
> Hermann: Noch eine jüngere Schwester.
> H.: War jemand von deinen Eltern vorher verheiratet oder in fester Bindung?
> Hermann: Ich weiß von nichts. Ich glaube nicht.
> H.: Ist ein Kind gestorben oder tot geboren?
> Hermann: Nein, nicht.
> *(Hermann stellt seine Herkunftsfamilie auf)* (ebd., S. 411)

In der Aufstellung stehen die Stellvertreter von Mutter und Vater auf der einen, die der Kinder auf der anderen Seite. Der Vater jedoch hat das Gesicht von der Familie abgewandt, die Mutter den Kindern zugewandt. Hellinger fragt den Vater wie es ihm gehe. Dieser gibt nur Vages von sich und seufzt. Daraufhin

> H. *(zur Gruppe)*: Der muss gehen. Seht ihr das? Der muss gehen. Die Frage ist: Wem muss er nachfolgen? – Wie geht es der Mutter? (ebd., S. 412)

Hier kommt zunächst der Interpretationsstereotyp Hellingers zum Ausdruck, nach dem ein Familienmitglied aus der Familie gehen oder aus dem Leben scheiden muss, wenn der Blick des Stellvertreters von der Familie wegdriftet. Die Plausibilität dieser Annahme ist natürlich gleich Null. Selbst wenn man annehmen wollte, der Stellvertreter hätte hier die Gefühlslage des Vaters realitätsgetreu abgebildet, blieben andere, naheliegendere Interpretationsmöglichkeiten: Zerstreutheit des Vaters, Neugier, Interesse für das Geschehen außerhalb der Familie, Wahrnehmung einer auf die Familie zukommenden Gefahr etc. Doch mit einem breiten Spektrum möglicher Bedeutungen ist Hellinger nicht geholfen. Er will starke Aussagen machen, Schlüsse ziehen, die einschlagen wie Blitze. Darum folgt auch gleich die als Frage getarnte Unterstellung: „Wem muss er nachfolgen?" Die Idee der Todessehnsucht auf der Basis eines Nachfolgemotivs entspricht einem weiteren Baustein in Hellingers Okkult-Psychologie, den er beim Familienstellen immer wieder ins Spiel bringt und in einem Zirkelschluss prompt bestätigt sieht.

Bis hierher glaubt nun Hellinger, die Todessehnsucht des Vaters, wenn auch als Nachfolgemotiv, entlarvt zu haben. Doch die Antwort der Mutter auf die Frage nach deren Wohlbefinden bringt ihn auf eine andere Spur.

> (M): Ich bin ganz entzückt, was für reizende Kinder ich habe, nur bin ich da ein bisschen weit weg. Mein Mann kann dabeibleiben, aber er kann auch gehen.
> H.: Keine Liebe, merkt ihr das? Überhaupt keine Liebe. Wenn so etwas ist, vermute ich eher, dass die Mutter gehen muss und dass der Mann es für sie tut. Das ist sehr häufig: Eigentlich müsste die Frau gehen, und der Mann macht es für sie. Das nennt man Liebe oder so. Ja? Seht ihr ihren Gesichtsausdruck? Sie ist absolut böse. Sie triumphiert, wenn er geht. Sie kann das nicht verbergen. – Ihre Stellvertreterin ist natürlich eine gute Frau und hat damit nichts zu tun. Aber sie repräsentiert hier jemanden, der böse ist. In so einer Aufstellung kann sie das nicht steuern, wenn sie sich auf das Geschehen einlässt (ebd., S. 412).

Was ist jetzt passiert? Ohne die Idee des Gehen-Müssens und der Nachfolge zu opfern, wird Hellinger von einer anderen für ihn typischen Denkfigur übermannt: von seiner Frauenfeindlichkeit. Die Zufriedenheit der Mutter über ihre Kinder und ihre relative Gelassenheit gegenüber dem – angeblichen – Schicksal des Vaters haben ihn alarmiert. Sofort wittert Hellinger eine Verschwörung gegen den Vater, ergreift dessen Partei, verurteilt die Mutter als triumphierend und böse. Nun muss nicht mehr der Mann gehen, sondern die Frau.

Man beachte, dass die (Stellvertreterin der) Mutter nach ihrem Wortlaut eine neutrale Haltung gegenüber dem Vater einnimmt. Hellinger glaubt jedoch dem Gesichtsausdruck entnehmen zu müssen, dass sie „absolut böse" Absichten hegt. Weiterhin glaubt er, dass die vermutete Gefühlslage der Stellvertreterin genau das widerspiegelt, was die wirkliche Mutter empfindet. Die Akteurin in der Aufstellung könne das ja „nicht steuern, wenn sie sich auf das

Geschehen einlässt" (s. o.). Zu beurteilen, ob sie sich darauf einlässt, liegt aber im Ermessen Hellingers. Das heißt, er wird der Stellvertreterin attestieren, sich auf das Geschehen eingelassen zu haben, wenn ihre Äußerungen seinem Vorurteil zu entsprechen scheinen. So ist gesichert, dass der Aufsteller nichts anderes ans Licht bringen kann, als das, was er gemäß seiner okkulten Weltsicht dort vergraben hat. Diese sterilen Deutungsvorgänge, die der Deutende als unmittelbares Vernehmen der Wahrheit erlebt, sagen wenig über die simulierte und noch weniger über die reale Familie aus, um so mehr sprechen sie Bände über den Aufsteller selbst.

Der Aufstellungszauber geht weiter: Hellinger, seine „Ursprungsordnung" mit dem Primat des Vaters im Sinn, bittet den Vater, sich den Kindern zuzuwenden, die Mutter hingegen solle sich von der Familie abwenden. Die Darsteller werden schließlich nach ihren Gefühlen befragt. Der Stellvertreter Hermanns tut Hellinger den Gefallen, die Neuplatzierung des Vaters als passend zu bestätigen. Die Stellvertreterin der Mutter bleibt noch renitent:

> (M): Ich möchte noch nicht weggeschickt werden. Ich möchte noch mit meinen Kindern zusammen sein und mich umdrehen.
> H.: Wo hast du gerade hingeschaut?
> (M): In die Richtung des Mannes.
> H.: Nein, nein! Wer war das vor dir? Wer ist da? Auf was schaust du?
> (M): Auf mein eigenes Leben, meine eigene Geschichte.
> H.: Das ist Blabla.
> *(zu Hermann)*: Auf wen schaut die Mutter, wenn sie weg will? Wem folgt sie nach? (ebd., S. 413)

Hellinger versucht auf Teufel komm raus, die Darsteller zu einer Bestätigung seiner Sichtweise zu überreden. Die „Mutter" tut ihr Bestes, scheint aber nicht zu verstehen, was der Meister von ihr erwartet, oder widersteht einfach dem Druck. Was er aus der Mutterstellvertreterin nicht herausbringt, versucht er nun Hermann zu entlocken. Der beflissen:

> Hermann: Ihre Schwester ist vor drei Jahren gestorben, aber ...
> H.: Nein, das ist zu wenig.
> Hermann: Ihre Mutter ist vor ein paar Jahren gestorben.
> H.: Nein. Es muss was Schwerwiegendes sein.
> *(H. führt die Mutter weiter weg von der Familie)* (ebd., S. 413)

Hellinger ist genervt von der Unergiebigkeit seiner Darsteller. Obwohl klar ist, worauf er hinaus will, trotz seiner ungestümen Suggestionen und trotz des Gruppendrucks gelingt es ihm nicht, ein passendes Vor-Bild für die unterstellten

Todessehnsüchte der Mutter ausfindig zu machen. Notgedrungen verzichtet er zwar auf die Fahndung nach dem Modell für die „Nachfolge“, sondert die Mutter aber dennoch von der Familie ab. Hier wird deutlich, dass, wenn die Stellvertreter nicht willfährig sind, Hellinger auch ohne „Informationen“ aus der Aufstellung zu seinem Ziel gelangt. Kraft seiner Autorität als Aufstellungsleiter und Oberpriester. Sind die Aufstellungen schon von sich aus aufgrund ihrer durchsichtigen psychologischen Mechanik in weiten Teilen eine Farce, werden sie es erst recht dadurch, dass der Aufstellungsleiter durch sein Monopol der Fragestellung, der Regieführung, der Suggestion und der Deutung eventuelle Ergebnisse einer möglicherweise noch unmanipulierten Aufstellung zunichte machen kann.

Die von der Familie weggeführte „Mutter“ weiß nun, was die Stunde geschlagen hat. Sie ist out und muss sich damit abfinden, sonst wird sie als *Darstellerin* eliminiert. Hellinger gibt ihr eine letzte Chance:

> H.: Wie ist es da für dich? Besser oder schlechter?
> (M): Besser.
> H.: Genau. Das ist jetzt die Wahrheit. ... (ebd., S. 414)

Das ist jetzt Hellingers Wahrheit. Es kann weitergehen. Er weist den Vater an, sich den Kindern gegenüberzustellen. Ebenso sollen sich der Stellvertreter Hermanns und seine Schwester dem Vater gegenüberstellen. Das ist so recht nach Hellingers Geschmack: Die zuvor noch triumphierende Mutter ist ausgebootet, der Vater ist für die Kinder gerettet und der kranke Sohn muss sich diesem nun stellen, wenn er sich seiner Krankheit stellen will. Die eigentliche Therapie kann beginnen.

> H. (zu Hermann): Stelle dich jetzt selber in das Bild und auf deinen Platz. – Wie ist das für dich?
> Hermann: Ungewohnt. Sehr ungewohnt.
> H.: Stelle dich links neben den Vater, und schaue ihn an – mit Liebe. Dreh den Kopf, und schaue ihn an. Wie hast du den Vater angesprochen?
> Hermann: Papi.
> H.: Sag: „Lieber Papi!“
> Hermann: Lieber Papi!
> H.: „Bitte bleibe!“
> Hermann: Bitte bleibe!
> H.: „Und segne mich, wenn ich mit dir bleibe.“
> Hermann: Segne mich, wenn ich mit dir bleibe (ebd., S. 414).

Entsprechend Hellingers Spleen, nach dem Vater immer der Beste ist, wird Hermann auf Demutsbezeugungen eingestimmt. Nach Art und Qualität der Vater-Sohn-Beziehung wird absichtlich nicht gefragt, denn Eltern, geschweige denn Väter, haben bekanntlich „keine Schattenseiten" (zit. nach Krüll, M., Nuber, U., 1995). Darum wird Hermann in der Analyse seiner Gefühle für den Vater abgewürgt:

H.: Was wäre der richtige Satz?
Hermann: Dass ich wütend bin.
H.: Sag ihm: „Ich mach's für dich."
Hermann: Ich mach's für dich.
H.: Laut.
Hermann: Ich mach's für dich. *(er sagt es wütend)*
H.: Lauter.
Hermann: Ich mach's für dich (Hellinger, 1995a, S. 415).

Zu dieser Sequenz rufe man sich in Erinnerung, welche Krebsentstehungstheorie Hellinger im Kopf hat. Hinter einer solchen lebensbedrohenden Krankheit stecke oft Schuld, der Versuch, diese zu sühnen, oder der Drang, jemandem in den Tod nachzufolgen bzw. an dessen statt zu sterben. Wenn nun der Sohn sagen soll: Ich mach's für dich, setzt Hellinger folgende Grundannahmen voraus: (1) Der Vater ist vom Tode bedroht, (2) muss aber, ganz im Gegensatz zur Mutter, zum Wohle der Familie zurückgehalten werden; (3) der Sohn soll seine Krankheit annehmen, indem er dem Vater anbietet, "es für ihn zu machen", d. h., an seiner Statt zu sterben; (4) durch die Zustimmung zu seinem Schicksal und die bedingungslose, rituell aufgebauschte Ver-Söhnung mit dem Vater ist es vielleicht möglich, sein Schicksal zu mildern oder abzuwenden.

Zwar hat Hermann die Worte gesagt, die er auf Hellingers Geheiß sagen sollte, doch weil „wütend", in den Ohren des Meisters nicht überzeugend. Die gestrenge Reaktion des Letzteren:

H. *(zur Gruppe)*: Er wird sterben. Er geht nicht raus aus der Verstrickung.
(zu Hermann): Deine Wut ist dir wichtiger. – Was hast du deinem Vater angetan?
Hermann *(trotzig)*: Das weiß ich nicht.
H.: Hast du ihm was angetan?
Hermann: Das wüßte ich nicht.
H.: Hast du ihn verachtet?
Hermann *(mit fester Stimme)*: Ja.
H.: Das ist es.

Hermann: Er hat mich ...

H.: Was der Vater gemacht hat, spielt hier keine Rolle. Was du machst, das entscheidet. – Stelle dich wieder neben die Schwester.

H. *(zur Gruppe)*: Was jetzt fällig ist, wäre, dass er sich hinkniet und sich tief vor seinem Vater verneigt. Das bringt er nicht fertig. Er stirbt lieber, als dass er sich hinkniet.

(zu Hermann): Stimmt das?

Hermann: Nein! (ebd., S. 415)

Das ist ein Paradebeispiel für psychische Misshandlung. Bei der suggestiven Macht, die ein Therapeut kraft seiner Rolle innehat, kann man diesem im besten Falle Schwachsinn, im schlimmeren Irrsinn oder zynische Verantwortungslosigkeit attestieren, wenn er dem Klienten in einer „Therapie" seinen Tod voraussagt. Selbst wenn Hellinger ein ausgewiesener medizinischer Experte wäre, was er definitiv nicht ist. Der Grund für das Todesurteil? Hermann wolle nicht heraus aus seiner „Verstrickung"– was auch immer diese Unterstellung bedeuten mag –, seine Wut sei ihm wichtiger als sein Leben, er habe dem Vater Schlimmes angetan. Zwar sieht der Beschuldigte, nach bestem Wissen und Gewissen, nicht, was er dem Vater angetan haben soll, doch Hellinger weiß es besser. Dass Hermann offensichtlich etwas zu berichten hätte, was der Vater *ihm* angetan hat, interessiert den Regisseur der Aufstellung nicht. Es könnte ja die Verachtung plausibel machen, die der Sohn für den Vater empfindet. Aber das darf nach Hellingers dogmatisch bis fanatisch propagierter Verklärung der Vaterschaft nicht sein. Statt dessen sind Kniefall und tiefe Verbeugung gefordert.

Um den Druck zu erhöhen, erpresst Hellinger den Klienten: Unterwerfung oder Tod. Man bedenke, welch destruktive Auswirkungen eine solche Behandlung auf einen um Genesung ringenden Menschen haben kann, insbesondere wenn er dem Humbug Hellingers gegenüber aufgeschlossen ist. Dieses für die Aufsteller-Szene typische Verhalten ist absolut unentschuldbar, antitherapeutisch. Gar nicht zu sprechen von der willkürlichen, blödsinnigen Verquikkung von blinder Unterwerfungstheatralik mit Heilungsversprechen, von Nichtachtung des Vaters und Krebs. Die Ursachen von Krebs sind weder psychisch noch psychosozial, sondern ein hauptsächlich biologisch bedingter, multifaktorieller Prozess, dessen Heilung mit viel Glück durch psychohygienische Maßnahmen unterstützt werden kann. Nur: Hellingers Praktiken sind das Gegenteil von psychohygienisch, sie wirken verrückt machend, destabilisierend, erzeugen Stress, Angst oder im minderen Fall teuer zu bezahlende Illusionen.

Wie wir hören, verneint es Hermann, dass er lieber sterbe als sich niederzuknien. Klar. Aber die Frage war falsch gestellt: Denn nirgendwo – außer in Hellingers Bibel – steht geschrieben, dass aufrechter Gang tödlich sei oder Kniebeugen Krebs heilten (vgl. Hilgers, 2003, S. 59). Da sich Hermann nun aber, noch dazu vor Publikum, in Hellingers Hände begeben hat, fällt es ihm schwer, aus diesem makabren Mysterienspiel auszusteigen.

H.: Willst du es machen?
Hermann: Ich will es probieren.
H.: Nicht probieren! Willst du es machen?
Hermann *(mit fester Stimme)*: Ja.
H.: Gut, dann mache ich das mit dir und helfe dir dazu. – Knie dich hin auf den Boden, verneige dich bis auf die Erde, ganz tief, und strecke die Hände nach vorne, die Handflächen nach oben. So! Tief atmen! Sag: „Lieber Papi!"
Hermann: Lieber Papi!
H.: „Ich gebe dir die Ehre."
Hermann: Ich gebe dir die Ehre.
H.: Wiederhole es, ganz ruhig.
Hermann: Lieber Papi, ich gebe dir die Ehre.
H.: Genau. Das ist der Satz. Tief atmen. „Lieber Papi!"
Hermann: Lieber Papi!
H.: „Ich gebe dir die Ehre."
Hermann: Ich gebe dir die Ehre.
H.: „Ich achte dich als meinen Vater ..."
Hermann: Ich achte dich als meinen Vater ...
H.: „... und du darfst mich haben als deinen Sohn."
Hermann: ... und du darfst mich haben als deinen Sohn.
H.: „Ich gebe dir die Ehre."
Hermann: Ich gebe dir die Ehre (Hellinger, 1995a, S. 415f).

Hermann soll tief ein- und ausatmen, auf dass die Liebe zum Vater besser hinströme. Noch einmal soll er den Kopf mit Respekt vor dem Vater neigen, bevor er sich aufrichte (ebd., S. 416f). Nun will Hellinger wissen, wie das bei dem Stellvertreter des Vaters ankommt:

[V]: Noch schwer zu glauben, dass das ankommt, also ...
H.: Was ist schwer zu glauben, dass ...? Dass er dich wirklich ehrt?
[V]: Ja.
H.: Ja, das kann sein.
(zur Gruppe): Hier gibt es kein Mogeln. Merkt ihr das? Hier gibt es kein Mogeln. – Meine Hypothese bei Krebs ist, dass viele *Krebskranke lieber sterben, als dass sie*

> *sich vor den Eltern tief verneigen* [meine Hervorhebung!] ... Lieber sterben! Deswegen richten sich viele von ihnen auch so auf. Die gehen so, erhobenen Hauptes, statt dass sie sich verneigen (ebd., S. 417).

Hellinger insistiert. Verneigung und Ehrerbietung sind seine Obsession. Wer sich seinen Wahnideen nicht anschließt, dem droht er mit Krankheit und Tod. Nachdem er dem Vaterstellvertreter genügend eingebleut hat, dass es der Sohn wohl nicht ernst meine, bestätigt jener ihm das. Hellinger bestätigt sich also selbst, und wie alle Aufsteller, die nach seinem Konzept arbeiten, interpretiert er in seiner Einfältigkeit diesen selbstbetrügerischen Taschentrick als von außen kommende Offenbarung.

Hellinger gibt Hermann noch eine „Chance“:

> *(zu Hermann)*: Jetzt schau noch einmal den Vater an, und sag ihm: „Bitte,“
> Hermann: Bitte,
> H.: „gib mir noch etwas Zeit.“
> Hermann: gib mir noch etwas Zeit (ebd., S. 417).

(In der Regel bedeutet „Zeit“ Aufschub vor dem Tod.) Die Formel wird noch einmal heruntergebetet und Hellinger empfiehlt Hermann, seiner „guten Seele“ zu trauen. Hellinger weiter:

> *(zu Hermann)*: Okay, ich lasse es so. Auch ich vertraue deiner guten Seele. Darf ich das?
> Hermann: Ja. *(er lächelt dabei)*
> H.: Ich darf es nicht. Dein Lächeln sagt, dass ich es nicht darf.
> Hermann: Doch!
> H.: Pass auf! Ich will nicht mit dir streiten, ich will dir helfen. Daher nehme ich jedes Signal ernst. Sonst spiele ich mit dir, und das wäre schlimm. Bei so einer Krankheit wird nicht mehr gespielt. – Okay, das war's dann (ebd., S. 417f).

Hermann hat gelächelt, das hätte er nicht tun sollen. War es ein verräterisches Lächeln, wie Hellinger unterstellt, mit dem er nonverbal ausdrückte, lieber sterben zu wollen als sich vor seinem Vater ernsthaft zu beugen? War es ein verlegenes Lächeln: Hermann wollte ernsthaft kooperieren, angesichts des Publikums aber auch Heiterkeit signalisieren ohne so recht zu wissen, wie man das dem Meister gefällig zum Ausdruck bringt? Oder war es ein wissendes Lächeln: Hermann ging auf, dass Hellinger nicht alle Tassen im Schrank hat, wollte aber nicht unhöflich sein und macht gute Mine zum bösen Spiel? Oder eine Mischung von alledem? Hellinger muss da nicht lange überlegen. Wenn er sagt, er nehme das „Signal“, also Hermanns Lächeln, „ernst“, d. h. als Weigerung sich zu unterwerfen, dann bedeutet das, dass er nichts mehr für ihn tun will: „Okay, das war's dann." Der Medizinmann hat gesprochen, der Patient kann sterben.

Sich die persönliche Gefühlslage von Hilfesuchenden zu vergegenwärtigen hat in Hellingers Konzept keinen Platz. Sein Einfühlungsvermögen gilt vielmehr schicksalhaften Notwendigkeiten und der „großen Seele", aber nicht kleinen individuellen Seelchen, deren ganzes Agieren ohnehin nur im Dienst von etwas Größerem steht. Darum kann er Hermann guten Gewissens seinem Schicksal überlassen: „Ich kann zustimmen, wenn er so bleibt und stirbt, ich kann dem zustimmen. Ich bin im Einklang auch mit dem Entsetzlichen" (ebd., S. 418).

Welch entsetzlicher Missklang in Hellingers Seele bringt ihn zu solchen Äußerungen?

Tod in Leipzig

In einem Kurs für Familienberater wollte sich eine Klientin mit dem ihr von Hellinger zugewiesenen Platz in der Szenerie partout nicht anfreunden. Mit Recht, wie ich meine (vgl. Hellinger, 1995a, S. 333-340). Der Meister straft sie drohend ab: „Du bist nicht zu retten", sagt er zweimal, und mit den Worten: „Okay, das war's dann", bricht er jäh die Aufstellung ab (ebd., S. 340). Ein anderer Kursteilnehmer, der sich Sorgen um das Wohl der so Behandelten machte, sieht sich plötzlich mit dem Vorwurf Hellingers konfrontiert, er schwäche die Klientin mit seinen sorgenvollen Gedanken. Ein guter Therapeut habe seine Klienten zu vergessen! Zur Untermauerung seiner These erzählt er wieder mal eine Geschichte: „Da war mal eine Frau in einer Gruppe, die ist am zweiten Tag hinausgestürmt, schwer selbstmordgefährdet, und viele haben gefürchtet, sie bringt sich jetzt um. Ich habe sie vergessen" (ebd., S. 350). Zur Verwunderung der verzagten Schülerschar, jedoch keinesfalls zum Erstaunen des unerschrockenen Heilers, sei die Klientin zehn Minuten vor Schluss des Kurses zur Tür hereingekommen und „erledigte alles, was zu erledigen war. Sie hat die Kraft dazu gehabt, weil ich sie vergessen habe" (ebd., S. 350).

Jeder halbwegs sensible Laie wird sofort erkennen, dass das herrische Herumwühlen in wirklichen oder gar erst vom Therapeuten suggerierten Wunden destabilisierend wirkt. Wenn ein Klient dennoch anders damit umgehen kann, ist das reine Glücksache. Hellingers „therapeutische" Interventionen gleichen oft russischem Roulette – an anderen Personen! Man komme nun nicht mit dem Argument, der Therapeut dürfe ja seinem Klienten nicht ständig hinterherlaufen und ihn bestürmen, damit dieser zur Ruhe komme. Hellingers aggressive und verantwortungslose Abstinenz hat mit diesem an sich vernünftigen Prinzip gar nichts zu tun. Es ist sehr wohl Pflicht des Therapeuten, sich zu fragen, ob seine Interventionen, die er grundsätzlich für hilfreich halten mag, den Klienten *akut* in einen ausweglosen Zustand versetzen. Selbst die Vermittlung einer notwendigen Wahrheit bedarf des richtigen Zeitpunktes und der rechten Weise. Dazu gehört auch abzuwarten, wie der Klient reagiert. Es sei denn, man verfährt nach der Devise: Friss oder stirb!

Was soll es bedeuten, wenn Hellinger sagt, indem man an seinen Klienten denkt, schade man ihm nur? Er unterstellt, dass es zwischen Therapeut und Klient eine Art telepathische Verbindung gibt und dass die Gedanken des Therapeuten *außerhalb* der Sitzung quasi mit negativer suggestiver Energie geladen sind. Reichlich absurd. Das ist in etwa das sadistische Gegenstück von dem Glauben, man könne jemanden gesund beten. Nach Hellinger würde der sensible, selbstkritische Therapeut seinen Klienten *krank* beten! Ob sich der Therapeut zwischen den Kontakten mit dem Klienten Gedanken um diesen macht oder nicht, ist nur insofern relevant als es konkrete Auswirkungen auf das therapeutische Verhalten hat. Zum Beispiel, dass der Therapeut seine Vorurteile über den Klienten revidiert, seinen rüden Umgangsstil ablegt oder sich zu dem speziellen Problem des Klienten fortbildet. Menschheitsbeglücker à la Hellinger haben mit solchen Skrupeln nichts zu schaffen.

Bei Kenntnis der hellingerschen Praxis, die in gefährlicher Weise seinen makabren Theorien entspricht, kann, da es hierzu keine systematischen Studien gibt, der Schaden nur geschätzt werden. Der auch in den Medien berichtete tragische Fall von Leipzig wirft ein Licht auf das Gefahrenpotential. Nicht die pure Tatsache, dass eine Frau, die sich Hellinger während eines Aufstellungsprozesses anvertraut hatte, einen Tag später Selbstmord beging, ist das Skandalon. Sondern die Behandlung, die diese Frau tags zuvor erfuhr, ja angesichts Hellingers düsterer Therapeutik erfahren *musste*. Andere Frauen und Männer müssen dies morgen vielleicht anderswo erfahren, weil das verquere Glaubenssystem der Aufstellerszene kaum eine andere Praxis zulässt. Dass die Malträtierten freiwillig kommen, mildert das Problem nicht, sondern verschärft es. Auch wenn es nicht immer tödlich enden muss.

Tödlich endete eine Aufstellung im Oktober 1997 in Leipzig. Der Leser mag entscheiden, ob Hellingers Agieren dabei systembedingt und ursächlich eine entscheidende Rolle gespielt hat oder nicht. Die Hauptquellen sind ein *Focus*-Artikel (Gerbert, 1998a) und ein Artikel im Materialdienst der EZW (Fincke, 1998).

Ca. 500 Menschen hatten sich zu einem von Hellinger geleiteten Selbsterfahrungs- und Fortbildungsseminar mit dem Titel „Wie Liebe gelingt" im Hörsaal der Universität Leipzig eingefunden. Etwa 25 Paare waren bereit, ihre Problematik auf dem Podium per Aufstellung behandeln zu lassen. Darunter eine Ärztin mit ihrem von ihr getrennt lebenden Mann. Schon kurz nach Aufstellungsbeginn mit zunächst dem Ehemann als Protagonisten brachte Hellinger Unmut über die Frau zum Ausdruck. Hellinger dazu in einem späteren Interview entschuldigend: „Schon vorher merkte ich: Sie würdigt ihren Ex-Mann nicht" (Rossbach, 2001).

Nach den ersten Attacken gegen die Frau habe Hellinger laut Gedächtnisprotokoll einer Zeugin dann zum Mann gesagt: „Dort sitzt die Liebe." Zum Zuhörerkreis gewandt auf die Frau deutend hingegen: „Und hier sitzt das kalte Herz". Wenig später der Zusatz: „Die Kinder sind bei der Frau nicht sicher, die gehören zum Mann." Die Zeugin weiter: „Hellinger hat dann gesagt: Die Frau geht, die kann keiner mehr aufhalten, das hat er sozusagen in den Hörerkreis gesagt, und hat sich dann zu ihr ... umgewandt und gesagt: Das kann auch sterben bedeuten." 15 Minuten nach dieser Aufstellung habe die Ärztin wortlos den Saal verlassen (Fincke, 1998).

Danach hat die Frau Briefe an Mann und Kinder geschrieben. Anschließend hat sie sich erhängt. Der Inhalt der Briefe lässt vermuten,

> dass sich die Frau offenbar Hellingers Ordnungsdenken zu eigen gemacht hatte. Und es schein als habe sie Hellingers Worte gegen sie als vernichtendes Urteil über ihre Person verstanden. Auszug: „Vielleicht gibt es Menschen, die soviel Schuld auf sich laden, dass sie kein Recht mehr haben, hierzubleiben. Und wenn es für die Kinder die Ordnung herstellt, will ich meinen Teil dazu tun, auch wenn es nicht das ist, was ich mir wünsche" (Gerbert, 1998a).

Angesichts dieses Abschiedsbriefes kann man nicht mehr sagen, hier handele es sich um irgendeinen Suizid nach einem unglücklich verarbeiteten Behandlungsversuch. Vielmehr legen die deutlichen Worte der Unglücklichen nahe, dass ihr Hellingers Fluch die Lebensperspektive raubte. Der tödliche Ausgang wäre somit eine spezifische Reaktion auf die Einflüsterungen des Meisters gewesen – freilich funktioniert dieser fatale Mechanismus nur, wenn man an die Worte des Meisters glaubt. Aber das entschuldigt dessen Gebaren in keiner Weise.

Wollte man nun zur Ehrenrettung Hellingers unterstellen, besagte Ärztin sei schon vor dem Aufstellungsspektakel suizidgefährdet gewesen, gereicht auch dieser Versuch, mildernde Umstände zu konstruieren, zu keiner Entlastung. Denn erstens bestritt die Mutter der Ärztin dem Nachrichtenmagazin *Focus* gegenüber mit Hinweis auf Vorhaben und Planungen ihrer Tochter eine eventuelle Suizidalität derselben *vor* der Aufstellung (ebd., 1998a). Zweitens war die Situation nach Hellingers destruktiven Interventionen eine andere und er hätte die dadurch verursachte psychische Not der Klientin, wenn nicht erkennen, so doch einkalkulieren können. Drittens rühmt sich Hellinger bei jeder Gelegenheit, die Todessehnsucht seiner Klienten mit schlafwandlerischer Sicherheit diagnostizieren zu können. Er hat ja auch im obigen Beispiel der Ärztin gesagt, dass ihr Gehen Sterben bedeuten könne. Also glaubte er eine Selbsttötungsabsicht zu erspüren. Auch wenn er nicht fähig ist zu erkennen, dass er das Unheil erst durch seine eigene Intervention heraufbeschwört hat, hat er es doch ausdrücklich für möglich gehalten und hätte etwas dagegen unternehmen müssen.

Auf die kritische Nachfrage, ob er nicht hätte erkennen müssen, dass die Frau selbstmordgefährdet gewesen sei, antwortete Hellinger später: „Wie denn? Ich kannte sie ja nur drei Minuten" (Rossbach, 2001). So leicht redet sich Hellinger heraus. Diese Ausrede steht jedoch in eklatantem Widerspruch zu seinen Worten in besagter Aufstellung, in Widerspruch erst recht zu seiner Behauptung, über die phänomenale Fähigkeit der „phänomenologischen Wahrnehmung" zu verfügen, nach der er Selbstmordgefährdung in Sekundenschnelle mutet. Gegenüber dem Magazin *Der Spiegel* zur gleichen Affäre wurde Hellinger noch eine Spur zynischer: „Soll ich Mutter spielen für all diese armen Würstchen?" (Lakotta, 2002).

Wie kommt es, dass Hellinger bei alledem ein so verdammt gutes Gewissen hat? Es hat tiefere Gründe. Zweifellos ist er mit sich im Reinen, wenn er jemanden dem Tod geweiht wähnt und ihn folgerichtig in dieses Reich ziehen lässt. Warum auch soll er sich als Therapeut einem Vorgang widersetzen, dessen geheimen Sinn und höhere Bestimmung er nicht berufen ist, in Frage zu stellen? Die Tragik besteht darin, dass Hellinger das schicksalhaft Übermächtige allenthalben vermutet und präzise zu identifizieren glaubt. Diese Weltsicht hat wahnhaften Charakter mit leider sehr realen Auswirkungen auf die therapeutische Praxis.

Das getrennt lebende Ehepaar wollte also durch die Aufstellung Klarheit gewinnen, wo die Kinder am besten aufgehoben wären. In eben dieser Aufstellung (bei der der „Vater" der Stichwortgeber war) habe sich herausgestellt, „dass sich die Kinder beim Vater sicherer und wohler fühlten", so Hellinger in einem Interview mit dem Nachrichtenmagazin *Focus* (Gerbert, 1998b). Darauf die Frage:

> *Focus*: Aber der Mann hat doch nur seine eigene Sicht der Familie dargestellt. Verständlich, dass er die Kinder bei sich sehen will.
> *Hellinger*: Aber ich frage ja die Darsteller, wie es ihnen geht. Und als ich die Kinder eher in Richtung der Mutter verschoben habe, bekam ich eine negative Reaktion von den Darstellern.
> *Focus*: Sie verlassen sich auf das Gefühl der Platzhalter, die die Familie gar nicht kennen?
> *Hellinger*: Es kam hinzu, dass sich die Frau – die reale Klientin – so sehr im Recht gefühlt hat. Und wer sich im Recht fühlt, trägt meistens Schuld (ebd.).

Bravo. Wollen wir mal diese Logik nicht gegen Herrn Hellinger selbst verwenden, sondern zurechtrücken: Wer sich im Recht fühlt, hat deshalb noch lange nicht recht; das heißt aber nicht, dass er sich allein deswegen im Unrecht befände. Und wenn sich die Frau im *Unrecht* gefühlt hätte? Hellinger hätte dies problemlos als Hinweis für tatsächliche Schuld aufgefasst. Er hat in Schuldfragen, insbesondere was Frauen angeht, bekanntlich eine vorgefasste Meinung. Durch die Gaukelei des Familienstellens versuchen die Aufsteller eine künstliche Spannung aufzubauen, um dann ihre eigenen Vorurteile oder zufällige Fluktuationen ihrer Stimmung zu bestätigen.

Die Philosophie des „Anerkennens, was ist" – so die Formel eines gleichnamigen Buchtitels – gibt Hellinger ein reines Gewissen und das Gefühl von Wirkmächtigkeit bei größter Bescheidenheit. Angeblich kann er erkennen, wann einem Klienten nicht (mehr) zu helfen ist. Es könnte beispielsweise sein, dass dieser „hinarbeitet auf Scheitern und dass das vielleicht zu seinem Schicksal gehört. ... Ich greife da nicht ein" (Hellinger, ten Hövel, 1997, S. 189).

Hellinger hat leicht reden, wenn er von seinem Klienten sagt: „Ich kann zustimmen, wenn er so bleibt und stirbt, ich kann dem zustimmen. Ich bin im Einklang auch mit dem Entsetzlichen" (1995a, S. 418). Es ist gefährlich, sich einem Therapeuten anzuvertrauen, der aus okkulten Gründen glaubt, man sei dem Tod geweiht und wir sollten uns gefälligst nicht so zieren. Bei einer Aufstellung in Toledo, zitiert nach einem *Spiegel*-Artikel, exerziert er den leichtfüßigen Umgang mit dem Tod anderer vor:

> Die Klientin hat einen geschiedenen Mann, zwei Kinder und leidet an Krebs. Hellinger holt einen großen Holländer auf die Bühne. Der dünne, grauhaarige Mann spielt schon zum dritten Mal den Tod. ... „Die Kinder sind bei deinem Mann richtig", sagt Hellinger zu der Kranken. Sie selbst stellt er neben den Tod: „Dein Platz ist hier." Sie starrt den Holländer an. Sie hat Angst. Sie weint laut, sie kann nicht mehr aufhören. „Sag: Mein Platz ist hier." Die Frau wimmert. Sie schüttelt den Kopf. „Das ist die Wahrheit. Sag es ganz klar." – „Mein Platz ist hier", flüstert

> sie mit niedergeschlagenen Augen. Hellinger: „Lauter! Schau ihn an!"
>
> Dann baut er die Stellvertreter für Sohn und Tochter auf. Hellinger verkündet, was sich ihm zeigt: „Die Tochter wird dir nachfolgen in den Tod. Sie ist nicht zu retten." Die Krebskranke weint noch lauter.
>
> „Aber es gibt eine Lösung", wendet sich Hellinger ans Publikum: „Wenn kein Geheimnis daraus gemacht wird, dass die Mutter sterben will, kann die Tochter leben."
>
> Dann lächelt er seine Klientin an: „Der Tod ist wunderschön. Weißt du das? Die Engel stehen ums Grab." Die Frau wimmert noch. Sie zittert. Sie schluckt. Dann nickt sie und versucht ein Lächeln. Hellinger schaut ihr lange mit einem hypnotisierenden Blick in die Augen, der entfernt an den eines schläfrigen Katers erinnert.
>
> „Sieht sie nicht glücklich aus?", fragt Hellinger dann ins Publikum. „Danke, das war's dann" (Lakotta, 2002).

Hellinger ist so besessen von seiner Wahrheit, dass er möglicherweise nicht merkt, wie er die Frau seelisch misshandelt. Man glaubt sich in einem Horrorfilm, in dem ein Mensch durch Drohung, Gehirnwäsche und emotionale Erpressung verrückt gemacht werden soll. Doch der Philosoph in ihm sieht es anders:

> Bei all dem muss man natürlich auf den Tod ganz anders schauen, als wir das gewohnt sind. Die Vorstellung, wenn das Leben verloren ist, ist alles verloren, passt hier nicht herein. Das Leben ist eine Zwischenzeit, zwischen dem was vorher war und nachher kommt. Und es macht keinen Unterschied – das ist jetzt ein radikales Bild – , was in dem Leben passiert ist, denn am Ende fällt alles gleichermaßen zurück in den Ursprung, in dem gewissermaßen schon alles vorhanden ist.
>
> Das Leben ist das Spiel von einer größeren Kraft. Wenn dieses Spiel aus ist, werden alle Figuren wieder in die gleiche Schachtel gepackt und liegen nach dem Spiel nebeneinander. Wenn man das so sieht, ist das kurze Leben kein Verlust und das lange Leben kein Gewinn (Hellinger, 2001a).

Am Ende werden wir alle in die Schachtel gepackt – warum also der Aufstand gegen die Prediger des Todes? Oder anders gewendet: Warum überweist Herr Hellinger nicht die Einnahmen, die er durch seine Aktivitäten erzielt, auf ein Konto für Therapiegeschädigte, denn am Ende ... (s. o.)?

Wie Hellinger mehrfach an anderer Stelle betont hat, ist sein Ziel nicht so sehr dem Einzelnen (das heißt, dem Hilfe suchenden Klienten) zu helfen, sondern „Ordnung" in ein „System" zu bringen. Wenn die Ordnung des Systems – was auch immer das eine oder andere heißen mag – es verlangt, muss das Individuum unter Umständen für eine Lösung auf „höherer" Ebene geopfert werden. In einer Sendung des Nachrichtenmagazins *Panorama* von 1995 wurde Hellinger gefragt, ob er auch Selbstmord als Lösung einer Familienkonstellation propagiere. Die ideologisch konsequente Anwort: „Ich habe gesehen, dass es manchmal so ist, ja, und habe dem zugestimmt" (zit. nach Goldner, 2003b, S. 215). Die Zustimmung gilt hier, wohlgemerkt, nicht dem Suizid als selbstbestimmtem Akt im Rahmen einer persönlichen Bilanz, sondern als Opfer auf dem Altar archaischer Ordnungskonstrukte.

In Hellingers Weltbild hat das individuelle Leben keinen hohen Stellenwert, um so höher ist jedoch das Gewicht angeblich höherer Schicksalsmächte zu veranschlagen, deren Pläne der Meister in „phänomenologischer Schau" sichtet. Dazu ein Kritiker: „Diese Reduktion des Menschen und seiner Lebenswelt auf eine nur noch vegetabile Daseinsform scheint Hellinger nicht zu stören, solange er damit nur sein Konzept ‚der Ordnung' absichern kann" (Glunk, 2003, S. 239). Bedenkt man noch Hellingers Hang zum Morbiden (wenn es nicht um seine eigene Haut geht), dann kann man wohl sagen: Eine Behandlung nach hellingerscher Methode oder durch ihn selbst ist ein gesundheitsgefährdendes, wenn nicht lebensgefährliches Unterfangen. Das sollten Freunde, Angehörige und erst recht Fachleute bedenken, wenn sie bei der Suche nach therapeutischer Hilfe nicht den Bock zum Gärtner machen wollen.

V. Hellinger – Werdegang und Wirkung

Einfluss therapeutischer Schulen

Aus dem bisher Gesagten dürften Gestalt und Inhalte von Hellingers Weltbild weitgehend klar geworden sein. Zum noch besseren Verständnis sei ein besonderer Blick auf die Genese seines pseudo-therapeutischen Systems gerichtet, auf die Einflüsse, die er dabei verarbeitet hat, und auf philosophische, moralische und politische Implikationen.

Dass Hellinger ein bescheidener, wenn auch genialer Praktiker sei, der einfach nur Lösungen für Menschen finden wolle, ohne auf ein bestimmtes Weltbild oder diagnostisch-therapeutisches Überzeugungssystem zurückzugreifen, ist, gerade bei ihm, *nicht* der Fall. Wenn es um die Respektierung wissenschaftlicher Standards geht, gibt er sich theoriefeindlich. Geht es hingegen um die Rechtfertigung, ja Verklärung seiner Praxis, ist es ihm ein Vergnügen, jede Geste in einen angeblich höheren „philosophischen" Zusammenhang zu stellen. Seine Gedankenwelt strotzt vor Halbheiten, Trivialitäten und Tautologien, vor hochtrabenden Metaphern, Widersprüchen und Aberglauben. Diese zu einer teils impliziten, teils expliziten „Theorie" verknoteten Ideen und abenteuerlichen Behauptungen können zwar wissenschaftlich nicht ernst genommen werden, sind jedoch unter dem Aspekt des Verbraucherschutzes hoch relevant.

Der frühere Ordenspriester Suitbert Hellinger habe Philosophie, Theologie und Pädagogik studiert, heißt es in seinen Büchern. In welchem Fach er neben Theologie einen Abschluss erworben hat, wird nicht mitgeteilt. Auf keinen Fall kann er Abschlüsse in einer Wissenschaft vorweisen, die im engeren Sinne als Grundlage für psychotherapeutische Ambitionen herhalten könnte. Fehlanzeige auch, was die formalen Kompetenzen zur Ausübung von Psychotherapie angeht. Er besitzt weder eine Approbation noch eine Zulassung als Heilpraktiker – letztere wäre sogar ohne Hochschulstudium erwerbbar – noch einen Abschluss an einem anerkannten Ausbildungsinstitut für Psychoanalyse, wie oft vorgetäuscht wird (vgl. Hilgers, 2003, S. 65). Wohl hat er sich auf dem Fortbildungsmarkt getummelt, wie viele.

Nach seiner Rückkehr aus Südafrika, wo er als Schulrektor sowie Gemeindepfarrer tätig war (vgl. Lakotta, 2003, S. 15) und mit *gruppendynamischen* Methoden in Berührung gekommen sei, habe Hellinger gruppendynamische Trainings angeboten (1995a, S. 500). Bald darauf, Anfang der 70er Jahre, habe er in Wien eine *psychoanalytische* Ausbildung begonnen (ebd., S. 500). Einige Elemente der Psychoanalyse, die aus wissenschaftlicher Sicht längst als überholt gelten, geistern heute noch in Hellingers Gedankenwelt umher. So das quasi hydraulische Modell von Trieben und Gefühlen, allerdings in pervertierter Form, ausgedehnt auf überindividuelle und mehrgenerationale Prozesse. Den kritischen und brauchbaren Ansatz der Psychoanalyse indes gegenüber obsoleten kulturellen Werten und Traditionalismen hat er nicht übernommen. Im Gegenteil! – Vielleicht aus Rache dafür, dass man ihm die Anerkennung als Analytiker verweigert hatte?

Noch während der verunglückten analytischen Ausbildung nämlich vernahm Hellinger Janovs „Urschrei" und war nach eigener Beschreibung „von der Direktheit hingerissen und auch davon, wie schnell man damit ans Ziel kam" (in: Weber, 1998, S. 324). Die heftigen Gefühlsausbrüche, die bei dieser als *Primärtherapie* bezeichneten Prozedur inszeniert werden, haben ihn so sehr beeindruckt, dass er sie seinem okkultistischen Weltbild zufolge als unbewusst „übernommene Gefühle" von Individuen aus früheren Generationen („Identifizierung") interpretierte (Hellinger 2002d). Darf aus fachpsychologischer Sicht schon die so genannte Urschrei- bzw. Primärtherapie als vulgärtherapeutisches Konstrukt bezeichnet werden (vgl. Federspiel, u. a., 1996, S. 446), gilt das in noch eklatanterem Maße für deren hellingersche Verwertung.

Die manipulative Psychotechnik NLP (sog. Neurolinguistisches Programmieren) kombiniert Hellinger nach eigenen Worten gern mit Primärtherapie (in: Weber, 1998, S. 238) – nach dem renommierten Psychotherapieforscher Klaus Grawe gehören beide zu den als unseriös einzustufenden Methoden (1994, S. 735). Passend zur primärtherapeutischen Orientierung lässt Hellinger jemanden auch mal seine Geburt nacherleben, er praktiziert dabei „Bonding", eine Mischung wiederum aus Schrei- und Festhaltetherapie (in: Weber, 1998, S. 238f). Nach dem *Kursbuch Seele*, das unter dem Aspekt des Verbraucherschutzes geschrieben wurde, sind diese Therapiearten abzulehnen, die Urschreitherapie wird dort gar als unverantwortlich und gefährlich bezeichnet (Federspiel u. a., 1996, S. 346f.). Andere Autoren rechnen Primär- und Festhaltetherapie zu jenen Verfahren, die „eine maligne Regression fördern und daher gefährlich oder sogar schädlich sind" (Köthke u. a., 1999, S. 6). Theatralik, suggestive, und regressionsfördernde Elemente wie in den genannten Verfahren finden sich nicht ohne Grund auch in der Aufstellerszene wieder.

Eine ähnlich wichtige Rolle wie die Primärtherapie spielte für die Entwicklung von Hellingers Ansatz nach dessen eigenen Worten „Eric Bernes Annahme, dass es *persönliche Skripts* gibt, nach denen jemand sein Leben unbewusst einrichtet" (2002d). Salopp gesagt verpassen demnach Eltern dem Individuum durch frühe Anweisungen eine Art lebenslang gültiges Drehbuch (Skript), das in der Folge Handeln und Denken bestimmen soll. Die hellingersche Verwertung besteht hier darin, dass das „Skript" gleichsam von einem elterlichen Erziehungseinfluss zu einem zwanghaft ablaufenden Lebensprogramm mutiert, das „mit Verstrickungen in die Schicksale anderer in der Familie zusammenhängt, oft ein bis zwei Generationen zurück" (ebd.), wobei es unerheblich ist, ob der Betroffene je in seinem Leben die „Vorgeordneten" oder deren Schicksale gekannt hat.

Das hat mit Hypothesenbildung nach halbwegs wissenschaftlicher Manier gar nichts mehr zu tun, sondern gleitet in okkultistische Phantastereien ab. Dieses Phänomen der „Identifizierung" glaubte Hellinger auch während seiner Beschäftigung mit der Primärtherapie beobachtet zu haben, nämlich „dass viele Gefühle, auch solcher heftiger Art, häufig nicht mit persönlichem Erleben zusammenhängen. Ganz offensichtlich werden sie oft über die Identifizierung mit einer anderen Person übernommen" (ebd.). Bernes Konzept erleidet in der hellingerschen Rezeption also das gleiche Schicksal wie die Primärtherapie; beide werden als noch unverstandene Vorstufen von Hellingers Konzept der Identifizierung vereinnahmt.

Recht hat er darin, dass die von Primärtherapeuten induzierten telegenen Gefühlsausbrüche und „Urschreie" tatsächlich wenig mit dem persönlichen Erleben der Klienten und deren Problemen zu tun haben. Hellinger nimmt diese Artefakte jedoch so ernst, dass er sich in noch bizarrere Deutungen versteigt, anstatt sie als ein Zusammenwirken von Suggestion, Labilisierung und Selbststimulation zu erkennen.

Bei Berne hingegen handelt es sich zunächst um einen rational nachvollziehbaren Versuch, menschliches Verhalten zu erklären. Nur ist beim heutigen Stand der psychologischen Forschung höchst fraglich, ob ein so vages, empirisch wenig gehaltvolles Konzept einen sinnvollen Beitrag zu psychotherapeutischem Handeln leisten kann. Gänzlich abwegig ist es, dieses an sich schon nicht sehr leistungsfähige Konzept durch Einbettung in einen supranaturalistischen Zusammenhang („Familienseele", „Sippengewissen", „schicksalhafter Wiederholungszwang") höheren therapeutischen Ehren zuführen zu wollen. Genau das aber versteht Hellinger unter seiner „systemischen Dimension" (1995a, S. 498f).

In den Jahren 1974-1988 habe Hellinger Skriptanalyse und Primärtherapie miteinander kombiniert, danach erst habe er sich intensiv mit Familientherapie befasst, unter anderem in Seminaren bei amerikanischen Familientherapeuten (ebd., S. 502f). Was dort abging, hat ihn sehr beeindruckt und in der Folge führte er selbst Familienaufstellungen durch und machte sich seinen eigenen Reim auf die zugrunde liegenden Vorgänge. Dies mündete dann in seine spezielle Form „systemischer" Psychotherapie nach „phänomenologischer" Methode.

Hellinger hat also einen Teil seines psychotherapeutischen (Un-)Wissens – wie viele, die auf diesem Markt agieren – von Ausbildungsinstituten mehr oder weniger seriöser Schulen und Richtungen. Was dort vermittelt wird, hat weniger mit fundiertem psychologischen Fachwissen zu tun als vielmehr mit der Verbreitung eines bestimmten psychotherapeutischen Weltbildes und der Wahrnehmung handfester wirtschaftlicher Interessen. Das ist das Handicap der gesamten psychotherapeutischen Szene und soll hier nicht speziell Figuren wie Hellinger angelastet werden. Aufmerksamkeit verdient jedoch die Tatsache, dass dieser weder ein Psychologiestudium absolviert hat noch an dieser Materie als Wissenschaft interessiert ist (wobei seine Lehrer von diesem Mangel oft nicht ausgenommen sind). Von dieser Seite ist also kein positiver Impuls dafür zu erwarten, die hier vorherrschenden teils sehr laienhaften psychologischen Theorien kritisch zu bewerten. Schlimmer: Hellinger hat das, was er an wissenschaftlich Fragwürdigem rezeptiert hat, durch eigene Bearbeitung noch weiter vom Bereich des rational Nachvollziehbaren und empirisch Plausiblen entfernt.

Systemisches und Wahnsystemisches

Was ist „systemisch" an Hellingers Konzept? Was hat es mit der systemischen Familientherapie gemein bzw. worin unterscheiden sich beide Ansätze? Die Gemeinsamkeiten erschöpfen sich in einem allgemeinen Interesse für wie auch immer verstandene familiäre Zusammenhänge und in Techniken, die diesem Umstand in der praktischen Arbeit gerecht werden sollen. Die Unterschiede werden aber schon deutlich bei der Definition des Begriffes „Familie" und bei der Rolle, die der Klient im jeweiligen therapeutischen Weltbild spielt. Abgesehen von den vielen Unterschieden im praktischen Vorgehen.

Die „systemische Dimension" bei Hellinger besteht hauptsächlich darin, dass Störungen und Krankheiten von Individuen nicht auf die eigene Sozialisation, nicht auf die eigene Lerngeschichte, auch nicht auf aktuelle familiäre Ereignisse zurückgehen, sondern auf das Erleben und die Schicksale fremder Sippenmitglieder aus früheren Generationen. Solche Mechanismen sollen durch die Einführung von Entitäten wie „Sippengewissen" und „Familienseele" plausibel gemacht werden, wobei diese nicht metaphorisch zu verstehen sind, sondern als real existierend postuliert werden. Hellingers „Psychotherapie" mag somit eine eigenartige – genauer: sektiererisch-fundamentalistische – Form von Seelsorge darstellen, hat aber mit wissenschaftlich begründeter Psychotherapie nichts zu tun. Oberflächliche Gemeinsamkeiten wie z. B. der Begriff des Systems dürfen nicht darüber hinwegtäuschen, dass darunter im hellingerschen Ansatz kein psychosoziales Konstrukt verstanden wird, sondern eine Art Wesenheit mit eigenen Werten, Motiven und Handlungsmöglichkeiten.

Eine solche Denkweise ist mit den konstruktivistisch geprägten theoretischen Grundlagen der systemischen Familientherapie nicht zu vereinbaren. Das allein würde noch nicht zwangsläufig das wissenschaftliche Aus bedeuten, wohl aber das Faktum, dass das hellingersche Denken in krassem Gegensatz zum naturalistischen Wissenschaftsprogramm überhaupt steht. Während hier von Hypothesen und Konstrukten die Rede ist, die sich erst noch theoretisch und praktisch bewähren müssen, schöpft Hellinger aus seiner unfehlbaren Intuition ewige Wahrheiten, die in seiner Gemeinde wie Glaubensinhalte weitergegeben werden. Die aus diesem Prozess hervorgegangenen normativen Ordnungen, beispielsweise die Rangfolge zwischen den Geschlechtern oder Geschwistern, widersprechen dem Geist der systemischen Familientherapie. Personale Beziehungen, das Hauptaugenmerk jeder psychologisch fundierten Familientherapie, werden auf dem Altar transpersonaler Ordnungsvorstellungen geopfert. Die Verabsolutierung und Rigidität der Normen führt weiterhin zu einer starken Tendenz, Menschen zu pathologisieren. Erklärtes Ziel der systemisch inspirierten Therapie hingegen war es schon immer, dieser Tendenz (damals der traditionellen Psychiatrie) entgegenzuwirken.

Neben den expliziten wie impliziten theoretischen Grundannahmen der Aufstellungsarbeit nach Hellinger sorgen auch deren Rahmenbedingungen für eine radikale Abkehr von seriöser Familientherapie. Die „Therapie" findet nicht mehr statt in einem vertraulichen Rahmen, sondern bestenfalls in bunt zusammengewürfelten Gruppen, im schlimmeren Fall als öffentliches Spektakel, oft mit hunderten von Zuschauern, in deren Mittelpunkt nicht die zu behandelnde Familie steht, sondern die Familie vertretende Laienschauspieler. Genaugenommen handelt es sich nicht um „Familientherapie", sondern um eine Gruppen- bzw. Massenveranstaltung mit Elementen aus Psychodrama und Selbsterfahrung. Gemäß diesem Setting wird jede Menge Action und Emotion geboten und in einer Art einmaligen blitztherapeutischen Offensive wird der Klient ultimativ mit wundersamen Lösungen abgefertigt. Ohne jegliche Nacharbeit. Ein Vorgehen, das den Urtugenden familientherapeutischer Praxis Hohn spricht.

Sowohl in der genuin systemischen als auch der hellingerschen Vorgehensweise wird die Aufstellung im weitesten Sinne als visuelles Darstellungsmedium für Beziehungen genutzt. Während im ersten Fall jedoch das visuelle Darstellungsmedium als – fehlbare – Metapher dient, wird es bei den Verfechtern der Okkult-Familientherapie zum kultisch inszenierten Selbstzweck. (Zum Vergleich: Anstatt Ihr gebrochenes Bein zu kurieren, behandelt der Chirurg das Bein einer Puppe, die Ihren Namen trägt.) Die Inszenierung erhält dabei kurioserweise einen höheren Wirklichkeitsstatus als die Realität, was sich darin ausdrückt, dass den sogenannten Stellvertretern mehr diagnostische Potenz zugetraut wird als realen Familienmitgliedern. Hellinger ist im Übrigen grundsätzlich dagegen, mit der ganzen Familie zu arbeiten, insbesondere gegen die gleichzeitige Anwesenheit von Eltern und Kindern.

Auch die Rolle des Therapeuten bei einer Aufstellung könnte nicht unterschiedlicher ausfallen. In der seriösen Familientherapie ist der Therapeut eher der Moderator, in der hellingerschen Version gebärdet er sich als autoritärer Regisseur.

Insofern der Klient beim Familienstellen nach Hellinger in der Regel das einzige real anwesende Familienmitglied ist, hat er sozusagen die Aufstellungshoheit gegenüber der Restfamilie, insofern er aber nur im Rahmen der engen Vorschriften des Aufstellungsleiters agieren darf, fällt die ganze Aufstellungshoheit faktisch in die Hand des Letzteren zurück. Da dieser auch die Interpretationshoheit für sich beansprucht, ohne es freilich zuzugeben, kann nur das herauskommen, was der hellingerphile Geist hineinphantasiert hat. In der Familientherapie hingegen, die diesen Namen verdient, sind prinzipiell freier Zugang aller Familienmitglieder, Allparteilichkeit, Rückmeldung, Kritik und Korrektur Teil des Lösungsfindungsprozesses.

Obwohl die systemische Familientherapie nicht nur das Individuum, sondern eben auch das „System" im Auge hat, bleibt das Postulat, dass therapeutische Hilfe den in den Behandlungsprozess einbezogenen konkreten Individuen zugute kommen muss. Bei Hellinger steht nicht die *Heilung* konkreter Menschen im Mittelpunkt, sondern das *Heil* ominöser überindividueller Wesenheiten, die Besänftigung der Geister von Toten, die Wiederherstellung von angeblich objektiv gegebenen Ordnungen jenseits menschlicher Bedürfnisse, Rechte und Willensäußerungen. Daraus folgt für den Klienten nicht wie in der anerkannten Familientherapie der Versuch, das Spektrum des Möglichen auszuloten und zu erweitern, sondern es zu verengen auf schicksalhaft Vorgegebenes. Anstatt Optionen zu erschließen gilt es, sich vorgeblichen Schicksalen zu fügen.

Anstelle von Vorschlägen hat ein nach Hellinger agierender Aufstellungsleiter Visionen, anstatt Formulierungshilfen für Klienten zu erarbeiten, produziert er dunkle Prophezeihungen. Er ist Jahrhunderte entfernt vom Selbstverständnis eines Therapeuten, er fühlt sich eher als Schamane oder Zauberpriester. Seine Wirkungen glaubt er über magische Rituale zu erzielen, die er kraft seiner übernatürlichen Fähigkeiten heilswirksam einzusetzen weiß. Der Familientherapeut aber weiß, dass es in der Therapie mit „rechten Dingen" zugeht, seine Erfolge und Misserfolge sind Effekte, die sich aus dem Zusammenspiel zwischen menschlicher Natur und zwischenmenschlicher Kommunikation ergeben, wenn auch dieses Zusammenspiel im Einzelfall so komplex sein kann, dass wir es nicht (ganz) überschauen.

Die Unterschiede zwischen Familientherapie und Aufstellungsarbeit nach Hellinger seien im Folgenden stichwortartig zusammengefasst:

Familientherapie	**Familienstellen nach Hellinger**
In weiterem Sinne auf wissenschaftlicher Grundlage, insbesondere der Psychologie	Wissenschaftsfeindlich, basierend auf esoterisch-okkultem Weltbild
Theoretische Konzepte sollen einer Prüfung zugänglich und widerspruchsfrei sein	Logische Widerspruchsfreiheit und empirische Überprüfbarkeit kein Kriterium
Vertrauter Rahmen gehört zum therapeutischen Setting	Gruppentherapie bzw. Massenveranstaltung
Psychotherapie	Seelsorge
Therapeut	Priester-Therapeut
Systeme sind psychosoziale Gebilde mit Konstruktcharakter	Systeme sind Wesenheiten, die die Grenzen der psychosozialen Welt transzendieren
Regeln und soziale Strukturen sind verhandelbar und etwas zu Konstruierendes	Normative Ordnungen werden postuliert, deren Verletzung Krankheit und Leid hervorbringen
Diagnostik als Prozess der Wahrnehmung, Kommunikation und Reflexion	Diagnostik als Hellseherei, Einsichten per Intuition und Offenbarung

Aufstellung hat Hypothesen generierenden Charakter und gibt kognitive sowie emotionale Anstöße	Aufstellung ist ein kultisches Ritual mit dem Anspruch auf höhere Wirklichkeit
Reale Familienmitglieder in der Aufstellung	Stellvertreter mit medialen Fähigkeiten
Alle Familienmitglieder können in den diagnostischen Prozess einbezogen werden	Protagonist ist einziges reales Familienmitglied bei der Aufstellung
Therapeut ist Moderator	Therapeut ist autoritär agierender Regisseur
Therapeut macht Formulierungsvorschläge und hilft per Dialog mit dem Klienten, Optionen zu erschließen	Aufstellungsleiter produziert Visionen, Prophezeihungen, Tabus und stellt ultimative Forderungen
Therapeutisches Ziel: Konkreten Menschen bei der Bewältigung ihrer Probleme helfen	„Systeme" wieder in „Ordnung" bringen; Menschen veranlassen, sich ihrem „Schicksal" zu ergeben
Therapeutische Veränderungen innerhalb der bio-psychosozialen Realität des Menschen	Veränderungen als Folge magischer Manipulationen an der Aufstellung
Therapie durch Kommunikation, Übung und Umorganisation des Systems	Therapie durch Exorzismus und Geisterbeschwörung
Mehrere Sitzungen à nicht unter einer Stunde	Einmalige Blitztherapien
Erfolgskontrolle gehört zum Ethos des Therapeuten	Erfolgskontrolle ist als Störfaktor des therapeutischen Prozesses verpönt

Out of Africa oder zurück zum Tribalismus?

Hellinger hat lange Zeit, wie schon erwähnt, in Südafrika gelebt und in Natal, im Land der Zulus, als Missionspriester, Gemeindepfarrer und Lehrer gearbeitet. Dies liefert eine Teilerklärung dafür, warum sich in seinem Weltbild zahlreiche Anleihen aus afrikanischen Stammesgesellschaften tummeln. Problematisch daran ist, wie grobschlächtig und unreflektiert er Versatzstücke stammeskultureller Normen und Glaubensvorstellungen zu einer postmodern-esoterischen Okkultpraxis ausbaut. Verdächtig auch der Eifer, die scheinbare Idylle traditioneller Kulturen zu benutzen, um die unbestreitbar positiven Seiten der sozialen, intellektuellen und politischen Emanzipation der westlichen Kultur zu diffamieren. Dass er hinter die kulturellen Standards seiner europäischen Herkunftskultur zurückfällt, lässt sich nicht dadurch kompensieren, dass er mit Elementen fremder, vorwissenschaftlicher Kulturen liebäugelt. Zwar kann man stammeskulturell eingebundenen und in einer mythischen Kosmologie befangenen Individuen nicht vorwerfen, wissenschaftsfeindlich zu sein, denn ihre Geschichte und Lebenswelt sind so beschaffen, dass sie nicht die Wahl haben. Hellinger und jeden seiner postmodernen Nachbeter aber trifft dieser Vorwurf, denn sie hatten die Wahl.

Doch werfen wir einen Blick auf die traditionelle Medizin und damit verbundene religiöse Vorstellungen in Afrika. Unter Afrikanern gibt es die weit verbreitete Geisteshaltung, spirituelle bzw. übernatürliche Erklärungen für jedwedes Ereignis zu suchen. Eine Facette davon ist der Hexenglaube, nach dem manche Menschen über magische Kräfte verfügen, sei es um andern Gutes zu tun oder ihnen zu schaden. Was den Schadenszauber betrifft, haben insbesondere weibliche Hexen diesen zweifelhaften Ruf, oft werden auch Kinder beschuldigt, mit zum Teil fatalen Folgen für diese (vgl. Igwe, 2003). Krankheit und Unglück, können auch von Geistern ausgehen. Um sich davor zu schützen, bedient man sich bestimmter Rituale oder bittet einen traditionellen Heiler zu Hilfe.

Hellinger hatte Kontakt mit einigen Völkern Südafrikas, insbesondere mit den bantu-sprachigen Zulus, deren Sprache er wohl auch beherrschte. Offenbar hat er sich von den Einheimischen seiner dortigen Wirkungsstätten nicht nur inspirieren, sondern auf groteske Weise prägen lassen. Neben verhext sein oder von bösen Geistern traktiert zu werden gibt es bei den Zulus als weiteren Grund für Unheil und Krankheit, dass einem die *Ahnengeister* gram sind, weil man sie nicht genügend gewürdigt bzw. ihnen nicht genügend geopfert hat. In der „Enzyklopädie vielsprachiger Kulturwissenschaften" ist zu lesen, dass es bei den bantu-sprachigen Völkern Südafrikas heilige Pflicht ist, die Erinnerung an die Ahnen in Ehren zu halten, „denn wenn sie vergessen werden, dann bringen sie sich oft schmerzhaft in Erinnerung. Unglück, Krankheit, Verluste, Niederlagen sind Zeichen, dass die Nachkommen sich nicht um die Ahnen und ihre gesellschaftlichen Regeln kümmern" (Horn, 2000).

Diese vorwissenschaftliche, für Stammeskulturen gerade noch nachvollziehbare Krankheitslehre teilt Hellinger. Er glaubt nämlich an ein „Sippen- oder Gruppengewissen, eine Instanz, die über diesem System wacht, die im Dienste der Sippschaft steht und sieht, dass das System in Ordnung bleibt oder kommt, und die Verstöße gegen die Ordnung im System rächt"; die gestörte Ordnung wiederum „erkennen wir ... am Leid, das ihre Nichtbeachtung über uns und andere, vor allem über die Kinder bringt" (in: Weber, 1998, S. 150).

Diese Aussage ist in etwa äquivalent zu den Glaubensvorstellungen indigener Kulturen, wenn auch garniert mit „systemisch" angehauchtem Psychojargon. Hellingers Obsession, dass (lebende oder tote) „Vorgeordnete" vernachlässigt oder ausgeschlossen werden könnten, haben wir bereits an verschiedenen Stellen beleuchtet. Nicht zufällig beeindruckte ihn eine Begrüßungsformel der Zulus, bei der diese sich gegenseitig danach fragen, ob sie noch am Leben seien. Darin komme für ihn „die Wertordnung, nach der sie sich ausrichten, ganz klar" zum Ausdruck (ebd., S. 272). Da wir aber den Ahnen, so Hellinger weiter, das Leben verdanken, „rächt" es sich, wenn wir von ihnen nehmen, „ohne dass wir es ihnen gedankt oder sie dafür gewürdigt hätten" (ebd., S. 150). Neben dieser pauschalen Dankbarkeit für ein unpersönliches, kreatürliches Geschenk spiegelt sich in solcher Ehrerbietung natürlich vor allem *Angst*, die Angst vor der Rache der Ahnen(geister) bzw. dem „Sippengewissen".

Doch nichts gegen die Begrüßungsformel der Zulus. Auch in westlichen Gesellschaften gibt es hochtrabend klingende Grußformeln, die in der alltäglichen Routine viel bescheidener aufgefasst werden und dennoch positive kommunikative Funktionen haben. Nicht mehr nachvollziehbar ist es jedoch, wenn Hellinger in westlichen Metropolen infantil-archaische Ängste wiederbeleben will und stammeskulturelle Normen wie blinde Dankbarkeit gegenüber den Ahnen für die Weitergabe des Lebens propagiert. Das biologische, psychologische und soziologische Wissen moderner Gesellschaften – und Hellinger hätte die Chance, daran teilzuhaben – lässt uns mit Recht den Fortpflanzungsprozess weit nüchterner betrachten. Geschweige denn die Möglichkeit der Ahnen, sich als Krankheitserreger zu betätigen.

Die Medizinethnologie weiß, dass die Zulus, ähnlich anderen Ethnien in Afrika, bis Mitte der 70er Jahre keinen Begriff für Gesundheit hatten, sondern umfassendere, unspezifische Konzepte wie *Ordnung* und *Gleichgewicht*, also eine Vorstellung von geordneten Beziehungen zur natürlichen Umwelt sowie zu Lebenden und Verstorbenen (vgl. van Euwijk, 2002). „Unordnung" in diesen Beziehungen – und zwar explizit auch zu den Ahnen – zieht das nach sich, was wir „Krankheit“ nennen. Frappierend die Ähnlichkeit zur hellingerschen Auffassung bis in die Wortwahl hinein: Für ihn wirkt das Sippengewissen „wie ein *Ordnungs-* und *Gleichgewichts*sinn [meine Hervorhebungen!] für alle Mitglieder einer Sippe, der jedes Unrecht an Vorgeordneten später an Nachgeordneten ahndet und ausgleicht“ (in: Weber, 1998, S. 151).

Da es bei Hellinger recht dunkel und schicksalhaft zugeht, ist es keinesfalls nötig, dass der Sündenbock schuldig ist, ja nicht einmal irgend etwas von dem „Vorgeordneten“ wissen muss. Insofern unterscheidet er sich problemverschärfend von seinen angeblichen eingeborenen Vorbildern. Diese leben ja in einer Gesellschaft, in der die Ahnen tatsächlich eine zentrale Rolle spielen, d. h., deren überlieferte Schicksale und Persönlichkeiten sind Teil des Wissens der Familienmitglieder. Ungeachtet der gänzlich anderen kulturellen Eigenheiten moderner Gesellschaften stülpt Hellinger uns „spirituelle“ Ordnungsprinzipien über, deren Funktionalität selbst für traditionelle Kulturen bezweifelt werden darf. Doch er besteht darauf: Dem Sippengewissen gegenüber „sind wir unfrei, denn es verfügt über unser Wohl und Wehe im Interesse der Sippe“ (ebd., S. 151). Und zur Sippe zählen ausdrücklich auch jene Toten, die der mit Unglück geschlagene oder von Krankheit Befallene nie gekannt hat.

Auch wenn die Ahnen, so Hellinger, von solcher Art Sühne nichts haben, „wählt sich das Sippengewissen einen unschuldigen Nachgeborenen“, der „unter dem Druck des blinden Ausgleichsinns“ mit einem Unglück geschlagen wird (ebd., S. 152f). Dies geschehe nun so, dass der Nachgeborene den Ahn

> über Identifizierung nachahmt, und zwar gewissenhaft. Er hat sich das nicht ausgesucht, er merkt es nicht, und er kann sich nicht wehren. Er wiederbelebt also fremdes Schicksal, das des Ausgeschlossenen, und stellt dessen Schicksal samt Schuld und Unschuld und Unglück noch einmal dar, samt den Gefühlen und allem, was dazu gehört (ebd., S. 152).

Hier kreuzen sich christlich-mittelalterlicher Besessenheitsglaube und afrikanischer Ahnenkult. Genau auf diesem Niveau bewegt sich seine Krankheitslehre. Seine „Systemische Psychotherapie“ besteht dann konsequenterweise in der Veranstaltung eines Gegenzaubers – mit Hilfe der bekannten ritualhaften Beschwörungsformeln – und nicht in einer fachpsychologisch begründeten Lösungsfindung. Ein gläubiger Hellinger-Patient wird sich weder gegen die Deutung, dass er über Identifizierung von einem anderen in Besitz genommen wurde, noch gegen die für die versprochene Heilung nötigen „therapeutischen“ Auflagen wehren. Genauso wenig wird sich ein Zulu gegen die

Anklage wehren, ohne sein Wissen von einem bösen Geist besessen zu sein und auf diese Weise Unheil über andere zu bringen. Früher bedeutete dies den Tod des so Beschuldigten (Horn, 2000), wenn man keine andere Möglichkeit sah, den spirituellen Besatzer unschädlich zu machen. Dies erinnert uns auf fatale Weise an die ultimativen Unterstellungen Hellingers, Patienten wollten angeblich nicht aus der „Verstrickung" (mit dem Nachgeahmten) heraus und dafür „lieber sterben". Sowohl in traditionellen Kulturen als auch im Denksystem Hellingers muss das individuelle Wohl (und Leben!) dem imaginären Wohl eines obskuren Sippengeistes geopfert werden.

Wie weiter oben ausgeführt, differenziert Hellinger nicht sonderlich zwischen körperlichen Krankheiten, psychischen Störungen, sozialen Schieflagen und beliebigen Unglücksfällen, weder bei der Ursachenforschung noch bei den heilerischen Maßnahmen. Dieses im weitesten Sinne „medizinische" Weltbild ist typisch für vorwissenschaftliche Kulturen. Die Zulus wenden sich bei solchen Problemen an einen geistlichen Heiler, den *Sangoma*. Dieser glaubt, ähnlich einem Familienaufsteller, durch *Wahrsagen* erkennen zu können,

> ob die Ursache eine Vernachlässigung der Ahnen und Geister ist, ein Streit in der Familie, eine Vernachlässigung der Riten, oder eine Verhexung, ein Schadenszauber ... Falls die Ahnen sich durch ein Unglück in Erinnerung gebracht haben, muss ihnen ein Opfer gebracht werden ..., indem man den Ahnen Respekt erweist (ebd.).

Diese Herangehensweise dürfte Hellinger sehr entgegenkommen, mit der Einschränkung allerdings, dass ihn der Streit in der Familie weniger interessieren wird. Die traditionellen Heiler greifen im Wesentlichen auf drei diagnostische Methoden zurück:

Beim *Knochenorakel* (1) nutzt der *Sangoma* seine Fähigkeit, aus der Konstellation geworfener Knochen die Problemlage und die Lösung zu erkennen (Russell u. a., 1999). Die Ähnlichkeit zwischen okkulten Orakelmethoden und Familienaufstellung wurde bereits im 3. Kapitel herausgearbeitet. Bei der *transmentalen Diagnose* (2) versetzt sich der Medizinmann einfach in Trance (ebd.) und erfasst das Problem in – wie Hellinger sagen würde –phänomenologischer Schau. Im Unterschied zum *Sangoma* lässt sich der Aufsteller von den Stellvertretern sekundieren, die im Zustand der „Selbstvergessenheit" (Trance) vorübergehend auch über mediale Fähigkeiten verfügen. Die *perzeptive Diagnose* (3) schließlich ist eine Art telepathischer Kontakt (bei gleichzeitigem Sichtkontakt) mit dem Patienten und erlaubt, die von diesem ausgehenden „Schwingungen" zu deuten (ebd.).

Letztere Idee deckt sich mit Hellingers Aussage, auf „die Energie, die an einem Wort oder an einer Person haftet", zu achten (2002b). Parallel zu diesen wundersamen Fähigkeiten, können *Sangomas* gleichermaßen wie Aufsteller in spirituellen Kontakt mit toten Sippenmitgliedern treten und haben die (Auf-)Gabe, bestimmte Rituale zu inszenieren, um den „Vorgeordneten" Respekt zu erweisen. Darin besteht der therapeutische Königsweg von Medizinsystemen, die nichts von moderner Medizin wissen (wollen) und die Ahnen mindestens so sehr fürchten wie sie diese verehren.

Die Ritualhaftigkeit der Ehrenbezeigung – in Hellingers Aufstellungen allgegenwärtig in der Formel „Ich gebe dir die Ehre" – lässt übrigens den Verdacht aufkommen, dass sie gar nicht so sehr von Herzen kommt, sondern von blinder Furcht diktiert wird. Ein weiterer Hinweis für diese These ist das therapeutische Versprechen, in der Folge von dem Plagegeist „frei" zu sein und in „Frieden" gelassen zu werden (Hellinger, ten Hövel, 1997, S. 76f), anstatt mit ihm fürderhin in innigem spirituellen Kontakt zu stehen. Im Vergleich dazu scheint sogar die Angst der Zulus weniger lähmend, denn ihnen ist es im Gegenzug erlaubt, die Ahnengeister für deren Verhalten zu kritisieren. Weil diese „nicht reden können, weil sie Menschen krank machen müssen", um die gebührende Ehrerweisung einzufordern, „und dann noch nicht einmal helfen, heißen die Ahnen manchmal auch Narren" (Horn, 2000).

So viel Witz können wir von Hellinger nicht erwarten. Die Zulus würden sich übrigens lustig über seine Praxis machen, ohne Berücksichtigung des traditionellen kulturell-geographischen Kontextes die Ahnen zu beschwören. Bei Eingeborenen gelten die meisten rituellen Funktionen in der Stadt, weit entfernt vom Heimatkraal, als nicht wirksam (ebd.). Nur westlich-postmoderne Dekadenz mit einer fanatischen Nostalgie für das Vorgestrige kann sich zu solchem „Plastik-Schamanismus" versteigen.

Das Verständnis, das wir für die Krankheitstheorien vorwissenschaftlicher Kulturen aufbringen, ändert übrigens nichts daran, dass sie falsch sind und unermessliches Leid über die betroffenen Völker bringen, wie u. a. das Beispiel Aids in Afrika zeigt. Wenn Hellinger solche Konzepte bei uns einzuführen versucht und zu alledem noch massenweise esoterische Versuchskaninchen findet, die sich mit entsprechenden Praktiken traktieren lassen, ist das traurig, absurd und lächerlich zugleich. Nicht zufällig wird Hellinger und sein Familienstellen lobend auf einer Internet-Seite erwähnt, wo die Existenz des HIV-Virus geleugnet wird (Leitner, 2001).

In der Zulu-Religion gibt es eine Art Schöpfergott, der sich mit dem Begriff des Urahns vermischt. Er ist die „Quelle des Seins", aus ihm ist die Reihe der Ahnen entstanden, er gibt „Leben“ und „Kraft“ (Horn, 2002). Hellinger hat sich offenbar auch davon inspirieren lassen. Eine Konsequenz seiner wie der stammesgesellschaftlichen Schöpfungstheologie ist die blinde Ehrerbietung, die Kinder ihren Eltern entgegenzubringen haben. Darin komme die Würdigung des Lebens, genauer: die Würdigung „des Gebens des Lebens“ zum Ausdruck; denn dass die Eltern den Kindern das Leben gegeben haben, „ist etwas so Großes, dass alles andere sekundär ist“ (Hellinger in: Krüll, Nuber, 1995).

Was für ein Leben die Eltern den Kindern bereiten, ob unter Misshandlung oder in Missbrauch, gilt angesichts des Verdienstes, als Agenten der „Schöpfung“ das Leben weitergegeben zu haben, als unwichtig. Daher der hellingersche Aphorismus: „Eltern haben keine Schattenseiten“ (ebd.). Wenn Kinder, selbst aus guten Motiven, gegen diese „Ordnung“ verstoßen, nimmt es laut Hellinger ein schlimmes Ende, „zum Beispiel dass jemand verrückt wird oder Selbstmord verübt oder Verbrecher wird“ (in: Weber, 1998, S. 147).

Hellingers therapeutische und Lebensphilosophie muss unter anderem vor dem Hintergrund verstanden werden, dass er nicht nur Missionar und Ordenspriester *war*, sondern auch aus diesem Orden *ausgetreten* ist. Von dem Vater eines seiner Seminarteilnehmer, der ebenfalls aus einem Orden ausgetreten war, schildert er sozusagen dessen spirituelle Situation: Dies könne „nur gelingen, wenn er den ganzen Weg geht; das heißt, er muss vom Glauben abfallen – hin zum größeren Glauben“ (ebd., S. 321). Diesen „größeren Glauben“ macht Hellinger nun für sich selbst geltend, nur so ist es ihm möglich, das Zölibatsversprechen und den Treueschwur zum Orden zu brechen und es als Treue zu etwas Höherem zu verkaufen. Das ist Hellingers Flucht nach vorn, oder sein Rückfall in noch autoritärere Denkstrukturen. Nur mit dem schmeichelhaften Unterschied, dass *er* nun die Autorität ist.

Hellinger konstruiert einen Widerspruch zwischen dem „Offenbarungsglauben“ und dem „Schöpfungsglauben“. In ersterem sieht er eine Manipulation von Menschen, die anderen Menschen einen Offenbarungsgott vorgaukeln, der im Grunde schöpfungsfeindlich sei. Der Schöpfungsglaube hingegen beinhalte die Achtung der Schöpfung, „vor dem, wie es ist“ (ebd., S. 322). Durch diesen postulierten Gegensatz rechtfertigt Hellinger seinen Ausstieg aus dem Bannkreis kirchlicher Autorität, indem er sich selbst eine neue Offenbarung gibt: die „Schöpfung“, zu deren Prophet er wird.

Natürlich würde er den Anspruch, Prophet zu sein, leugnen. Doch das hindert ihn nicht, sich so aufzuführen, und seine gläubige Schar hindert es nicht daran, ihn als Hohepriester zu feiern. Er hat direkten Zugang zu „dem, wie es ist“. Hellinger füllt solche und andere Leerformeln seines „Schöpfungsglaubens“

mit persönlichen Dogmen auf, um so sein Weltbild – sein therapeutisches Konzept, sein nichtzölibatäres Leben, sein patriarchales Rollenverständnis etc. – auch theologisch zu rechtfertigen.

Apocalypse now!

Das dunkle Schöpferwalten ist laut Hellinger mit einem „gerechten" Gott nicht vereinbar. Die Vorstellung, „Gott müsse gerecht sein, entspricht dem, was wir von unseresgleichen fordern. ... Doch wenn wir die Natur anschauen oder die Evolution, dann sehen wir: die Kraft, die wirkt, ist nicht gerecht" (Hellinger, ten Hövel, 1997, S. 52).

Natürlich kümmern sich Natur und Evolution nicht um Ansprüche menschlichen Gerechtigkeitsempfindens, das ist trivial. Weniger trivial ist allerdings, dass Hellinger daraus einen schicksalsergebenen Fatalismus ableitet. Dieser Fatalismus, den er freilich nur als demütigen Realismus verstanden wissen wollte, da er ja zu wissen glaubt, was geht und was nicht geht, entspricht weder der modernen christlichen Denktradition noch der humanistisch-aufklärerischen. Diesen beiden Traditionssträngen völlig zuwider läuft Hellingers Faible für gnadenlose „Ordnungen", die streng nach Rasse, Sippe, Geschlecht und Seniorität diskriminieren. Bei Nichteinhaltung drohen Racheakte der Ahnen, die durch spiritistische Techniken ritueller Ehrerbietung abgewendet werden sollen.

Doch zurück zum Fatalismus. Unabhängig von ihrer philosophischen Bewertung ist Hellingers Ideologie des „Anerkennens, was ist" (s. gleichnamiger Buchtitel), gefährlich. Sie hebt Missstände in den Adelstand „seinsmäßiger Notwendigkeit". Das hat nichts mehr mit Realismus zu tun, sondern ist ein Loblied auf lähmende, sinnlose Ehrfurcht. So bezeugt durch den Satz: „Wer im Einklang (mit den tieferen oder höheren Kräften des Schicksals; W. H.) ist, kämpft nicht" (ebd., S. 60). Die therapeutische Maxime des Meisters findet hier ihr Pendant als politische Handlungsanweisung. Gewiss, es gibt Situationen, in denen mit an Sicherheit grenzender Wahrscheinlichkeit abzusehen ist, dass individuelle Anstrengungen zwecklos sind. Der mögliche Spielraum ist jedoch abzustecken durch rationale Analyse der Situation und der Ressourcen und nicht in einem Prozess angeblich mystischer, hellseherischer Erfühlung schicksalhafter Kräfte.

Der Grundsatz Hellingers, allem zuzustimmen, wie es ist, führt bei ihm zu einer eigenartigen politischen Moral (bzw. zur Abwesenheit einer solchen). In einem Interview mit *Psychologie Heute* klingt das so:

> Ich stimme der Welt zu, wie sie ist. ... Ich denke, dass in der Welt Kräfte am Werk sind, die lassen sich nicht steuern. Deswegen tun mir Weltverbesserer leid. Die großen geschichtlichen Bewegungen, der Nationalsozialismus, der Humanismus, die Wende, all das sehe ich als Teil eines gesteuerten Prozesses, bei dem die Opfer sowohl wie die Täter in Dienst genommen sind, für etwas, das wir nicht begreifen ... (Krüll, Nuber, 1995).

Auf die Frage, ob dies bezogen auf die Judenverfolgung im Dritten Reich bedeute, Widerstand sei zwecklos gewesen, da nach dieser Lesart die nationalsozialistische Bewegung von etwas Größerem gesteuert gewesen sei:

> Genau, das ist , was ich meine. Wir müssen das Ergebnis sehen. Was war das Ergebnis des Widerstandes? Es war gleich Null. Das zeigt, dass die Widerstandskämpfer nicht im Einklang waren. Das waren Leute, die gemeint haben, sie könnten das Rad der Geschichte aufhalten. Das geht nicht (ebd.).

Welch eine Logik: Bevor wir etwas zur Verbesserung der Welt unternehmen, sollen wir uns das Ergebnis unserer Bemühungen ansehen! Das können wir leider aber erst, wenn die Sache schon vorbei ist und wir es wirklich nach Kräften versucht haben – ausgenommen Hellseher natürlich. Oder anders gewendet: Wenn wir im Kampf gegen Ungerechtigkeit unterliegen, so müsste man folgern, war unser Kampf „nicht im Einklang". Im Einklang womit? Ist jedes Ergebnis, das realisiert wird, jede Schandtat, die schon begangen wurde, auch gleich im Einklang mit dem geheimnisvollen Regisseur des Weltentheathers? Und wohin will das „Rad der Geschichte"? Offensichtlich ist es für Hellinger keine unverbindliche Metapher, sondern ein Agens, dessen innere Dynamik und vorherbestimmte Zielrichtung er kennt. Sind Inzest, Krieg, Massenvergewaltigungen und Pogrome, sofern sie nur einmal stattgefunden haben, Ergebnisse eines höheren Willens?

Aufschlussreich dazu die Aussage Hellingers an anderer Stelle: „Auch die Bösen sind berufen" und „auch Hitler war in den Dienst genommen" (zit. nach Glunk, 2003, S. 249f). Hellinger scheint Hitler dafür zu bewundern, wie dieser sich im Einklang mit den schicksalhaften Mächten durch die Geschichte gemordet hat: „So schrecklich es klingt, einer, der darauf warten konnte, war Hitler" (ebd., S. 250). Solche Menschen scheinen Hellinger (2001a) jenseits von Gut und Böse, oder wie er es selbst ausdrückt, „mehr als gut oder böse. Sie sind im Einklang mit dem Kosmos und dem Ganzen".

Das Konzept der persönlichen Verantwortlichkeit wird bei Hellinger durch das Walten einer ominösen, schicksalhaften Macht ersetzt. Das Verhalten des Einzelnen diene immer einer Gruppen-Ordnung und diese wiederum sei in eine höhere eingebunden (in: Weber, 1998, S. 203). Dies führt unweigerlich zu der bereits aufgeschienen moralischen Gleichmacherei. Als Beispiel nennt er die Widerstandsgruppe Weiße Rose, die Nazis und eine hypothetische Mafia-Gruppe in einem Atemzug. Der „seelische Vorgang" – was auch immer das heißen mag – sei der gleiche:

> Jeder ist so, wie er ist, weil er an eine Gruppe gebunden ist. Wir machen da nun eine moralische Unterscheidung: Die einen sind gut und die anderen sind schlecht. Das geht nicht. Die von der Weißen Rose haben Glück gehabt, dass das Regime zusammengebrochen ist. Jetzt sind sie die großen Helden. Hätten die Nazis gesiegt, wären sie (die Weiße Rose; W. H.) die Verbrecher geblieben. Das ist der ganze Unterschied von Gut und Böse (ebd.).

Hellingers Schicksalsgläubigkeit offenbart sich hier in besonders abstoßender Form. Selbst wenn wir moralische Kategorien außer acht ließen, bliebe der Tatbestand, dass seiner Ideologie ein typischer, aber gravierender Denkfehler zu Grunde liegt: Geschichtliche oder gesamtgesellschaftliche Prozesse können zwar, je nach Fokus, beschrieben werden, ohne auf Individuen und individuelle Akte Bezug zu nehmen. Das ist aber ein Effekt der Wahl der Beschreibungsebene, die, je nach Bedarf, mehr oder weniger abstrakt sein muss. Dennoch beruht ein geschichtlicher Prozess substantiell auf dem Wirken und Zusammenwirken von *Individuen*. Dieses Zusammenwirken können wir über verschiedene Stufen der Abstraktion als Hierarchie von Mustern beschreiben. Das ist sehr praktisch für die Kommunikation in begrenzter Zeit, beinhaltet aber auch einen Informationsverlust. Muster also sind Konstrukte einer bestimmten Beschreibungskategorie und kein Wirkfaktor an sich.

Das Muster (Judenverfolgung, 2. Weltkrieg etc.) entsteht aus der Wirkung und dem Zusammenwirken einzelner Entscheidungsträger unterschiedlichen Gewichts, und nicht umgekehrt. Die einzelnen Entscheidungsträger sind – jeder nach seiner Einflussmöglichkeit, aber auch nach seinem Engagement – die Menschen. Die sieht Hellinger indes nur noch als Marionetten des Musters, welches er freilich nicht als solches erkennt, sondern als übermächtigen Regisseur auffasst, gegen den sich zu wenden geradezu unklug und lächerlich wäre. Der Denkfehler besteht also sowohl darin, dass Ursache und Wirkung vertauscht werden, als auch darin, dass eine Beschreibungskategorie (letztlich ein Konstrukt unserer Denktätigkeit) zu einer Sache, zu einer treibenden Kraft hochstilisiert wird. Diese erkenntnistheoretische Fehlleistung, nämlich Begriffe gleichsam zu Wesenheiten umzudeuten, ist aus der Philosophie- und Wissenschaftsgeschichte zur Genüge bekannt.

Wenn Hellinger sagt: „Niemand kann gegen die allgemeine Bewegung der Geschichte angehen" (Hellinger, ten Hövel, 1997, S. 162), dann ist das in einem trivialen Verständnis so wahr, als würde man sagen, niemand könne Geschehenes ungeschehen machen. Denn als „allgemeine Bewegung der Geschichte" kann ich erst etwas erkennen, wenn es schon Geschichte, d. h. schon geschehen ist. Doch Hellinger will mehr damit sagen: Geschichte (und viele kleine Geschichten persönlicher Tragik) wird von einer höheren Instanz gesteuert, ob wir wollen oder nicht. Das wäre das Gegenteil von Lebensklugheit, die nach der Maxime handelt: Analysiere die Kräfteverhältnisse, Möglichkeiten und Ressourcen und handle – und riskiere so viel, wie du glaubst, dir an Risiko leisten zu können!

Gewiss ist es so, dass sich einzelne Menschen, auch wenn sie versuchen, sich zu Gruppen zu formieren, in vielen Situationen nicht gegen eine gesellschaftliche Tendenz oder eine sich anbahnende geschichtliche Entwicklung behaupten können. Das liegt aber nicht daran, dass eine übermächtige Schicksalsinstanz anders entschieden hätte, sondern daran, dass das Muster des Zusammenwirkens aller Beteiligten einschließlich der anders Gesinnten und Handelnden auf Grund der Kräfteverhältnisse so ausfällt. Das ist oft nach rationaler Überlegung mit mehr oder weniger großer Wahrscheinlichkeit vorhersehbar.

Daraus aber einen Fatalismus hellingerscher Prägung abzuleiten wäre in der Tat fatal. Das würde nämlich dazu führen, machtvolle gesellschaftliche oder geschichtliche Bewegungen als Wirken einer Art Weltgeist zu betrachten, wodurch auch sehr unmenschlichen Vorgängen ein gewisser Adel und eine höhere Berechtigung verliehen würde. Folglich wären nicht nur alle menschlichen Gegenmaßnahmen zum Scheitern verurteilt, sondern bekämen den Touch einer Versündigung an der dunklen Weisheit des (hellingerschen) Kosmos. Außerdem ist zu bedenken, dass auch politische Katastrophen, die aufgrund der Kräfteverhältnisse wirklich nicht abwendbar waren, noch mehr oder weniger lange andauern und damit mehr oder weniger Schaden anrichten können. Der Krieg gegen Hitler z. B. brachte dessen „schicksalhafte Sendung" schließlich zum Stillstand. Wären seine Gegner in Angst und Respekt vor seiner von der Vorsehung aufgetragenen Mission erstarrt, wäre das nicht möglich gewesen.

Die erste Stufe der Fatalität ist aber schon dadurch gegeben, dass auch der *falsche Glaube*, das Schicksal wolle es so oder so, dazu führen kann, dass ein Ereignis überhaupt erst eintritt. Das nennt man eine sich selbst erfüllende Prophezeiung. Wer glaubt, seine Familie sei durch höheren Ratschluss dazu bestimmt, bei einem Schiffsunglück unterzugehen, wird nicht auf die Idee kommen, Schwimmwesten zu verteilen. Natürlich kann sich im Nachhinein herausstellen, dass bei entsprechender Lage der Dinge auch das Anlegen von Schwimmwesten fruchtlos gewesen wäre. Aber das weiß man eben erst später und ist eine Frage der Faktenlage (im Zusammenwirken mit menschlichem Verhalten) und nicht eines geheimnisvollen Schicksalsplanes, der die Fakten erst produzieren würde.

Auf politische Katastrophen angewandt: Wenn man wie Hellinger die Organisatoren der Judenvernichtung nicht moralisch verurteilen will, da sie nicht „selbstbestimmt gehandelt" hätten (ebd., 1997, S. 160), geht der Impuls verloren, der in ähnlichen historischen Situationen Fehlentwicklungen im Keim ersticken könnte. Darüber hinaus: Was ist das für ein Signal an potenzielle Täter? Und an potenzielle Opfer? Aber Hellinger bleibt dabei, von wegen „... dieser Betrunkene hat das gemacht, oder Eichmann hat die Judenvernichtung organisiert. Ich gehe da auf eine andere Ebene. Ich sehe sie alle auf einer Ebene von Schicksal, das alle auf ihre Weise handeln, leiden und sterben lässt. Jeder ist ausgeliefert, und jeder dient". (ebd., S. 160). Seine Empfehlung ist, dass man „den tiefen Kräften traue", das wirke auf „andere friedlich, mäßigend und versöhnend" (ebd., S. 161). Auf andere? Auf die Täter und deren Sympathisanten ja – aber auch nur so lange, wie diese sich in der schwächeren Position glauben. Mit solch leichtfertiger Umdeutung und Beschwichtigung würde der Grundstein für neue menschenverachtende Abenteuer gelegt.

Hellingers Fazit zu diesem Thema:

> Ich stimme der Welt zu, wie sie ist. Ich unterscheide nicht, dass die eine Bewegung schlecht und die andere gut ist. Ich sehe beide eingebunden in einen übergreifenden Prozess, dem ich mich füge. Mal bin ich Teil einer guten Bewegung, mal einer schlimmen. Ich weiß das oft gar nicht selbst. Selbst wenn ich es wüßte: Es macht keinen Unterschied (ebd., S. 163).

Es macht keinen Unterschied? Der Welt in dieser Form zuzustimmen, wie sie ist, heißt, die Herrschaftverhältnisse in gleichsam religiöser Demut hinzunehmen, wie sie sind. Das ist eine Herrenmoral, insofern sich blanke Gewalt selbst legitimiert. Es ist aber auch eine Sklavenmoral, da sie den Menschen ultimativ dazu anstiftet, Werkzeug einer solchen „Bewegung" zu werden, wenn er nicht selbst unter die Räder der Geschichte geraten will. Blinder Eifer ist dabei nicht nur entschuldbar, sondern erwünscht. Goebbels sah es ähnlich: „Weit über unser Begriffsvermögen hinaus wird er (der Mensch; W. H.)

als geschichtliches Werkzeug tätig, und es kommt dabei gar nicht darauf an, ob er sich dessen ausdrücklich bewusst wird oder nicht" (zit. nach Vowinckel, 2003, S. 180).

Hellinger scheint von einen Menschentyp zu träumen, der jedem totalitären und faschistischen System willkommen wäre (vgl. Glunk, 2003, S. 261). Ob seinem Treiben diese Intention zugrunde liegt, entzieht sich meiner Kenntnis. Darum möchte ich nur anekdotisch auf den immerhin denkwürdigen Umstand hinweisen, dass Hellinger seit einigen Monaten in Hitlers ehemaligem Arbeitszimmer der „Dienststelle Berchtesgaden", Urbanweg 28, Bischofswiesen, residiert. Gegenüber der *tageszeitung,* die ihn dort mit neugierigen Fragen überraschte, beteuerte er, „das mit der Reichskanzlei sei reiner Zufall, er habe sie nur übergangsweise gemietet" (Schallenberg, 2004). Kein Zufall jedenfalls ist die Tatsache, dass er in seinem neuen Buch „Gottesgedanken" (!) eine Art Brief an Hitler geschrieben hat. Daraus ein Auszug:

> HITLER
>
> Manche betrachten dich als einen Unmenschen, als ob es je jemanden gegeben hätte, den man so nennen darf. ... Wenn ich dich achte, achte ich auch mich. ... Wenn ich bekenne, dass du ein Mensch warst, wie ich es bin, dann schaue ich auf etwas, das über uns beide in gleicher Weise verfügt, auf etwas, das sowohl deine wie meine Ursache ist – und unser Ende. Wie dürfte ich mich von dieser Ursache ausschließen, indem ich dich ausschließe? Wie dürfte ich diese Ursache anklagen und mich so über sie erheben, indem ich dich anklage? ... Ich verehre sie in dir wie in mir und unterwerfe mich ihr in allem, was sie in dir bewirkt hat (2004a, S. 247).

Was haben Politik und Geschichte mit Psychotherapie zu tun? Bei Hellinger liegt hier wie da die gleiche Ideologie zugrunde; es handelt sich nur um verschiedene Manifestationsbereiche. Historische Katastrophen, aber auch persönliche Tragödien sind Winke des Schicksals und bedürfen hellingerscher Weisheit: „Als einziger Ausweg bei schicksalhafter Schuld (z. B. Jude zu sein oder schwer krank zu werden; W. H.) bleibt mir die Unterwerfung, das Sich-Fügen in einen undurchschaubaren, übermächtigen Zusammenhang, sei es nun zu meinem Glück oder Unglück. Die solchem Handeln zugrunde liegende Haltung nenne ich *Demut*" (in: Weber, 1998, S. 36). Darum gipfeln zu therapeutischen Zwecken inszenierte Aufstellungen in der Regel in unterwürfigen Versöhnungsgesten der Patienten bzw. Opfer (siehe Therapie bei Inzest und Vergewaltigung). Mit der gleichen Logik orakelt Hellinger, dass das jüdische Volk erst dann seinen Frieden finde, „wenn auch der letzte Jude für Hitler das Totengebet gesprochen hat" (2001c, S. 50).

Zum völkische Spleen des Meisters ein Schmankerl: Eine Klientin, deren Vater ein „Halbjude [sic]" war, musste auf Geheiß Hellingers (2001b, S. 12) zu ihrem Ehemann sagen: „Ich würdige, dass du mich geheiratet hast, obwohl ich eine Jüdin bin." – Und das, obwohl sie eigentlich nur eine „Vierteljüdin" war!

Durch das Familienstellen „kommen wir in Tiefen hinein, die über die Psychotherapie weit hinausgehen", wir stoßen vor in das Reich der „schöpferischen Urkraft", die die vielbeschworenen „Ordnungen" festlegt (Hellinger, 2004b). Diese Urkraft sei es auch, die die großen Bewegungen der Geschichte steuere, z. B. den Nationalsozialismus (2004c). „Wo kommt diese Bewegung her? Von Gott. Woher denn sonst?" (ebd.). Alle großen Bewegungen sind „göttliche Bewegungen" (ebd.). Und nun schlägt sich wie von selbst der Bogen zwischen Hitler und Hellinger: Auch vom Familienstellen gelte, „dass hinter dieser Bewegung eine große Kraft wirkt", sie

> reißt uns mit, unwiderstehlich. Niemand kann sie aufhalten. Gegen diese Kraft kommen die Kleineren, die von ihrem Verstand her meinen, sie müssten etwas dirigieren, nur sehr schwer an.. Auch sie stehen im Dienst dieser Bewegung, denn ... das Göttliche oder die Urkraft, die Kraft, die die Welt bewegt, *will den Konflikt* [meine Hervorhebung!].
>
> Nur wir denken über den ewigen Frieden nach, wo die Einzelnen dann wie in einem Schlaraffenland sich voll fressen und liegen bleiben (2004b).

Bei diesen apokalyptischen Ergüssen möchte man meinen, jetzt sei Hellinger völlig übergeschnappt, wenn er gegenüber dem taz-Redakteur nicht versichert hätte: „Ich bin doch nicht wahnsinnig" (Schallenberg, 2004).

Wie erklären sich Hellingers „Erfolge"?

Wenn Hellinger wirklich so schief liegt, wie bisher dargelegt, wie ist es dann möglich, dass er und seine praktizierenden Gesellen solch enormen Erfolg verbuchen können? Dazu ist es nötig, zunächst den Begriff des Erfolgs oder der Resonanz genauer zu bestimmen: Erfolg bei wem, worin, warum und gemessen woran? Gewiss ist es *nicht* so, dass die Mehrheit der Laien, geschweige denn der Fachleute, die seltsamen Methoden Hellingers guthießen. Die kleine Minderheit der Befürworter hat es aber in sich. Wer sich nämlich von seinen absurden Lehren faszinieren lässt, neigt eo ipso zu erkenntnistheoretisch und methodisch extremen Positionen. Dieser Extremismus mobilisiert praktizierende sowie konsumierende Anhänger in viel höherem Maße als die Anhänger solider und wissenschaftlich fundierter Psychotherapie.

Das gilt übrigens auch im politischen Bereich. Eine kleine, fanatische Gruppe kann oft, und zwar unabhängig von der Fundiertheit ihrer Position, ungleich mehr bewirken und viel häufiger die Schlagzeilen beherrschen als die moderat auftretende Mehrheit der Gegenposition. Beispiele werden dem geneigten Leser genug einfallen. Die relativ geringe Zahl der Befürworter wird durch die Intensität von deren Engagement, um nicht zu sagen: Borniertheit, mehr als ausgeglichen. Ein dazu passendes Bonmot Hellingers wäre: „Mit Scheuklappen läuft man schneller" (1997, S. 30). Freilich wendet er solch kluge Worte nicht auf die eigene Bewegung an, obwohl ihre Dynamik damit trefflich beschrieben wäre.

Hellingers relativer Erfolg ist zum großen Teil darin begründet, dass seine Shows einen gewissen *Unterhaltungswert* bieten. Von der 4. Internationalen Tagung für Systemaufstellungen 2003 in Würzburg berichtet ein Journalist:

> Ein Schrei gellt durch die Arena. Dann sinkt die blonde Frau auf der hell erleuchteten Bühne zu Boden. Wimmernd robbt sie auf den Knien, umklammert die Beine der anderen. Den 2400 Besuchern in der prall gefüllten Halle stockt der Atem. Wer ganz hinten sitzt, starrt auf die zwei großen Leinwände links und rechts der Bühne, wo alles noch schöner und größer zu sehen ist, live und in Farbe (Buchholz, 2003a).

Eine Teilnehmerin (Teilnahmegebühr 450 Euro für 4 Tage) schwärmte, es sei „wie im Kino" (ebd.). Ob hier in Würzburg bei Hellinger oder anderswo bei einem seiner Zauberlehrlinge: Menschliches Leid in all seinen Facetten, familiäre Dramen, Geschichten von Schuld und Sühne wecken die Neugierde und stimulieren eine Art Scheinmitgefühl. Mancher Aufstellungstourist holt sich auf diesem Wege seinen Schlüsselloch-Kick. Beteiligt er sich darüber hinaus als Stellvertreter, wird er gar zum Akteur eines mystischen Heilungsprozesses. Auch bescheidenere Nachahmer des Gründungsvaters, die bewusst auf Großveranstaltungen verzichten, profitieren von dieser Motivationslage, das Psycho-Spektakel trifft offenbar den Nerv zahlungswilliger Subgruppen der Erlebnisgesellschaft.

Doch warum sich selbst in den Mittelpunkt eines solchen Schauspiels begeben? Allen aufstellenden Hilfesuchenden Exhibitionismus zu unterstellen, wäre zu einfach. Die meisten von ihnen leiden tatsächlich unter Problemen. Gelockt werden sie schließlich von einem *Heilungsversprechen*, das ein Therapeut „von dieser Welt" nicht geben kann und will: Die therapeutische Intervention wird sehr kurz sein, es werden blitzartige Einsichten kommen und alsbald starke Effekte auftreten; Veränderungen müssen nicht mühsam erarbeitet werden, sondern treten plötzlich aus dem dunklen Raum wie beim Anschalten eines Lichts; zwischenmenschliche Probleme werden gelöst, ohne die Bezugspersonen mit einzubeziehen; der Therapeut hat wundersame Fähigkeiten und bringt uns mit tiefen Kräften in Verbindung; die Aufstellung ist ein magischer Ort, wo die Karten des Schicksals aufgedeckt und neu gemischt werden; Hausaufgaben gibt es nicht, keine Folgetermine, kein Nacharbeiten. Der eigene Beitrag erschöpft sich darin, den Gesichten des Therapeuten zu trauen und auch dessen bizarrsten Anweisungen demütig Folge zu leisten. Im schlimmsten Falle, so die Hoffnung des Heilung Suchenden, muss er eine Art spirituelle Rosskur durchstehen, aber dann ist er ein für allemal erlöst.

Dieses Heil(ung)sversprechen trifft auf eine latent magie- und *okkultgläubige Infrastruktur* einer Minderheit des Bildungsbürgertums, die von der Aufklärung überfordert ist und die Hellinger nun mit existenziell anrührenden Inhalten beliefert. Eine Interviewpartnerin ganz baff: „Wer ist dieser Mann, der mich jenseits des Verstandes auf einem ganz anderen Bein erwischt?" (Hellinger, ten Hövel, 1996, S. 11). Da nach hellingerscher Doktrin der Zuständigkeitsbereich des Verstandes gar arg beschränkt ist, nimmt es nicht Wunder, wenn dieser beim ersten Anlass den Boden unter den Füßen verliert, zumal es in unserer postmodernen Gesellschaft sehr in Mode ist, unter dem Vorwand der Begrenztheit des Verstandes mit dem Vernunftwidrigen zu flirten.

Was lässt schließlich bei vielen den Eindruck entstehen, die Show funktioniere? Wer bereit ist, auch nur als Zuschauer einer Aufstellung Geld zu bezahlen, darf in der Regel als geneigt gelten, den Zauber positiv zu bewerten. Das Publikum ist also eine *Selektion*. In noch stärkerem Maße gilt das für die Teilnehmer, die als Stellvertreter oder gar als Protagonisten ins Zentrum des Geschehens drängen. Über diese sich selbst steuernde Auslese hinaus behält sich Hellinger vor, den Ausmusterungsprozess noch weiter zu verschärfen. Eine aufstellungsbereite Teilnehmerin z. B., die nach eigenen Worten zwischen Neugierde und Skepsis schwanke, weist er ab: „Weder die Neugierde noch die Skepsis ist hilfreich" (in: Weber, 1998, S. 202).

Diese Haltung ist bei Hellinger Programm. Warum? Die Neugierde ist ihm zu respektlos und könnte auch einen Blick hinter den geheimniskrämerisch wallenden Vorhang riskieren; die Skepsis würde seine Machenschaften durchschauen. Ein Therapeut, der seinem Klienten Lebenstüchtigkeit vermitteln wollte, würde im Gegenteil gerade Neugierde und Skepsis als ideale, sich ergänzende Strategien hervorheben. Die Neugierde repräsentiert den Entdekkungsdrang, wohingegen die Skepsis uns dabei hilft, diese Energie zu kanalisieren und die Erfahrungen zu sortieren bzw. zu bewerten. Nach dieser Dialektik funktioniert die Wissenschaft, aber auch das Leben. Nicht so in der Aufstellerszene, wo nicht neugierig geforscht, sondern andächtig gelauscht wird, wo nicht skeptisch geprüft, sondern dogmatisch behauptet wird.

Leute, die Hellinger nicht schicksalhaft genug getroffen scheinen, also weniger manipulierbar sind, lässt er in ihrem Wunsch nach Aufstellung abblitzen. Redlich bemüht sich z. B. ein Teilnehmer (Ludwig), das Problem der Loslösung von seiner Herkunftsfamilie in einer Aufstellung behandelt zu sehen. Doch Hellinger unterstellt:

> Nein, das reicht nicht. Neugierde hat eine zu geringe Kraft.
> *Ludwig*: Das ist nicht nur Neugierde. Ich möchte da raus.
> *Bert Hellinger* (zur Gruppe): Hat das Kraft? – Es hat keine Kraft.
> *Ludwig*: Heißt das, dass ich gar nicht raus möchte?
> *Bert Hellinger*: Ich interpretiere es nicht. Es ist jetzt keine Kraft da. Mehr sage ich nicht. Noch jemand, der was machen möchte? (ebd., S. 201)

Aber auch Protagonisten mit laut Hellinger schicksalhafter Problematik (hier: geplante Abtreibung), die sich nicht betroffen genug gebärden, werden ausmanövriert: „Du stellst dich dem nicht, es geht nicht. ... Einer Familienkonstellation mit einer solchen Brisanz kann man sich nur mit Furcht und Zittern nähern ..." (ebd., S. 251). Nach dieser Methode findet Hellinger fast immer das Auge, das auf seine Faust passt. Er filtert zielsicher jene Individuen aus, die für seine Interventionen empfänglich und für seine Show reif sind. Verwirrung, innere Aufgewühltheit oder auch starke Gefühlsausbrüche bleiben hier nicht aus. Solche Effekte jedoch mit *therapeutischen* Effekten zu verwechseln wäre fatal. Um mit des Meisters eigenen Worten zu sprechen: „Ein Messerwerfer ist noch lange kein Chirurg" (Hellinger, 1997, S. 53). Wenn jemand schluchzend am Boden liegt und danach von einem siegesbewussten Therapeuten nach Hause geschickt wird, ist vielleicht das naive, sensationshungrige Publikum beeindruckt, der Patient aber noch kränker als zuvor. Darum landen inzwischen immer mehr Aufstellungsopfer nach einem Psycho-Wochenende bei Fachtherapeuten (vgl. Buchholz, 2003a; Goldner, 2003).

Dass in der Geschichte der Psychotherapie *spektakuläre Effekte und Affekte* immer wieder gern als Erfolgskriterium gehandelt wurden, ist leider nicht allein Hellinger vorzuwerfen. Verfechter dieser Vorgehensweise haben allen Grund, sich dann aus der Verantwortung zu stehlen, wenn der vermeintliche Höhepunkt erreicht ist. Hellinger: „Auf dem Höhepunkt der Betroffenheit breche ich ab". Die pseudowissenschaftliche Begründung: „Dann ist die höchste

Energie da. Durch den Abbruch versperre ich der Energie den Abfluss in Diskussionen. ... Aus dem gleichen Grund dulde ich auch keine Nachbesprechungen" (1995a, S. 518).

Auf diese Weise wird eine Illusion von Wirksamkeit erzeugt und aufrechterhalten. Hellingers Spezialität, so möchte ich nach dem obigen Zitat zu einer ARD-Sendung (Buchholz, 2003a/b) bösartig mutmaßen, scheinen am Boden liegende, hysterisch schreiende Frauen zu sein, die endlich wissen wollen, ob sie noch einmal einen Orgasmus der anderen Art zustande bringen.

Doch Polemik beiseite: Die Intensität emotionaler Aufgewühltheit soll nicht bestritten werden. Heftige Erlebnisse in gruppendynamischen Prozessen und Rollenspielen sind in der systemischen Familientherapie seit langen bekannt, nur werden sie dort bei fachmännischer Behandlung anders, nämlich im Licht eines umfangreichen psychologischen Wissens, interpretiert. In der Aufstellung zeigen sich nämlich nicht universale Ordnungen und objektive seelische Welten, sondern Hypothesen, Meinungen, Möglichkeiten und eben sehr Subjektives.

Tatkräftig unterstützt wird der Therapeut von *willigen Mitspielern* in dem nachgestellten Familienspektakel. Empfänglich für Hellingers Weltbild und seine Einflüsterungen fügen sie sich in vorauseilendem Gehorsam in das Geschehen ein. Tun sie es nicht, werden sie aussortiert. Der Eigendynamik eines von Vorannahmen und Erwartungsdruck gespeisten, improvisierten Schauspiels folgend, steigern sie sich meist telegen in ihre Rolle hinein. Das Dumme ist nur: Sie merken nicht, dass sie spielen, und halten jeden Furz für eine Stimme aus den Tiefen der Familienseele.

Das immer wieder geäußerte Argument, die Emotionen und Körperempfindungen der Stellvertreter seien wissenschaftlich nicht erklärbar und damit ein Beweis für eine übernatürliche Einfühlung, ist Unsinn. Jeder Laienschauspieler oder Bühnenhypnotiseur könnte sich stundenlang darüber auslassen, Sozialpsychologen und Psychophysiologen sowieso. Schon seit über 150 Jahren ist bekannt, wie sich angebliche Geister in spiritistischen Sitzungen mitteilen oder warum das ach so mysteriöse Pendel ohne eigenes Zutun in Schwingung gerät (vgl. Hund, 1996, S. 73-86). Und nun sollen wir vor dem hellingerschen Hokuspokus kapitulieren?

Die potentielle Vieldeutigkeit von Konstellationen und die Vagheit der Äußerungen der an einer Aufstellung Beteiligten enthalten zwangsläufig immer Elemente, die der Klient „irgendwie" auf seine Situation beziehen kann. Diesen Vorgang nennt man in der Sozialpsychologie *Barnum-Effekt*, benannt übrigens nach einem Zirkusdirektor, der freilich ein weniger bierernster Zeitgenosse war als Hellinger. Reicht dieser Effekt nicht aus, tun Gruppendruck und die suggestive Einflussnahme des Therapeuten den Rest.

Ist die Aussage eines Therapeuten mal präzise und eindeutig, sorgt das voreingenommene, selektive Gedächtnis der Teilnehmer für scheinbare Bestätigung. Diese unbewusst wirkende Tendenz, bekannt auch als *confirmation bias*, führt dazu, „dass Menschen dazu neigen, an einer einmal gefassten Hypothese – auch wenn sie möglicherweise falsch ist – festzuhalten und diese durch die Suche nach stützenden Belegen, einseitige Wahrnehmung, Bewertung und Interpretation dieser Belege" aufrechtzuerhalten (Bördlein, 2002, S. 105). Natürlich gilt das in besonderem Maße für Menschen, die sich, eventuell durch Leidensdruck ausgelöst oder verstärkt, extremen weltanschaulichen Konzepten zuwenden. Und vergessen wir nicht: Auch eine stehen gebliebene Uhr zeigt zweimal am Tag exakt die richtige Zeit an.

Mitunter hat man den Eindruck, es gehöre eine ordentliche Portion Masochismus dazu, sich von Hellinger und seinesgleichen traktieren zu lassen. Das mag in vielen Fällen so sein. Oft werden die Klienten jedoch durch den Gang der Aufstellung überrumpelt und treten die Flucht nach vorn an. Anstatt sich gegen die Unterstellungen, gegen Manipulation und Entmündigung aufzulehnen, was großen Mut erfordern würde, unterwerfen sie sich. Es findet also eine Art *Identifikation mit dem Aggressor* statt. Das entlastet zunächst, denn es enthebt der Mühen des Widerstandes und der Ehrlichkeit mit sich selbst, gleichzeitig lässt es den magisch-kindlichen Glauben ungeschoren, für solche Opferbereitschaft die besondere Gunst des Schicksals zu erwirken. Nicht zuletzt beim Thema des sexuellen Missbrauchs haben wir gesehen, wie weit die kranke Logik der Identifikation mit dem Aggressor getrieben wird. Diesem nun die sprichwörtliche hellingersche Ehre zu erweisen, erinnert an primitive religiöse Rituale zur Besänftigung des Ungeheuers bzw. schrecklicher Gottheiten. Der Aggressor ist dabei jedoch nicht nur der für die Therapiebedürftigkeit verantwortliche Peiniger, sondern auch der dessen Rehabilitation betreibende Therapeut

Wer also einmal auf der Bühne angelangt ist, hat weder den Willen noch den Mut, die Vorstellung platzen zu lassen. Es ist leichter, sich einzureden, man habe sich einem Wundertäter anvertraut, als sich einzugestehen, man sei einem Scharlatan aufgesessen. Es ist leichter, sich privilegiert zu fühlen, als ausgenutzt, in Gefahr und der Lächerlichkeit preisgegeben. Das Unbehagen wird ausgeblendet zugunsten eines erbärmlichen Behagens in Abhängigkeit und Unmündigkeit. Diese Selbstaufgabe mag einer infantilen Sehnsucht nach Regression entsprechen, ist aber dennoch ein hoher Einsatz und erscheint dem Hellinger-Fan nur gerechtfertigt, wenn er eine Art Wunder erwarten darf. Das tut er dann auch. Alles, was damit nicht in Einklang steht, wird umgebogen, umgedeutet, geleugnet. Dieses Phänomen ist aus der psychologischen Forschung bestens bekannt als *Reduktion kognitiver Dissonanz* (vgl. ebd., S. 169ff).

Das klingt nach kühler Kalkulation, ist es aber nicht. Oft hüllt sich dieser Selbstbetrug in von unspezifischer Erregung alimentierte Begeisterung bis hin zur *quasi-religiösen Ergriffenheit*. Dieses Phänomen treffen wir immer wieder im Dunstkreis von Gurus, Sekten und fundamentalistischen Subgruppen etablierter Religionen. Darum können uns persönliche Zeugnisse von denen, die am lautesten und am verklärtesten irgendeinen Wundertäter loben, grundsätzlich nichts über den allgemeinen Nutzen und die Güte einer wie auch immer gearteten Behandlung sagen. Am allerwenigsten über mittel- bis langfristige Wirkungen.

Hellinger duldet bekanntlich keine Nachbesprechungen und „neugierigen" Fragen entzieht er sich. So ist dafür gesorgt, dass auch nach einer Therapie keine kritischen Gedanken aufkommen. Erfolgskontrollen sind ihm zuwider, sie werden explizit als störend für den Heilungsprozess erachtet (1995a, S. 519f). Als eine Kursteilnehmerin einen von Hellinger „therapierten" Klienten fragt, ob das neue Bild, das er in der Aufstellung gewonnen habe, ihm nun helfe, den zuvor empfundenen Schmerz und Verlust besser zu verarbeiten, fährt ihr der Seelen-Führer in die Parade:

> Deine Anfrage hat eine schlimme Wirkung. ... Die Neugierde zerstört die Wirkung. ... Ihm genügt das völlig, was da war. So sieht es jedenfalls aus. ... Man darf auch nicht nachforschen, ob es Erfolg gab. *Die Erfolgskontrolle ... ist schlimm in der Psychotherapie* [meine Hervorhebung!], und zwar im Sinne von: „Ich bin mal neugierig, wie das weitergegangen ist" (in: Weber, 1998, S. 201).

Eine Aufstellung ist ein magisches Ritual zur Befragung und Besänftigung geheimnisvoller Mächte. Jegliches Nachforschen erfüllt laut Hellinger den Tatbestand des Misstrauens gegen diese Kräfte und das habe schlimme Auswirkungen (1995a, S. 520). Es sei ja ganz nett, wenn man über Umwege erfahre, dass es einem ehemaligen Klienten gut gehe; aber man solle ihn nicht danach fragen, damit „ich mich nicht zwischen ihn und seine Seele stelle und nicht zwischen ihn und sein Schicksal und nicht zwischen ihn und ‚die große Seele'" (ebd., S. 520). Erfolgskontrollen nähmen nur Kraft weg. Bei seiner Vorgehensweise müsse man eben „Verzicht auf Wissen und jegliche Sicherheit" üben, das sei „sehr demütig und das Gegenteil von Wissenschaft" (1998, S.17).

Dieses sowohl arrogante wie dümmliche Gerede dient ganz offensichtlich dem Zweck, Ideologie und Praxis des Familienstellens gegen mögliche Kritik abzuschirmen. Ein Trick, der nur funktioniert, wenn man, wie in Hellinger-Kreisen, quasireligiöse Schwärmerei dem Vernunftgebrauch vorzieht. Ähnlich billige Versuche, sich durch hochtrabende Ausflüchte jeder kritischen Prüfung zu entziehen, sind aus der Wissenschafts- und Philosophiegeschichte bestens bekannt und in der modernen Erkenntnistheorie als Strategie der Immunisierung entlarvt worden (vgl. Albert, 1991).

Weitere *Immunisierungsstrategien* werden bemüht, wenn Hellinger behauptet, „jede Lösung (sei) einzigartig und nicht wiederholbar“ (1995a, S. 88) und somit in einer Kontrolluntersuchung nicht replizierbar. Psychologische Plausibilität muss anscheinend der Effekthascherei weichen, denn man solle „den Wunsch nach Verständnis dem Wahrnehmen von Wirkungen opfern“ (1998, S. 17). Wenn man ihn auf Widersprüche hinweist, die er nicht mehr leugnen kann, verkündet er nur lapidar: „Ich stelle mich dem Widerspruch“ (1995a, S. 522), ohne freilich den Widerspruch aufzulösen. Auf konkrete Therapieziele lässt er sich schon gar nicht festlegen: „Mein Ziel ist es nicht, ein Symptom zu beseitigen, sondern jemanden in seiner Familie wieder heimisch werden zu lassen“, und das ist in den Augen des Meisters „immer ein Erfolg“ (ebd., S. 519). Klar: „Ein Therapeut kann niemandem schaden“, versicherte er in einem Interview, „außer, der andere will das haben“ (zit. nach Buchholz, 2003a). Geht es für alle erkenntlich doch einmal daneben, tröstet er sich mit den Misserfolgen noch prominenterer Therapeuten: „Man kann Jesus keinen Vorwurf machen, dass ihn der reiche Jüngling traurig verließ“ (1997, S. 46). Damit liegt der schwarze Peter wieder beim Klienten und der Heiligenschein bei Hellinger.

Hellinger versteht es, seine Vorstellungen publikumswirksam zu gestalten. Er erzählt gern Geschichten, redet in Gleichnissen und macht auch mal Witze. Er mischt Gefälliges mit Provozierendem, Substanz ersetzt er durch Frechheit. Diese Art von „Psychotainment“ kommt, trotz der öden Zelebration biederen Tiefsinns, aber dank geschickt eingesetzter Manipulationstechniken, gut an. Es ist eben „wie im Kino“ (s. o.). Abwechselnd spielt er die Karte demonstrativer Bescheidenheit oder hemmungsloser Selbstherrlichkeit. Diese Strategie wirkt verführerisch auf Selbstunsichere und vorbildhaft für solche, die ihrerseits zur Selbstverherrlichung neigen. Er bietet einfache Erklärungen für alles, glorifiziert Denkfaulheit als Empfänglichkeit für das Höhere und versetzt *sinnsüchtige* Sucher in Taumel. Er offeriert Zuckerbrot für Narzissten und die Peitsche für Masochisten.

Es ist immer faszinierend, Menschen zu erleben, die von ihrer Klugheit und Selbstwirksamkeit absolut überzeugt sind und mit schlafwandlerischer Sicherheit ihre Kreise ziehen. Für manche mündet diese Faszination in länger andauernde Bewunderung. Hellingers merkwürdige Hau-Ruck-Lösungen, sein exotischer Okkult-Glaube durchsetzt mit Elementen gemeiner Stammtischpsychologie und vor allem sein gar so demütig zur Schau getragenes Sendungsbewusstsein machen ihn für viele zum Star. Mit Bravour bringt er seinen Unsinn an den Mann, von esoterisch bewegten Frauen gar nicht zu sprechen. Aus dieser Perspektive erweist sich das Phänomen Hellinger als ein Fall von *therapeutischem Salonblödsinn*.

Gibt es denn gar kein gutes Haar an dem nun doch arg geprügelten Seelen-Führer? Doch – sonst wäre er wirklich einmalig. Interessant finde ich z. B. den Satz, die richtige Beschreibung eines Problems enthalte bereits die Lösung. Was das freilich im Einzelfall für ihn bedeutet, steht auf einem andern Blatt. Ohne Zweifel steckt in seinem Ansatz ein deutlich lösungsorientierter Impetus, selbst wenn die konkret ins Auge gefassten „Lösungen" aus fachlicher Sicht meist kontraproduktiv sind. Auf der Linie der Lösungsorientierung liegt z. B., dass er Klienten nicht darin ermutigt, sich lang und breit über Verfehlungen seiner Eltern auszulassen oder mit ihrem Schicksal zu hadern. Aber das ist weder neu noch originell. Darum übertreibt Hellinger, wenn er den etablierten Therapeuten vorwirft, am gedeckten Tisch zu hocken und über Hunger zu reden, anstatt zu essen (in: Weber, 1998, S. 194).

Immerhin ein guter Spruch, wie noch manch andere, z. B. der schon zitierte Vergleich zwischen Messerwerfer und Chirurg. Die meisten sind fatalerweise gegen ihn selbst anwendbar. Zum Schmunzeln brachte mich eine Bemerkung über esoterische Angeber: Ein Bauer, der seine Kühe füttere und aufs Feld gehe, sei viel bewundernswerter als einer der sagt: „Ich meditiere" (Hellinger, ten Hövel, 1997, S. 66). – Was aber ist mit einem, der sagt, er gehe zur Aufstellung und praktiziere „phänomenologische Wahrnehmung"?

Erstaunlich luzide gibt sich der Demutsprediger, wenn er empfiehlt, man solle seine Ansprüche geltend machen, sonst pflege man die Wut als „Ersatz für eigenes Handeln" (ebd., S. 108). Brauchbar finde ich in diesem Zusammenhang die Einteilung in „ursprüngliche" Gefühle, die dem Handeln dienen, und in „abgeleitete", die als Ersatz für Handeln herhalten müssen. Abgeleitete Gefühle therapeutisch zu bearbeiten verstärke das „Beharren im Nichthandeln" (ebd., S. 107). Was Hellinger allerdings im Rahmen seiner „Ordnungen der Liebe" als legitime Gefühle (und Handlungen!) gelten lassen würde, trifft nun gar nicht mehr meinen Geschmack. Aber ich stimme ihm grundsätzlich zu: Menschen „werden nicht krank, weil sie den Ärger unterdrücken, sondern weil sie das Handeln unterdrücken, das zur Lösung führen würde“ (ebd., S. 113).

Wenn Hellinger etwas Falsches sagt, ist sein krasses Gegenteil nicht unbedingt richtig. Wenn er dieses dann kritisiert, kann er folglich recht haben. So wenn er Eltern davor warnt, sich durch Kameraderie bei ihren Kindern anzubiedern (ebd., S. 95). Dass das Konzept der elterlichen Autorität einer gewissen Rehabilitation bedarf, gilt indes in der Fachwelt längst als ausgemachte Sache und hat Eingang in viele Erziehungsratgeber gefunden (vgl. Haas, 2001), wenn auch Lichtjahre entfernt von Hellingers Ordnungshimmel und der von ihm suggerierten blinden Ehrerbietung gegenüber Eltern.

VI. Das so genannte Aufstellungsphänomen: Erklärungen für das angeblich Unerklärliche

Die je nach Betrachter mehr oder weniger spektakulären Reaktionen der Rollenspieler („Stellvertreter") in Aufstellungen werden, wie bereits ausgeführt, seit Jahren mystifiziert und müssen für allerlei *abenteuerliche Behauptungen* herhalten. Die Behauptungen betreffen sowohl das Zustandekommen der Stellvertreteräußerungen als auch den durch sie angeblich erzielten Erkenntnisgewinn.

Nicht selten werden Stellvertreter zu einem quasi unfehlbaren Wahrnehmungsorgan des fremden Familiensystems hochstilisiert, es werden *transpersonale Wesenheiten* postuliert („Familienseele", „Sippengeist", „Gruppengewissen"), und *Totengeister* scheinen von den Aufstellungsteilnehmern Besitz zu ergreifen (Weber, 1998). Aufsteller, die sich unter dem Druck zunehmender Hellinger-Kritik halbherzig von den Praktiken des Altmeisters distanzieren, weichen aus auf scheinbar hoffähigere, nämlich *pseudowissenschaftliche Konzepte* wie Rupert Sheldrakes „morphische Resonanz", „wissende Felder" (Mahr, 2000) oder auf nichts sagende Umschreibungen wie „repräsentierende Wahrnehmung" (Varga von Kibéd, 2007) für die angeblich so geheimnisvollen Prozesse („Aufstellungsphänomen").

All diesen Spielarten gemeinsam ist die immer wieder kolportierte Behauptung, dass es sich bei den Stellvertreter-Reaktionen um eine bisher nicht erklärbare Art der Informationsübermittlung handele. Mit nüchternen Augen betrachtetet indes sind diese Vorgänge mühelos im Rahmen psychologischer und sozialpsychologischer Konzepte erklärbar und meist auch vom gesunden Menschenverstand des interessierten Laien zu bewältigen. Im Grunde ist an diesen Phänomenen nichts neu oder originell, geschweige denn übernatürlich; es handelt sich vielmehr um typisch (allzu) menschliche Verhaltensweisen und Gefühle, deren Mechanismen auch im Alltag beobachtet werden können. Neu ist nur, diese Phänomene auf *vorwissenschaftliche Art* zu interpretieren.

Was geht in den Stellvertretern vor, was wirkt auf sie? Was treibt sie um, was treibt sie an? Was erklärt die teils vehementen Äußerungen der Rollenspieler, und was steckt hinter dem gern berichteten Eindruck von Stimmigkeit? Die beteiligten *Einflussgrößen* sowohl auf das Verhalten der Stellvertreter als auch auf die *Interpretation dieses Verhaltens* sollen im Folgenden systematisiert und näher erläutert werden.

Begriffliche Überlappungen sind dabei bewusst in Kauf genommen, und Anspruch auf Vollständigkeit wird nicht erhoben. Die folgenden Faktoren können, müssen aber nicht alle beteiligt sein. In der Regel interagieren sie und verstärken sich gegenseitig:

(1) Eigene Erfahrungen und Erlebnisse

Eine wichtige Quelle der Äußerungen der Stellvertreter liegt schlicht in deren *eigenen Erfahrungen und Erlebnissen* begründet, was von naiven Deutern immer wieder bestritten wird. Wenn wirkliche oder vermeintliche Schicksale und Probleme der Familie des Klienten („Protagonisten") in einer Aufstellung (durch Inszenierung) zur Sprache kommen, werden ähnliche eigene Erfahrungen und Gefühle der als Stellvertreter fungierenden Rollenspieler aktiviert. Das ist ein auch aus dem Alltag gut bekanntes *Resonanzphänomen* (gefühlsmäßiges „Mitschwingen"), über das sich keiner wundert, geschweige denn, dass er es als unerklärlich einstuft.

So sind wir Menschen nun mal. Wir unterscheiden uns nur darin, wie stark die Reaktionen sind und wie lange sie anhalten, ob sie bewusst ablaufen, wie wir sie interpretieren, inwieweit wir versuchen sie zu steuern und in welchem Maße das gelingt. Den Teilnehmern einer Aufstellung steht natürlich offen, die Reaktionen des Stellvertreters als authentische Äußerungen des repräsentierten Familien- bzw. Systemmitglieds zu interpretieren, und das wird den Regeln des Aufstellungsspiels entsprechend auch getan, denn deswegen sind die Teilnehmer ja gekommen.

Laut gängiger Aufstellungsphilosophie vollzieht sich im Gebaren des Stellvertreters nicht das Wiedererleben seiner eigenen Geschichte, sondern er sei gleichsam ferngesteuert von einer fremden Seele (z. B. Hellinger, 2002). Pseudowissenschaftlich gewendet: Über das wissende Feld finde eine unerklärliche Informationsübertragung statt, die in ein wahrhaft stellvertretendes Agieren mündet.

(2) Rollenwissen

Gegen das Argument von (1) wird oft eingewendet, dass die Stellvertreter mitunter Reaktionen zeigen, die angeblich nachweislich nicht aus ihrem persönlichen Erfahrungsschatz stammen konnten. Selbst wenn – so verfügen wir doch immerhin über ein (vermeintliches) Wissen, was anderen Menschen zugestoßen ist, zustoßen kann, ein Wissen über menschliche Grund- und Übergangssituationen im Lebenszyklus. Nennen wir es *Schicksalswissen* oder *Rollenwissen*.

In der Aufstellung ist es schließlich Aufgabe des Stellvertreters, anstelle des Stellvertretenen zu agieren, zu empfinden und sich entsprechend zu äußern. Bei seinem Rollenspiel kann er explizit oder implizit auf dieses Wissen (oder Meinen) zurückgreifen. Tut er es unbewusst und implizit und lässt er sich obendrein einreden, dies sei etwas Außergewöhnliches, wird es ihm umso wunderlicher erscheinen. Das macht ihn und andere Beobachter für *obskure Deutungsangebote* empfänglich. Übrigens kann man schon bei Kindern beobachten, wie sie Rollenwissen im Spiel aktivieren. Gibt es wirklich Anlass, im Aufstellungsspiel mehr transzendente Wahrheit zu entdecken als im Kaufladenspiel?

(3) Rollenerwartungen

Nehmen wir erschwerend an, ein Stellvertreter verfüge über nur wenig Phantasie und habe ein schlechtes Gedächtnis oder eine schlechte Beobachtungsgabe für mögliche bzw. reale menschliche Schicksale (Rollenwissen), so wird er im Aufstellungskontext doch schwerlich von *Rollenerwartungen* verschont bleiben, die der Aufstellungsleiter und die anderen Teilnehmer versteckt oder offen an ihn herantragen.

Das erzeugt *sozialen Druck,* auch wenn dieser nicht als solcher empfunden wird. Unter diesem meist subtilen Druck verzerrt sich bekanntlich (nicht nur) die innere Wahrnehmung, was allerdings dem subjektiven Gefühl der Authentizität keinen Abbruch tut. Sozialer Druck verstärkt die Bestätigungstendenz (s. u).

(4) Empathie

Gesetzt den Fall, es fehle an eigenen spezifischen Erfahrungen, an Rollenwissen und Rollenerwartungen, dann ist auch das *Nachempfinden,* die Empathie, ausreichend, um die „Stellvertreterprozesse" auszulösen. Sich in die Rolle/Person eines anderen hineinversetzen zu können, d. h., die – manchmal auch nur vermeintliche – Identität eines andern simulieren zu können, ist eine typisch menschliche Eigenschaft.

Genauer: Nicht nur Menschen sind zur Einfühlung fähig, sondern im Ansatz auch Affen, wie 1991 bei der Entdeckung der so genannten *Spiegelneurone* durch Vittorio Gallese deutlich wurde (Bauer, 2005). Die Spiegelneurone sind sozusagen das neurobiologische Substrat unserer Fähigkeit, Hypothesen über Absichten und Empfindungen anderer zu bilden und Reaktionen vorwegzunehmen.

Natürlich läuft diese *innere Simulation* in der Regel unbewusst und blitzschnell ab. Wir produzieren dazu oft entsprechende Reaktionen, zucken etwa als Zuschauer eines Fußballspiels kurz mit dem Bein, oder lachen bzw. gähnen, wenn wir von andern „angesteckt" werden. Ähnliches geschieht, wenn Kinder Grimassen nachmachen oder Eltern schon zusammenzucken, sobald Kinder nur in die Nähe eines schmerzauslösenden Reizes gelangen. Auch wenn diese (manchmal nur minimalen) Reaktionen ausbleiben, feuern dennoch die Spiegelneurone, wie elektrophysiologische Messungen zeigen.

Es gibt also Neuronenverbände, die aktiviert werden, allein wenn wir eine Bewegung oder Gefühlsäußerung beobachten oder diese uns auch nur vorstellen. Das erklärt beispielsweise, warum ein Pendel scheinbar ohne unser Zutun schwingt (*Carpenter-Effekt*) oder warum Kinozuschauer wie Schlosshunde weinen. Dass in solchen Fällen meistens nicht das volle Ausführungsprogramm abläuft, liegt an neuronalen Hemmungsmechanismen. Sind diese aber durch Aufgeregtheit, Suggestion oder eingeengte Aufmerksamkeit deaktiviert, läuft eben doch das ganze Programm ab. Bei solch unbewusstem Ausfall der Hemmungsmechanismen im bierernsten Setting einer gut inszenierten Aufstellung gibt das Gehirn sozusagen die Regie ab. Die Stellvertreter (und Protagonisten) werden dann von ihren eigenen Reaktionen überrascht, was bei entsprechender „therapeutischer" Ausschlachtung sehr destabilisierend und gefährlich sein kann.

Als Beispiele übrigens für pathologischen Ausfall der genannten Hemmungsmechanismen seien Echolalie (sinnlos-mechanisches Nachsprechen von gehörten Wörtern und Sätzen) und *Echopraxie* (Neigung zu zwanghaftem Nachahmen von wahrgenommenen Bewegungen) genannt. Wer hingegen jemanden absichtlich nachäfft, stellt die Hemmungsmechanismen willentlich ab oder übertreibt das nachgeahmte Verhalten sogar: Der Übergang zwischen Imitation und Karikatur ist dann fließend.

(5) Barnum-Effekt und Bestätigungstendenz

Die Äußerungen der Stellvertreter müssen übrigens dem Bild, welches der Klient von sich und von seinem (Familien-)System hat, nicht im engeren Sinne entsprechen: Der *Barnum-Effekt* sorgt dafür, dass schon sehr vage Anklänge das Gefühl des Betroffenseins, d. h. der Stimmigkeit, auslösen. Von dieser wissenschaftlich zur Genüge erforschten *Betroffenheitsillusion* leben übrigens nicht nur Aufstellungsmystiker, sondern auch andere Orakeldeuter wie Hellseher, Handleser und Astrologen (Bördlein, 2002). In vielen Studien hat sich bestätigt, dass Pauschalbeschreibungen, ja sogar gefälschte Persönlichkeitsbeschreibungen, bereitwillig als individuelle Charakterisierungen akzeptiert werden. In der Forschung ist das bekannt als *fallacy of personal validation* (Hyman, 2007)

Der Barnum-Effekt ist ein Spezialfall eines noch weiter verbreiteten Denkfehlers, nämlich der *Bestätigungstendenz* (*confirmation bias*). Sie besteht darin, dass an einer einmal gefassten Hypothese – auch wenn sie falsch ist – festgehalten wird, indem unbewusst wirkliche oder scheinbare Belege für die Hypothese in den Vordergrund gespielt bzw. widersprechende Belege vernachlässigt werden. Auch dafür gibt es zahlreiche experimentelle Befunde (Bördlein, 2002). Der viel beschworene Eindruck von „Stimmigkeit" in der Aufsteller-Szene erscheint hier in einem völlig anderen Licht.

(6) Unspezifische Erregung und spontane Fluktuationen

Ein weiterer bei fast allen Aufstellungen wirksamer Faktor ist die *gespannte Erwartung*, die unspezifische Erregung. Man ist neugierig, was da jetzt kommen mag, es mischen sich Angst vor (ausbleibenden) Reaktionen und Hoffnung auf solche. Dieser hoch angeregte Gefühlszustand bedarf nur kleiner Anstöße, um Gestalt und Richtung zu bekommen.

Da Menschen ja nie nichts fühlen, denken und wahrnehmen (*beständige neuronale Aktivität*), sondern fortwährend spontanen Fluktuationen ausgesetzt sind, können sich minimale, sonst vorübergehende unbeachtete Zustandsveränderungen, insbesondere unter Erwartungsdruck und unspezifischer Erregung, zu stabilen Zuständen aufschaukeln. Anders gesagt, man steigert sich in etwas hinein. Das ist ein alltägliches Phänomen und nicht auf Aufstellungen beschränkt, aber Aufstellungen sind ein ideales Milieu für solche Prozesse.

(7) Suggestion und sich selbst erfüllende Prophezeiungen

Es gelingt umso besser sich in eine Sache hineinzusteigern, als wir darin von *Suggestionen*, bewusst oder unbewusst, befeuert werden. In Aufstellungen (nicht nur nach Hellinger) wird man in der Regel ausdrücklich aufgefordert, auf aufsteigende Bilder, Gefühle und Körpersensationen zu achten. Wer sie nicht liefert, gilt als unsensibel, verschlossen für „höhere" Eingebungen. Die suggestiven Deutungsvorschläge des Aufstellungsleiters wiegen umso schwerer als Gruppen mit formalen Führern in besonderem Maße der *Bestätigungstendenz* (s. o.) erliegen (Bördlein, 2002).

Suggestive Erwartungen auf dem Nährboden eines hohen unspezifischen Erregungsniveaus erhöhen die Wahrscheinlichkeit einer *sich selbst erfüllenden Prophezeiung* oder, wie oben beschrieben, der *Verfestigung einer spontanen Fluktuation*.

(8) Feedback und Pseudo-Feedback

Wirkliche Veränderungen in Gestik, Mimik, Körperstatus und sichtbaren physiologischen Reaktionen (welcher Ursache auch immer) werden von andern Aufstellungsteilnehmern wahrgenommen und kommentiert, d. h. durch *Feedback* verstärkt und im Sinne der vorherrschenden Aufstellungsideologie interpretiert.

Auch falsches Feedback kann echte Effekte erzeugen. Weil der Aufstellungsleiter und die andern Teilnehmer ständig auf der Suche nach „Stellvertreteroffenbarungen" sind, kann es passieren, dass z. B. bedingt durch einen Wahrnehmungsfehler oder durch veränderten Lichteinfall ein Stellvertreter plötzlich mit der bedeutungsschwangeren Frage konfrontiert wird: „Mensch, was ist mit dir los, warum bist du so bleich?" – Spätestens jetzt wird er es wirklich, und das löst wiederum eine *Kaskade von Reaktionen, Kommentaren und scheinbaren Aha-Erlebnissen* aus.

(9) Evidenzillusion

Die Methode der Aufstellung ist ihrer Natur und ihrem Konzept nach stark „erlebnisorientiert". Heftige Affekte sind nicht nur erwünscht, sondern werden stimuliert und pointiert – bis zur körperlichen Erfahrung von *Scheinevidenz*. Diese „heftigkeitsinduzierte" *Evidenzillusion* besteht also darin, dass die Stärke der Empfindungen und Reaktionen mit dem Wahrheitsgehalt der so erhaltenen „Informationen" verwechselt wird. Das muss nicht in erster Linie auf ein kognitives Defizit zurückgehen; starke Eindrücke hinterlassen unabhängig von ihrem Wahrheitsgehalt tiefere neuronale Spuren.

(10) Gemeinsame Aufstellungsideologie

Die Teilnehmer einer Aufstellung (Aufstellungsleiter, Protagonist, Stellvertreter und so genannte passive Teilnehmer) teilen in der Regel gewisse Grundauffassungen, haben also im weiteren Sinne eine gemeinsame „Aufstellungsideologie". Man hat gewisse Vorstellungen über den Sinn und die Wirkung von Aufstellungen und ist für die *esoterisch-theoretischen Hintergründe* aufgeschlossen. Dies prägt die Stellvertreter (und anderen Teilnehmer) für bestimmte Reaktionen und Deutungen vor oder stößt sie dazu an. Menschen, die einer Aufstellung nach Hellinger bzw. einem seiner Epigonen oder Sympathisanten beiwohnen, stellen also oft schon allein durch ihre Vorliebe dafür und die dadurch bedingte Vorprägung eine Vorauswahl dar, die eher geneigt ist, jene Wahrnehmungen und Reaktionen zu produzieren, die sie vorher in die Aufstellungsszenerie hineinprojiziert hat.

Es ist empirisch erwiesen, dass sich Gruppen in ihrem Urteil nicht nur sicherer fühlen als Individuen, sondern auch eine *größere Selektivität* bei der Suche und Bewertung von Information zeigen, also anfälliger für die *Bestätigungstendenz* sind (Bördlein 2002). In verstärktem Maße dürfte dies für ideologisch homogene Gruppen mit einem gemeinsamen „therapeutischen Erlebnisinteresse" zutreffen.

(11) Projektion und Zirkelschluss

Durch *Projektionen* (Übertragung eigener Gedanken, Gefühle und Absichten auf andere) auf unterschiedlichen Ebenen und zwischen verschiedenen Akteuren sind einer Dynamik zur Erzeugung scheinbarer Stimmigkeit Tür und Tor geöffnet. Der Aufstellungsleiter projiziert in den Klienten, dieser projiziert unter dem Einfluss des Leiters in die dargestellten Familien- bzw. Systemmitglieder, eventuell dazu deckungsgleiche Projektionen heften sich an die Stellvertreter, an denen sich dann „bestätigt", was die „Originale" angeblich fühlten, dachten, waren ... – der Zirkelschluss ist perfekt.

Wer Aufstellungen mit halbwegs kritischem Blick verfolgt, ist oft erstaunt, wie offensichtlich diese Prozesse sind, obwohl die Teilnehmer sie offensichtlich nicht bemerken (wollen).

(12) Selektion

Weiter muss bedacht werden, dass der Leiter einer Aufstellung nicht nur die Deutungshoheit über die Reaktionen der Stellvertreter hat, sondern auch die Aufgabe, solche Stellvertreter auszusortieren, die ihm nicht „authentisch" oder „gesammelt" genug erscheinen (ihm also nicht genehm sind).

Durch die Möglichkeit der *Stellvertreter-Selektion* kommt so ein weiteres, wenn auch nicht notwendiges, manipulatives Element in den Aufstellungsprozess. Dabei muss die Manipulation dem Aufstellungsleiter keinesfalls bewusst sein.

(13) Pseudoerinnerungen

Zuletzt sei noch darauf hingewiesen, wie anfällig das menschliche Gedächtnis für die *Akzeptanz von Pseudoerinnerungen* ist. Die Forschung zum *false memory-syndrome* kann hier stupende Beispiele vorweisen (Loftus, 1975; Bördlein, 2002).

Das Setting einer Aufstellung ist wie geschaffen für Manipulationen am Gedächtnis des Klienten, auch wenn diese nicht bewusst intendiert sind. Analoges gilt für die Gedächtnisprotokolle der anderen Aufstellungsteilnehmer, die so den Nimbus der Aufstellungspraxis nähren.

Sind Aufstellungen immer „unseriös"?

Grundsätzlich gilt: Auch „seriöse" Aufstellungen fern hellingerscher Okkultpraktiken unterliegen im Prinzip den oben genannten Mechanismen und Fehlerquellen. Dort werden sie allerdings (hoffentlich) nicht mystifiziert, sondern nüchtern zur Kenntnis genommen, bei der diagnostischen, therapeutischen oder sonstigen Verwertung kontrolliert, neutralisiert oder in Rechnung gestellt. Dieses Vorgehen nannte man vor dem Aufstellungsboom „Skulpturarbeit".

Bei fachlich fundierten Simulationsverfahren dieser Art sollte man der Klarheit wegen nicht den belasteten Begriff „Aufstellung" verwenden, da er leider stark mit Hellinger konnotiert und von dessen Weltbild kontaminiert ist. Doch Vorsicht: Nicht jeder, der sich von dem immer peinlicher werdenden rüden Stil Hellingers distanziert, hat sich von den Grundannahmen seiner Aufstellungsphilosophie emanzipiert.

Eigentlich handelt es sich bei dem schon lange vor Hellinger praktizierten Rollenspielverfahren von der Grundintention her um den *Versuch einer Simulation*, um ein versuchsweises Nach-Stellen der Familienkonstellation mit dem Ziel der Generierung von Hypothesen über Ätiologie und Ist-Zustand und um therapeutische Prozesse in Gang zu bringen. Ob das gelingt, sollte an möglichst objektiven Prüfkriterien und den wirklich am Problem Beteiligten gemessen werden und nicht an den Heilsversprechungen von (pseudo-)therapeutischen Schaustellern und den hysterischen Reaktionen von Aufstellungstouristen. Freilich müssen sich auch rational begründete Simulationsverfahren der Psychotherapieforschung stellen und verdienen a priori keinen Vorzug vor anderen fachlich begründbaren therapeutischen Verfahren.

Fazit

Es kann keine Rede davon sein, dass die Äußerungen, Symptome und psychophysischen Zustände, von denen die Stellvertreter heimgesucht zu werden scheinen, der Wissenschaft oder dem gesunden Menschenverstand irgendwelche „unerklärlichen" Rätsel aufgeben würden. Die den stellvertretenden Rollenspielern angedichtete Fähigkeit, die seelische Wirklichkeit des zur Debatte stehenden (Familien-)Systems wahrheitsgetreu abzubilden, beruht einerseits auf trivialen, wenngleich wunderbaren, menschlichen Fähigkeiten, andererseits auf Suggestion, Illusion, Manipulation und mangelnder Verinnerlichung psychologischen Wissens zugunsten *vulgärpsychologischer Konstrukte*.

„Stellvertreter", also Rollenspieler, sind auch nur Menschen, ebenso wie die stellvertretenen lebenden, toten oder auch nur fiktiven Personen. Sie haben nicht nur einen gemeinsamen Fundus an Lebenserfahrungen, also ähnliche „Softwares", sondern ähneln sich auch in der „Hardware", d. h., sie verfügen über ein Zentralnervensystem, das u. a. mit Spiegelneuronen ausgestattet und der Einfühlung mächtig ist. Darauf gründet die Tatsache, dass (Lernen durch) Imitation, Kommunikation, Psychotherapie und Überleben in einer Umwelt mit anderen – freundlich wie feindlich gesinnten – Wesen möglich sind.

Die wunderbare Fähigkeit, mit anderen leiden, hoffen und empfinden zu können, ist nicht auf Aufstellungen beschränkt und bedarf weder des parapsychologischen Konstruktes der „morphischen Felder", noch der „Identifizierung" im Sinne einer „systemischen" Besessenheit noch einer scheinbar akademisch gewendeten „repräsentierenden Wahrnehmung". Dazu genügen *Empfindungsfähigkeit* und *Vorstellungsvermögen*, die schon immer Leistungsmerkmale unseres Nervensystems waren, auch vor der Entdeckung der Spiegelneurone. Das erklärt nicht nur die (vermeintlich) erstaunlichen Treffer, sondern auch Fehlinterpretationen, Irrtümer und Missverständnisse, die in therapeutischen wie anderen Kommunikationssituationen auftreten können.

Diese Prozesse sind gewiss kompliziert, wissenschaftlich hoch interessant und bedürfen weiterer Forschung. Phantasie und Vernunft sind hier gefragt, jedoch nicht Mystifizierung, die den Boden für Selbsttäuschung und Manipulation bereitet.

Schlussbemerkung

Dass Hellinger – ein ausgestiegener Missionar, der sich fasziniert vom vorwissenschaftlichen Weltbild indigener afrikanischer Kulturen zu noch höherem berufen fühlte – auf eine psychotherapeutische *Okkult-Praktik* verfallen ist, überrascht uns nicht weiter. Beunruhigender ist es, dass sich immer mehr diplomierte und promovierte Kollegen aus den Bereichen Psychologie und Medizin dem Hokuspokus anschließen. Das Phänomen jedoch ist nicht neu.

Ein Blick in die Wissenschaftsgeschichte bis heute zeigt, dass sich auch für die aberwitzigsten Positionen immer wieder Vertreter mit höheren akademischen Ehren gefunden haben, wobei die Themen und der Zuspruch dazu gewissen modischen Strömungen unterlagen. Da gibt es die *Kreationisten*, die mit angeblich wissenschaftlichen Mitteln versuchen, den Schöpfungsbericht der Bibel gegen die Evolutionslehre zu verteidigen, oder jene, die sich partout nicht mit der Kugelform der Erde anfreunden können. Solche Sonderwege werden nicht aus Intelligenzmangel im engeren Sinne beschritten, sondern sind eine Frage der *ideologisch-weltanschaulichen Motivation*. Niemand hindert einen gestandenen Universitätsprofessor daran, sich einer solch exotischen Gruppierung, wie beispielsweise der *Flat Earth Society* oder der *Aufstellungsarbeit nach Hellinger*, anzuschließen. Erst vor wenigen Jahren verstarb ein solch prominenter „Flat-Earth-Professor" – und bis seine Mitstreiter oder auch die „Hellinger-Doktoren" ausgestorben sind, wird noch so manch verrückte These zu einer steilen pseudowissenschaftlichen Karriere antreten.

Was finden andere oder in Ausbildung stehende Therapeuten an Hellinger? Er prangert, teils zu Recht, Missstände in anderen Therapieformen an, wie z.B. in der Vergangenheit herumstochernde Problemverliebtheit oder übertriebene Nondirektivität. Mancher Therapeut, der einer solch falsch verstandenen Rückschau und Klientenzentriertheit überdrüssig geworden ist, fühlt sich nun wie befreit. Denn Hellinger nimmt weder falsche noch richtige Rücksichten, bügelt unwirsch jegliches Klagen und Selbstmitleid nieder, duldet weder Ausflüchte noch berechtige Einwände, Widerstände sind immer die Schuld der anderen, Misserfolge gehen auf das Konto der Klienten oder übermächtiger anonymer Instanzen. Und im Abkanzeln ist er Spitze. Das heißt, er zeigt anderen Therapeuten, wie sie auch ohne mühevolle Kleinarbeit, Geduld, Einfühlungsvermögen, Takt und Respekt für Hilfesuchende ihren Job sprichwörtlich „über die Bühne" ziehen können.

Hellinger fasziniert, weil er *heimliche Aggressionslüste von frustrierten Therapeuten* auslebt. Diese wollten gern selbst so mit ihren Klienten umspringen, sie haben es nur nie gewagt. Mit der leicht zugänglichen „Weihe" zum *Priester-Therapeuten* erhalten sie nun einen Freibrief zusammen mit den Insignien magischer Wirksamkeit und werden gleichsam immun gegen Kritik und lästige Fragen nach den Folgen ihres Tuns. Dieses Rezept schmeichelt dem Ego und scheint beim gegenwärtigen Klima auf dem Psychomarkt eine lukrative Praxis zu versprechen, wobei sich der *Aufstellungszauber* schon lange nicht mehr auf Familiensysteme beschränkt. In einer so genannten *Organisationsaufstellung* beispielsweise lassen sich die Stellvertreter zu ähnlichen Verzückungen verleiten, und dort wird mindestens ebenso viel Geld verdient.

Mir ist bekannt, dass Nachahmer der hellingerschen Methode heute unter Umständen auch schon mal bereit sind, sich vom rüden Stil des Gründungsvaters oder von dessen Hang zu Massenveranstaltungen zu distanzieren und gegenüber der Scientific Community Konzessionen in puncto Erfolgskontrolle anzudeuten. Sie propagieren eine Art *Hellinger light,* oder sie betonen, dass es auch eine Aufstellungsarbeit *nach* (zeitlich verstanden) Hellinger gebe, um sich somit von der Kritik an ihrem Nestor freizusprechen. Sie argumentieren, man solle das Kind nicht mit dem Bade ausschütten. Doch wo bitte ist hier das Kind, und was nur das schmutzige Badewasser?

Was an Hellinger gut ist, war auch schon an andern gut und hat nichts mit dem *Besonderen* des hellingerschen Ansatzes zu tun. Wer sich dieses *absonderlich* Besondere, das vermeintlich qualitative Plus, das ich für das größte Minus der Psychotherapiegeschichte halte, zu eigen macht, trifft eine grundsätzliche Entscheidung, weswegen es übrigens so etwas wie „ein bisschen Hellinger" nicht geben kann, genauso wenig wie „ein bisschen schwanger". Das Spezifische an seiner fälschlich so genannten systemischen Psychotherapie (neuerdings: „phänomenologisch-systemische Aufstellungsarbeit") ist doch die Aufstellerei als heilstechnologisches Korrelat zu seiner *Heilslehre*. Er selbst charakterisiert das Familienstellen als „angewandte Philosophie". Und die entspringt, wie die vorliegende Analyse gezeigt hat, seiner explizit antiwissenschaftlichen, patriarchalen, okkulten Weltsicht.

Wer in diesem Geiste Aufstellungsprozesse mystifiziert und die wundergläubige Deutung der Effekte übernimmt, stellt sich ethisch und wissenschaftlich ins Abseits, auch wenn er sich in methodischen oder ideologischen Details von Hellinger absetzt. Der Glaube an die Okkult-Theorie der „Verstrickung durch Identifizierung" beispielsweise entrückt jede „Aufstellung", die im günstigsten Falle nichts anderes sein kann als das versuchsweise *Darstellen* von zwischenmenschlichen Beziehungen, aus dem Reich ernst zu nehmender Lebenshilfe in das des Exorzismus.

Doch wie sagte der Altmeister selbst? „Um den Teufel auszutreiben, malt man ihn erst an die Wand" (1997, S. 72). Da keimt fast Hoffnung auf, Hellinger nähme seine eigene *Dämonologie* nicht ernst und nutze sie nur als zynisches Mittel zum Zweck der Manipulation und Abzocke. Aber die Geschichte des Okkultismus zeigt, dass Betrug und Selbstbetrug immer Hand in Hand gingen. Wer sich erleuchtet fühlt („Phänomenologie ist Gottesschau"), ist auch bereit, jeden hinters Licht zu führen, nur um seiner Wahrheit Geltung zu verschaffen.

Literaturverzeichnis

Albert, H. (1991). Traktat der kritischen Vernunft. 5., verb. u. erw. Aufl. Tübingen: J. C. B. Mohr

Barth, C. (2003). Systemische Familientherapie nach Bert Hellinger. In: www.familienstellen.org/criticism/barth01.htm [Zugriff 30.04.09]

Barrow, J. D. (1999). Ein Himmel voller Zahlen: Auf den Spuren mathematischer Wahrheit. Reinbek: Rowohlt

Bauer, J. (2005). Warum ich fühle, was du fühlst: Intuitive Kommunikation und das Geheimnis der Spiegelneurone. Hoffmann und Campe, Hamburg

Bördlein, Ch. (2002). Das sockenfressende Monster in der Waschmaschine: Eine Einführung ins skeptische Denken. Aschaffenburg: Alibri Verlag

Buchholz, M. (2003a). Da sitzt das kalte Herz. In: Die Zeit, Nr. 35 vom 21.08.04 (www.zeit.de/2003/35/Hellinger-Haupttext [Zugriff 30.04.09])

Buchholz, M. (2003b). Heilung oder Hokuspokus – Familie als Schicksal. ARD-Film vom 08.06.03

Federspiel, K. & Lackinger Karger, I.(1996). Kursbuch Seele: Was tun bei psychischen Problemen? Köln: Kiepenheuer & Witsch

Fincke, A. (1998). Die systemische Familientherapie nach Hellinger. In: Materialdienst der EZW, 2/98, S. 54-57

Gerbert, F. (1998a). Psycho-Szene: Wenn Therapeuten Gott spielen. In: Focus, 13/98, S. 222-223

Gerbert, F. (1998b). „Ja ich ging hart mit ihr um": Therapeut Bert Hellinger spricht über die seltsamen Psycho-Spiele, die dem Tod einer seiner Klientinnen vorausgingen. (Interview mit Hellinger). In: Focus, 13/98, S. 224-225

Grawe, K., Donati, R. & Bernauer, F. (1994). Psychotherapie im Wandel: Von der Konfession zur Profession. Göttingen: Hogrefe

Goldner, C. (2003a). Esoterischer Firlefanz: Die Szene der Hellingerianer. In: Goldner, C. (Hrsg.): Der Wille zum Schicksal: Die Heilslehre des Bert Hellinger. Wien: Ueberreuter, 66-133

Goldner, C. (2003b). Der Todesfall von Leipzig: Verdrängte Risiken und der Umgang mit Kritik. In: Goldner, C. (Hrsg.): Der Wille zum Schicksal: Die Heilslehre des Bert Hellinger. Wien: Ueberreuter, S. 209-224

Glunk, F. R. (2003). Der Protofaschist: Das Weltbild des Bert Hellinger. In: Goldner, C. (Hrsg.): Der Wille zum Schicksal: Die Heilslehre des Bert Hellinger. Wien: Ueberreuter, S. 238-253

GWUP, Gesellschaft zur wissenschaftlichen Untersuchung von Parawissenschaften (2003). (2009) www.gwup.org/infos/themen-nach-gebiet/63-parapsychologie/334-parapsychologie [Zugriff: 30.04.09]

Haas, W. (2001). Eltern setzt euch durch! Keine unnötigen Machtkämpfe mehr. Freiburg: Herder

Hellinger, B. (1995a). Ordnungen der Liebe: Ein Kursbuch. 2. überarb. und erg. Aufl. Heidelberg: Carl-Auer-Systeme

Hellinger, B. (1995b). Finden, was wirkt: Therapeutische Briefe. 5., erw. Neuaufl. München: Kösel

Hellinger, B. (1996). Die Mitte fühlt sich leicht an: Vorträge und Geschichten. 2. Aufl. München: Kösel

Hellinger, B. (1997). Verdichtetes: Sinnsprüche, Kleine Geschichten, Sätze der Kraft. 3. Aufl. Heidelberg: Carl-Auer-Systeme

Hellinger, B. & ten Hövel, G. (1997). Anerkennen, was ist. Gespräche über Verstrickung und Lösung. 4. Aufl. München: Kösel-Verlag

Hellinger, B. (1998). Einsicht durch Verzicht: Der phänomenologische Erkenntnisweg in der Psychotherapie. In: Praxis der Systemaufstellungen, 1/98, S. 16-17.

Hellinger, B. (2001a). Erfahrungen aus letzter Zeit: Ein Interview von Harald Hohnen mit Bert Hellinger am 26.06.2001 in Berlin. In: www.hellinger.

de./deutsch/virtuelles_Institut/bert_hellinger/interviews/2001_06_26_ interview_hohnen.shtml [Zugriff 08.05.03]

Hellinger, B. (2001b). Der Abschied: Nachkommen von Tätern und Opfern stellen sich ihren Familien. Heidelberg: Carl-Auer-Systeme

Hellinger, B. (2001c). Mit der Seele gehen: Gespräche mit Bert Hellinger (hrsg. von H. Hohnen/B. Ulsamer). Freiburg: Herder

Hellinger, B. (2002a). Das Familien-Stellen: Eine Einführung von Bert Hellinger. In: www.hellinger.com/deutsch/virtuelles_institut/familien_stellen/ einführung.shtml [Zugriff 30.04.09]

Hellinger, B. (2002b). Das Familienstellen in Bewegung: Vortrag von Bert Hellinger auf der Arbeitstagung der IAG am 5. April 2002 in Würzburg. In: www.hellinger.com/deutsch/virtuelles_institut/grundlagen_vorausset zungen/familien_stellen_in_bewegung.shtml [Zugriff 19.04.02]

Hellinger, B. (2002c). Der phänomenologische Erkenntnisweg. In: www.hellinger.com/deutsch/virtuelles_institut/grundlagen_voraussetzungen/.../ der_phänomenologische_erkenntnisweg.shtm [Zugriff 04.07.02]

Hellinger, B. (2002d). Zur Entwicklung des Ansatzes von Bert Hellinger. In: www.hellinger.com/deutsch/virtuelles_institut/grundlagen_vorausset zungen/zur_entwicklung.shtml [Zugriff 04.05.09]

Hellinger, B. (2004a). Gottesgedanken: Ihre Wurzeln und ihre Wirkung. München: Kösel

Hellinger, B. (2004b). Das Familienstellen als angewandte Philosophie: Vortrag auf der Tagung "Helfen und Lassen" vom 9.-11. Februar 2004 in Garmisch-Partenkirchen. In: www.hellinger.com/deutsch/virtuelles_institut/ bewegungen_des_geistes/familienstellen_als_angewandte_philosphie. shtml [Zugriff 21.07.04]

Hellinger, B. (2004c). Unruhiger Junge: Der Großvater war bei der Waffen-SS. (Auszug aus einem Aufstellungsseminar.) In: www.hellinger.com/ deutsch/virtuelles_institut/bert_hellinger/beiträge_zur_homepage/unru higer_junge.shtml [Zugriff 21.07.04]

Hellinger, B. (2006). Das Familien-Stellen: Eine Einführung von Bert Hellinger. In: http://www.hellinger.com/deutsch/virtuelles_institut/familien stellen_klassisch/einfuehrung.shtml [Zugriff 12.03.09]

Hilgers, M. (2003). Der Pseudotherapeut: Klinische Argumente gegen Hellinger. In: Goldner, C. (Hrsg.): Der Wille zum Schicksal: Die Heilslehre des Bert Hellinger. Wien: Ueberreuter, S. 53-66

Horn, P.(2000). Enzyklopädie vielsprachiger Kulturwissenschaften: "Kultur" in den Gesellschaften der bantu-sprachigen Völker Südafrikas. In: www.inst.at/ausstellung/enzy/kultur/bantu_horn.htm [Zugriff 18.05.04]

Hund, W. (1996). Okkultismus: Materialien zur kritischen Auseinandersetzung. Mülheim: Verlag an der Ruhr

Hyman, R. (2007). Cold Reading: Wie man Fremde davon überzeugt, dass man alles über sie weiß. Skeptiker, 20, 1/07, S. 4-12

Igwe, L. (2003). Hexerei in Afrika. In: Skeptiker, 2/03, S. 60-62

Kamphuis, A. (2001). Rupert Sheldrake und seine Hypothese der Formbildungsursachen. In: Skeptiker, 3/01, S. 112

Köthke, W. u. a. (1999). Psychotherapie? Psychoszene auf dem Prüfstand. Göttingen: Hogrefe

Krüll, M. & Nuber, U. (1995). Wenn man den Eltern Ehre erweist, kommt etwas tief in der Seele in Ordnung (Interview mit Bert Hellinger). In: Psychologie Heute, 6/95, S. 22-26

Lakotta, B. (2002). Danke lieber Papi. In: www.spiegel.de/spiegel/0,1518, druck-182682,00.html [27.02.02]

Lakotta, B. (2003). Das geht Sie gar nichts an: Biographische Annäherung an Bert Hellinger. In: Goldner, C. (Hrsg.): Der Wille zum Schicksal: Die Heilslehre des Bert Hellinger. Wien: Ueberreuter, S. 12-23

Leitner, M. (2001). Mythos HIV. In: www.think-fitness.de/html/mythoshiv.html [07.06.04]

Loftus, E. (1975). Leading questions and the eye-witness report. Cognitive Psychology 7, 570-572

Mahr, A. (1999): Das Antwortschreiben von Dr. Albrecht Mahr (auf einen Beitrag von H. Jellouschek). In: Praxis der Systemaufstellung, 2/99, S. 9-21

Mahr, A. (2000). Die Weisheit kommt nicht zu den Faulen: Vom Geführtwerden und von der Technik in Familienaufstellungen. In: Weber, G. (Hrsg.): Praxis des Familien-Stellens. Beiträge zu Systemischen Lösungen nach Bert Hellinger. Heidelberg: Carl-Auer-Systeme (3. überarb. Aufl.), S. 30-39

Offergeld, R. (1997). Mama ich hab's für dich getan: Bert Hellingers wundersame Heilungen. In: Lutherische Monatshefte, 7/97, S. 23

Ruppert, F. (2002). Danke lieber Spiegel (Stellungnahme zum Spiegelartikel über Bert Hellinger). In: www.franz-ruppert.de/Antwort_auf_Spiegelarti kel.doc [Zugriff: 04.05.09]

Russell, M., Armstrong, T. & Dawson, S. (1999). Zulu Healing. In: www.library.thinkquest.org/2709/Healing.htm [Zugriff 24.05.04]

Rossbach, L. (2001). Konkreter Anfangsverdacht. In: Die Gazette (Internetmagazin), 2001 (www.gazette.de/Archiv/Gazette-März2001/Hellinger1.html [Zugriff 23.04.02])

Schallenberg, J. (2004). Das Psycho-Hauptquartier. In: die tageszeitung, Nr. 7395 vom 29.06., S. 5 (www.taz.de/pt/2004/06/29/a0154.nf/textdruck [Zugriff 04.07.04])

Simon, F. B. & Retzer A. (1998). Bert Hellinger und die systemische Psychotherapie: Zwei Welten. In: Psychologie Heute, 7/98, S. 65-69

Utsch, M. (2003). Hellingers Gnadenlehre. Zur verborgenen „Theologie" der Familienaufstellungen. In: Goldner, C. (Hrsg.): Der Wille zum Schicksal: Die Heilslehre des Bert Hellinger. Wien: Ueberreuter, S. 169-178

Van Euwijk, B. O. (2002). Gesundheitsverständnis im Wandel: Perspektiven aus Afrika. In: www.publicrelations.unibe.ch/unipress/heft112/beitrag 12.html [Zugriff 29.06.02]

Van Genderen, M., Koene, B. & Nienhuuys, J. W. (2001). Sheldrakes lernende Kristalle: Ein Briefwechsel über chemische Substanzen, ihre Schmelzpunkte und unfassbare Kräfte. In: Skeptiker, 3/01, S. 109-116

Van der Let, P. (2003). Mitschuld am Missbrauch? Hellingers Umgang mit Inzest. In: Goldner, C. (Hrsg.): Der Wille zum Schicksal: Die Heilslehre des Bert Hellinger. Wien: Ueberreuter, S. 203-209

Varga von Kibéd, M. (2007). http//www.syst-strukturaufstellungen.de/index.php?aid=37 [Zugriff 12.03.2009]

Vowinckel, S. (2003). Hellinger – eine Backlash-Episode: Kritik aus feministischer Sicht. In: Goldner, C. (Hrsg.): Der Wille zum Schicksal: Die Heilslehre des Bert Hellinger. Wien: Ueberreuter, S. 180

Weber, G. (Hrsg.) (1998). Zweierlei Glück: Die systemische Psychotherapie Bert Hellingers. 11. Aufl. Heidelberg: Carl-Auer-Systeme

Psychotraumatologie
Psychotherapie
Psychoanalyse

Herausgegeben von
PD Dr. phil. Rosmarie Barwinski, PD Dr. med. Robert Bering,
Prof. Dr. Gottfried Fischer, Prof. Dr. León Wurmser

Band XXI: Werner Haas (2009). Das Hellinger-Virus. Zu Risiken und Nebenwirkungen von Aufstellungen. 2. korr. und erweit. Aufl., 186 S., 24,50 Euro (538-0)

Band XX: Ruthard Stachowske (Hrsg.) (2009). Drogen, Schwangerschaft und Lebensentwicklung der Kinder. Die Leiden der Kinder in suchtkranken Familien. 2. korr. Aufl., 410 S., 39.50 Euro (489-6)

Band XIX: Claus Henning Bachmann (2008). Freiheitsberaubung. Eine Vatersuche: Die Spur führt nach Auschwitz. 210 S., 25.50 Euro (497-0)

Band XVIII: Monika Becker-Fischer und Gottfried Fischer, unter Mitarbeit von Christiane Eichenberg (2008, 2. völlig neu bearb. Aufl.). Sexuelle Übergriffe in Psychotherapie und Psychiatrie. Orientierungshilfen für Therapeut und Klientin. 220 S., 25.50 Euro (460-4)

Band XVII: Brigitte Dennemarck-Jaeger (2008). Der ungehörte Schrei. Ingeborg Bachmanns Roman Malina und seine Interpreten – eine psychotraumatologische Studie. 194 S., 24.50 Euro (498-7)

Band XVI: Ruthard Stachowske (2008). Sucht und Drogen im ICF-Modell. Genogramm-Analysen in der Therapie von Abhängigkeit. 400 S., 39.50 Euro (478-9)

Band XV: Silke Birgitta Gahleitner und Connie L. Gunderson (Hrsg.) (2008). Frauen – Trauma – Sucht. Neue Forschungsergebnisse und Praxiserfahrungen. 200 S., 24.50 Euro (493-2)

Band XIV: Robert Bering (2007). Suizidalität und Trauma. Diagnostik und Intervention zur Vorbeugung suizidaler Erlebniszustände. 200 S., 25.50 Euro (462-4)

Band XIII: Katrin Boege und Rolf Manz (Hrsg.) (2007). Traumatische Ereignisse in einer globalisierten Welt. Interkulturelle Bewältigungsstrategien, psychologische Erstbetreuung und Therapie. 230 S., 22.- Euro (483-3)

Band XII: Manfred Krampl (2007). Einsatzkräfte im Stress. Auswirkungen von traumatischen Belastungen im Dienst. 230 S., 25.- Euro (486-4)

Band XI: Robert Bering und Luise Reddemann (Hrsg.) (2007). Jahrbuch Psychotraumatologie 2007. Schnittstellen von Medizin und Psychotraumatologie. 144 S., 19.50 Euro (475-8)

Band X: Renate Hochauf (2007). Frühes Trauma und Strukturdefizit. Ein psychoanalytisch-imaginativ orientierter Ansatz zur Bearbeitung früher und komplexer Traumatisierungen. 290 S., 29.- Euro (485-7)

Band IX: Monika Götz-Goerke (2007). Psychoanalytische Therapie mit früh traumatisierten Patienten. Innere und gemalte Bilder als therapeutischer Zugangsweg bei gravierenden und kumulativen Mikrotraumata der Kindheit. 280 S., 29.- Euro (470-5)

Band VIII: Mats Mehrstedt (2007). Zahnbehandlungsängste. Analyse empirischer Forschungsergebnisse aus der Literatur und Untersuchungsergebnisse aus der Praxis. 242 S., 23.- Euro (479-6)

Band VII: Angelika Birck (2006, 3. Aufl.).Traumatisierte Flüchtlinge – Wie glaubhaft sind ihr Aussagen? 164 S., 17.- Euro (376-8)

Band IV: Maria Pia Andreatta (2006). Erschütterung des Selbst- und Weltverständnisses durch Traumata. Auswirkungen von primärer und sekundärer Traumaexposition auf kognitive Schemata. 330 S., 29.- Euro (458-1)

Band V: Gottfried Fischer (2005). Konflikt, Paradox und Widerspruch. Ausstieg aus dem Labyrinth – für eine dialektische Psychoanalyse. 185 S., 19.- Euro (434-5)

Band IV: Rosmarie Barwinski (2005). Traumabearbeitung in psychoanalytischen Langzeitbehandlungen. Einzelfallstudie und Fallvergleich auf der Grundlage psychotraumatologischer Konzepte und Modelle. 360 S., 39.- Euro (425-3)

Band III: Gaby Breitenbach und Harald Requardt (2005, 2. Aufl.). Psychotherapie mit entmutigten Klienten. Therapeutische Herausforderungen. 250 S., 29.- Euro (438-3)

Band II: Gottfried Fischer und Christiane Eichenberg (Hrsg.) (2005). Jahrbuch Psychotraumatologie 2005. Traumabehandlung in der tiefenpsychologischen und analytischen Psychotherapie. 182 S., 19.- Euro (440-6)

Band I: Doris Denis (2004). Die Angst fährt immer mit ... Wie Lokführer traumatisierende Schienenunfälle bewältigen. 280 S., 29.- Euro (423-3)

ASANGER

www.asanger.de

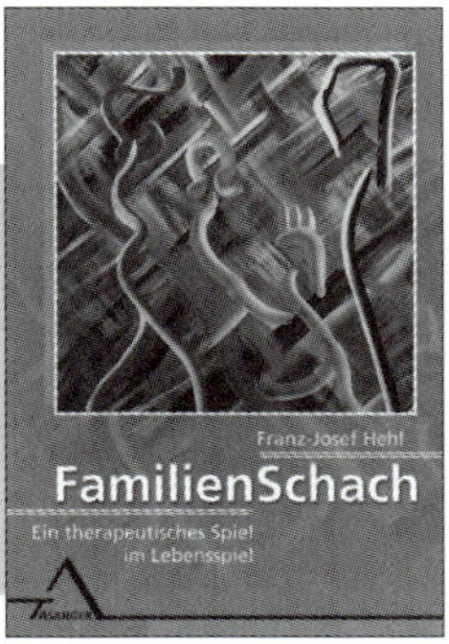

Franz-Josef Hehl

FamilienSchach.

Ein therapeutisches Spiel im Lebensspiel.
2006, 272 S., 29.50 €
ISBN 978-3-89334-453-5

Im FamilienSchach spielt der Therapeut mit dem Klienten – aber auch gegen ihn – mit den Figuren des FamilienSchachs nach einem besonderen Spielplan. Es ist einsetzbar bei spezifischen Problemen, wie z.B. bei Drogenabhängigkeiten, bei Beziehungsemotionen in der Familie oder bei Alltagsproblemen wie Selbstunsicherheit.

„Eine gute und einfühlsame Methode, die zum Erkunden des Lebens über das Spiel motiviert und so viele Anlässe zum Gespräch und zur Bearbeitung von Problemen bietet."
(Lehrerbibliothek)

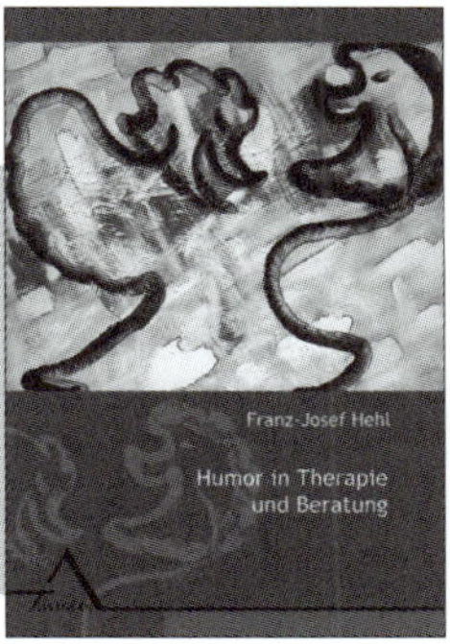

Franz-Josef Hehl

Humor in Therapie und Beratung.

2004, 334 S.,
26 Farbbilder, 34.50 €
ISBN 978-3-89334-418-7

Hehl bereitet auf der Grundlage von 20 Jahren einschlägiger Forschung die wichtigsten psychologische Theorien über passiven, aktiven und interaktiven Humor, Lachen und Heiterkeit für den Einsatz in der Beratung und Therapie in sehr verständlicher Weise auf.

„Es freut mich zu sehen, dass auch die trockenste Grundlagenforschung doch eine Anwendung zu haben scheint"
(Prof. Dr. Willibald Ruch, Präsident der Internationalen Gesellschaft für Humorforschung, im Vorwort)

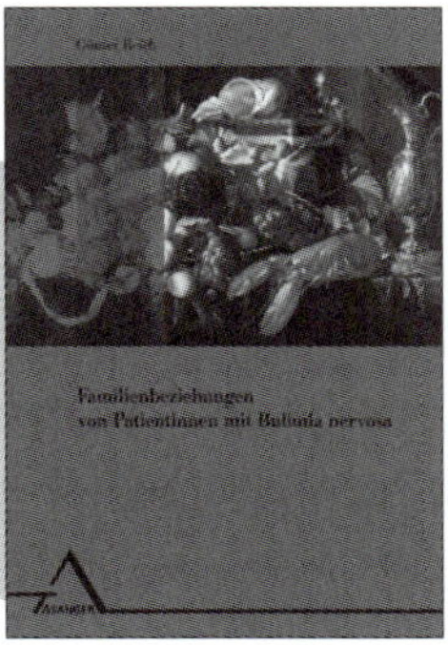

Günter Reich

Familienbeziehungen von Patientinnen mit Bulimia nervosa.

2. Aufl. 2008, 286 S., 25.- €
ISBN 978-3-89334-403-9

Eine Vergleichs-Studie zu Patientinnen mit Anorexia nervosa und einer nicht-eßgestörten Kontrollgruppe. Krankheitsbilder, Ätiologie, Pathogenese mit klinischen Beobachtungen unter Einsatz der Göttinger Familieninteraktions-Skalen. Es besteht ein Zusammenhang zwischen Eßstörungen und familialer Dysfunktionalität.

„Reichs Resultate lassen sich mit dem Besten vergleichen, was die bisherige Forschung geliefert hat, und geben gerade dem Praktiker viele interessante Hinweise"
(Geleitwort von Prof. Dr. Helm Stierlin)

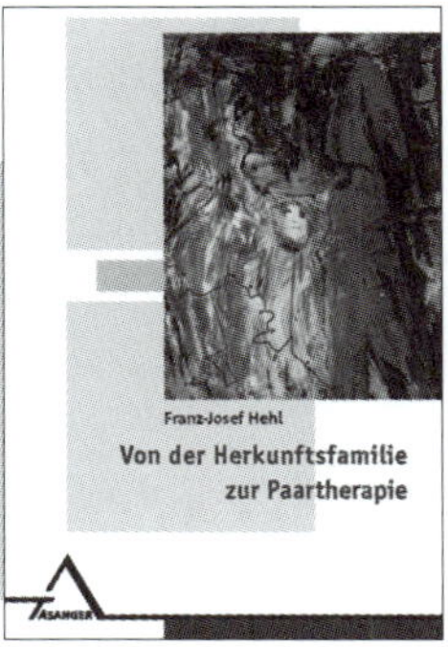

Franz-Josef Hehl

Von der Herkunftsfamilie zur Paartherapie.

2002, 270 S.,
mit 21 Farbbildern, 29.- €
ISBN 978-3-89334-382-2

Die Herkunftsfamilie ist der Schlüssel für Bindungslosigkeit, unbefriedigte Liebesbedürfnisse, unvereinbare Liebesstile und sexuelle Schwierigkeiten sowie Transsexualität. Der Familien-Skulptur-Test ermöglicht, frühere Beziehungen und den Einfluß jedes Familienmitglieds, die Intensität ihrer Beziehungen und die gegenseitige Zuneigung erfahrbar zu machen.

„Was das Buch außergewöhnlich lesenswert macht, ist die Fähigkeit des Autors, seine persönlichen Vorstellungen und Erfahrungen mit Wissenschaft zu verbinden."
(Dr. Karl Kluge, BIBLIO-KOM)

Asanger Verlag GmbH • Dr. Gerd Wenninger • Bödldorf 3 • 84178 Kröning
Tel. 08744-7262 • Fax 08744-967755 • e-mail: verlag@asanger.de